W0206718

Beauty!

ALLES FÜR SCHÖNHEIT UND AUSSTRAHLUNG

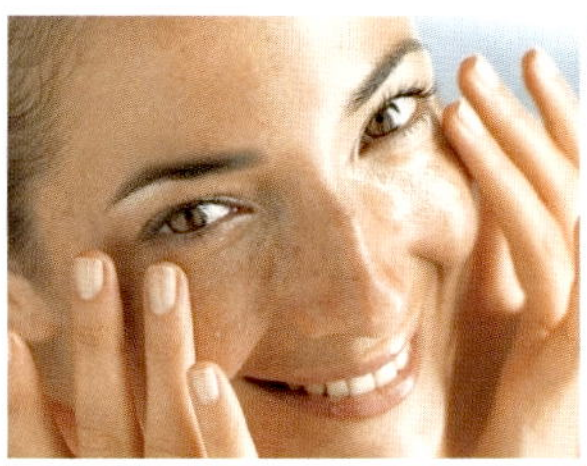
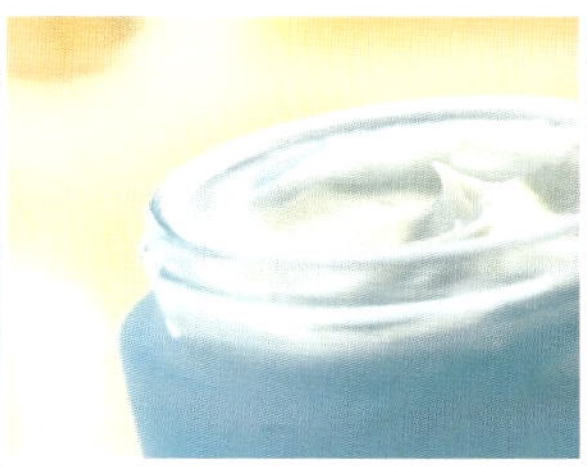
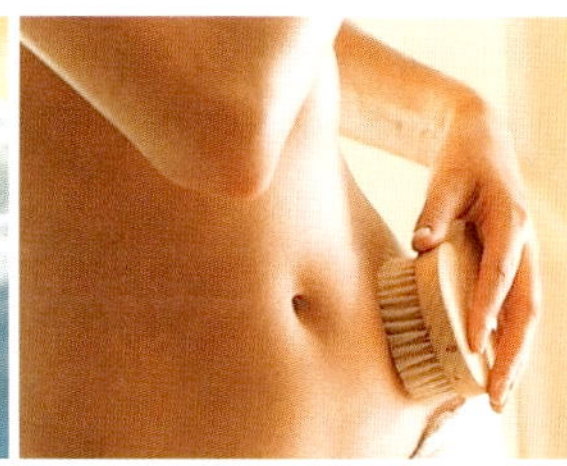
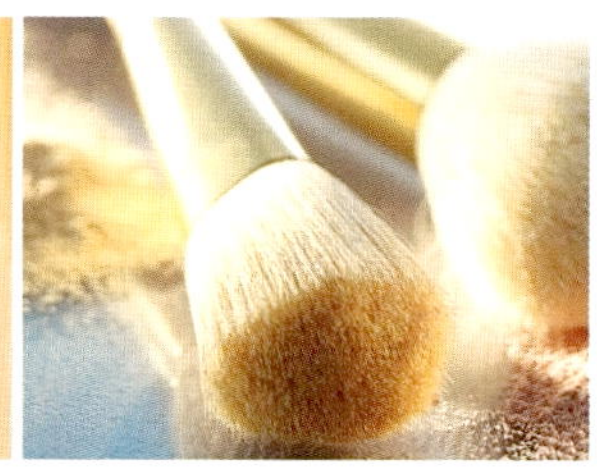

Empfehlenswerte Produkte und effektive Beauty-Programme
Mit Insider-Tipps *von Models, Prominenten, Visagisten und Ärzten*

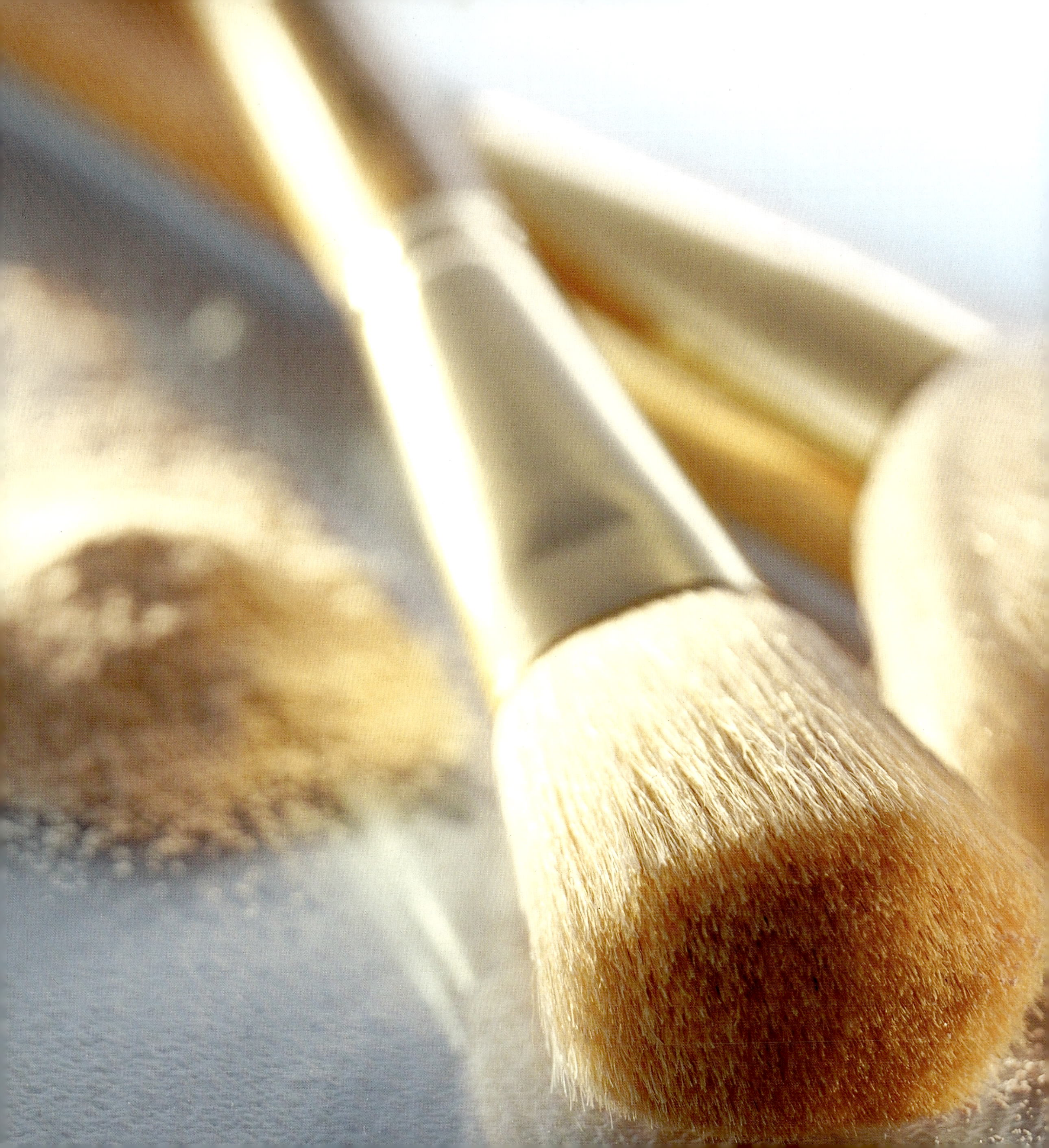

Beauty!

ALLES FÜR SCHÖNHEIT UND AUSSTRAHLUNG

Von Uschka Pittroff
und Silvia Wolf
Fotografie: Christin Losta (People)
Manfred Jahreiß (Stills)

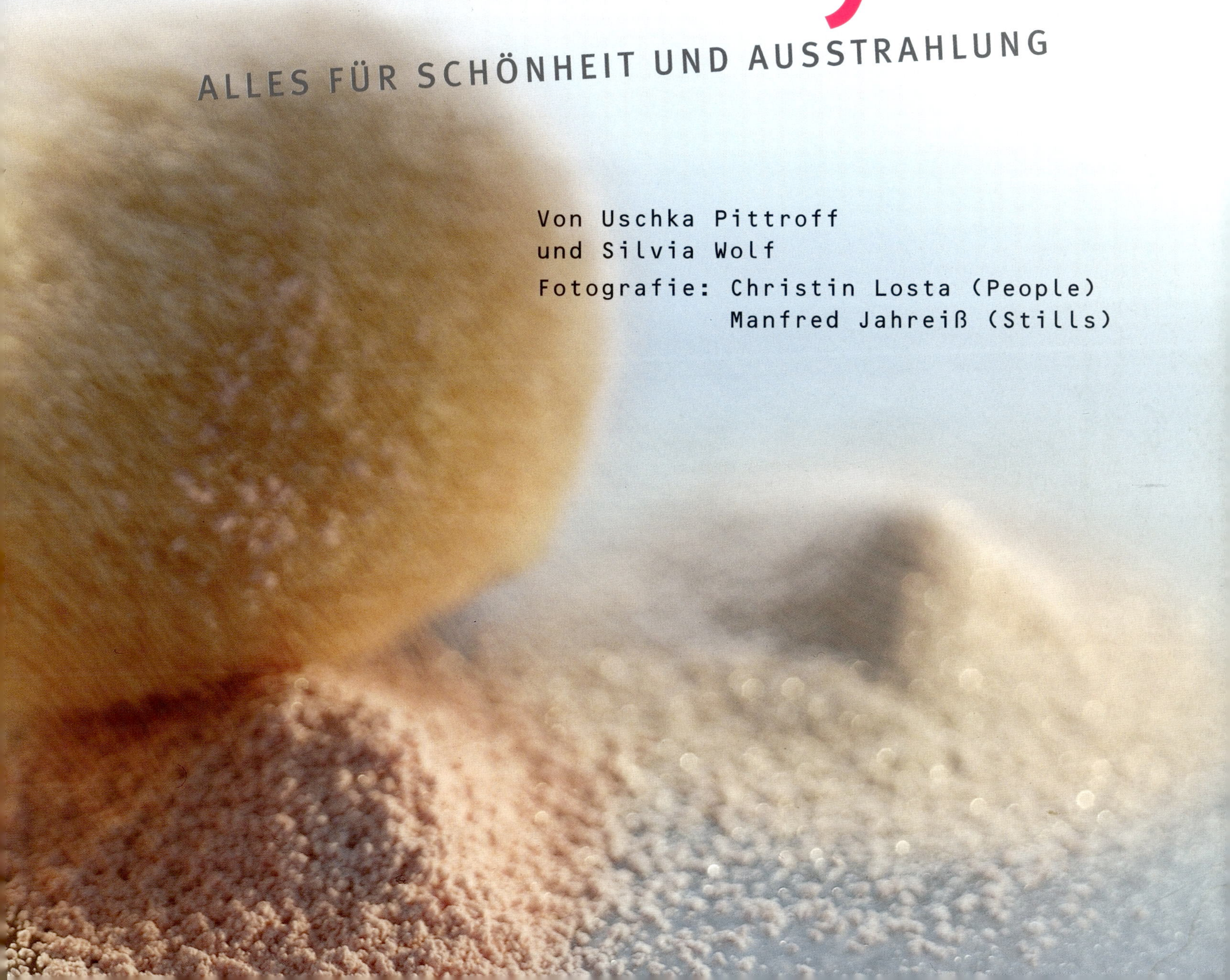

Inhaltsverzeichnis

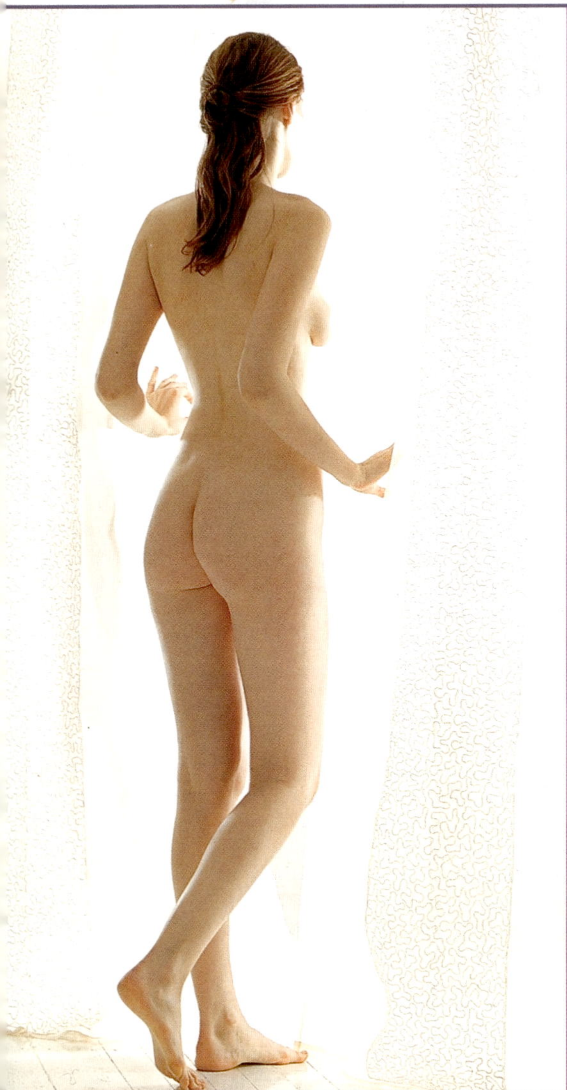

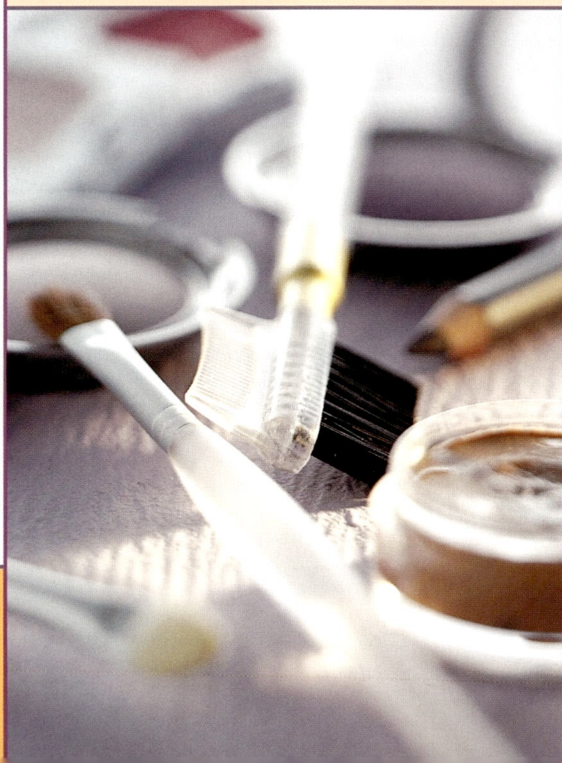

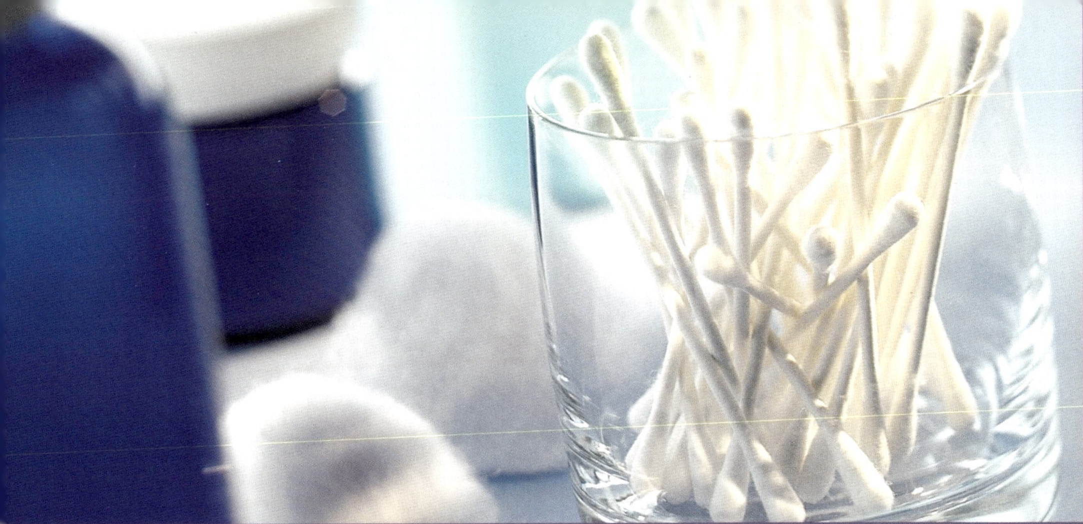

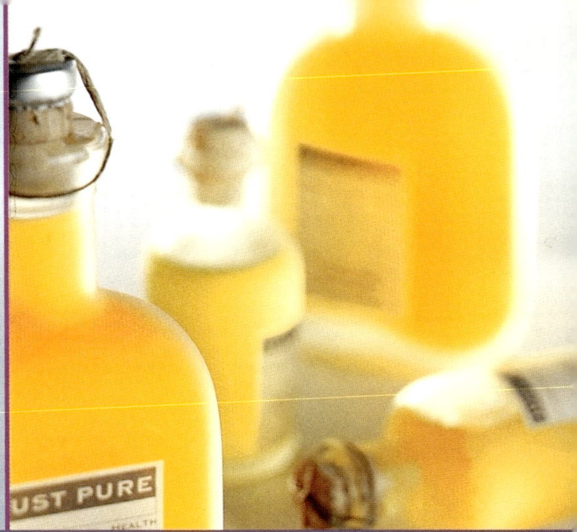
UST PURE

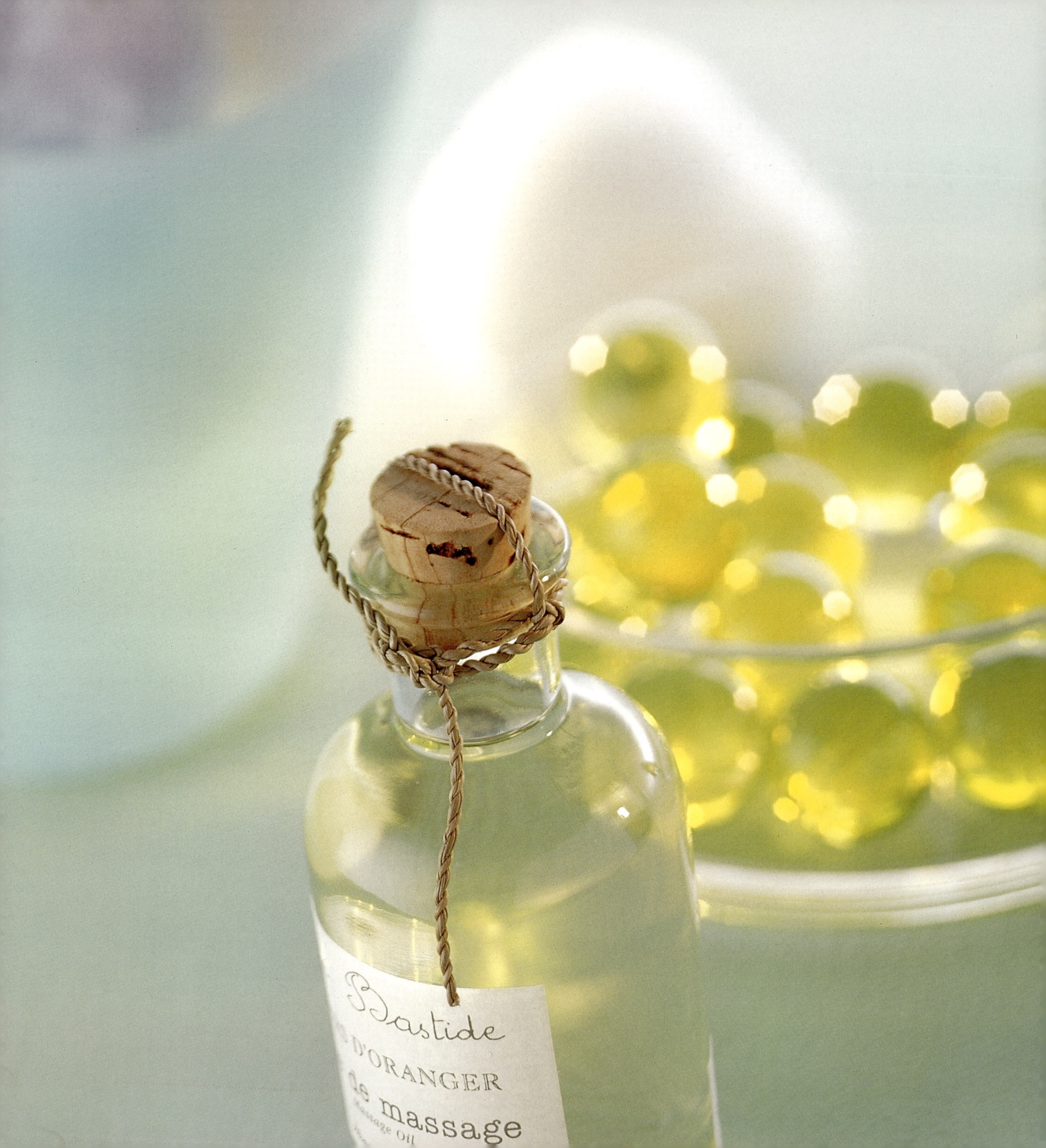
Bastide
D'ORANGER
de massage
Massage Oil

Reise durch den Beauty-Dschungel

Rund 25 000 Kosmetikprodukte warten darauf, von uns entdeckt und geliebt zu werden. Mit der Auswahl funktioniert es ähnlich wie in der Liebe: nach dem Prinzip „trial and error“, Versuch und Irrtum. Damit Sie herausfinden können, was Ihnen wirklich gut tut, haben wir dieses Buch geschrieben.

Für einige Frauen ist es das Shangri La, für andere die Hölle. Oder anders ausgedrückt: Schwört eine Frau auf eine ganz bestimmte Hautcreme, weil sie genial glättend ist, löst sie bei der Freundin nur Stirnrunzeln aus, weil sie die versprochene Wirkung nicht im Geringsten entfaltet. Wir lernen also, dass Kosmetik eine höchst individuelle Angelegenheit ist. Deshalb gibt es nur eines, was Sie tun können: Testen Sie die angebotenen Proben! Sich etwas aufschwatzen zu lassen, nur weil es in der Werbung so klasse aussieht, ist Mumpitz. Schließlich kann man bei einem Mann auch nicht am Äußeren erkennen, ob er gut küssen kann.

ES WIRD VIEL VERSPROCHEN ...

Die moderne Kosmetik wird immer powervoller und raffinierter. Der neueste Trend sind so genannte Cosmoceuticals, die die Wirksamkeit von Arzneimitteln suggerieren, aber weiterhin als Beauty-Produkte fungieren. Die meisten hochwirksamen Substanzen – wie beispielsweise Hormone – fallen dennoch unter das Arzneimittelgesetz, dürfen also nur von Ärzten verschrieben werden. Und das ist auch gut so. Folglich können viele Wirkstoffe in den Kosmetikprodukten gar nicht so effektiv agieren, wie uns das oft glauben gemacht wird.

WAS WIRKT DENN NUN WIRKLICH?

Das kommt – wie in der Liebe – auf viele Dinge an: auf die Dosis der Wirkstoffe, darauf, wie tief sie wirklich „unter die Haut gehen“ und auf Zellebene wirken können, auf ihre Qualität, auf den Hauttyp des Verwenders, auf die investierte Zeit und natürlich auf die Hingabe. Wir haben uns bemüht, in diesem Buch Hintergründe, Zusammenhänge und Wirkweisen aufzuzeigen, sodass die Wahl für Anwendungen und Produkte leichter fällt.

DAS GEHEIMNIS VON AUSSTRAHLUNG

Immer mehr Menschen entdecken, dass Schönheit und Wohlbefinden Hand in Hand gehen. Die Harmonie von Körper und Seele ist das eigentliche Geheimnis von Schönheit. Was nützt ein makellos bemaltes Gesicht, das grimmig in die Welt schaut? Das Strahlen unter der Oberfläche ist es, das andere fasziniert und einnimmt. Hier setzen Wellness-Methoden wie Ayurveda oder Yoga an, denen in diesem Buch ein breiter Raum gewidmet ist.
Außerdem ist es uns ein Anliegen, der chronischen Selbstkritik vieler Frauen etwas entgegenzusetzen: nämlich Spaß. Schönheit hat viel mit Vergnügen, Freude und Lustprinzip zu tun. Schließlich gehören Wellness-Methoden, Schminkrituale und cremige Streicheleinheiten mit zum Sinnlichsten, was man sich vorstellen kann.
Noch eines für unsere Freundinnen, die Angst haben, sie würden mit lapidaren „Rotwein ist gut für die Schönheit“-Tipps abgespeist werden: Viele Insider-Informationen stammen von den Besten der Beauty-Branche, von Hollywood-Schönheiten, Models und deren Star-Visagisten, Ärzten und Experten. Bei einigen Themen, beispielsweise bei der Schönheitschirurgie oder den Anti-Aging-Strategien, wurden wir übrigens auch von unserer ganz persönlichen Neugier bestimmt.

Love and Beauty!
Uschka Pittroff & Silvia Wolf

Früher verlangte man von Kosmetik allenfalls, dass sie rote Lippen zaubert. Heute muss sie zugleich Balsam für die Seele sein. Wir sind – zu Recht – anspruchsvoller geworden. Aus diesem Grund gewinnen auch Body-and-Mind-Therapien von Ayurveda bis Yoga immer mehr an Bedeutung.

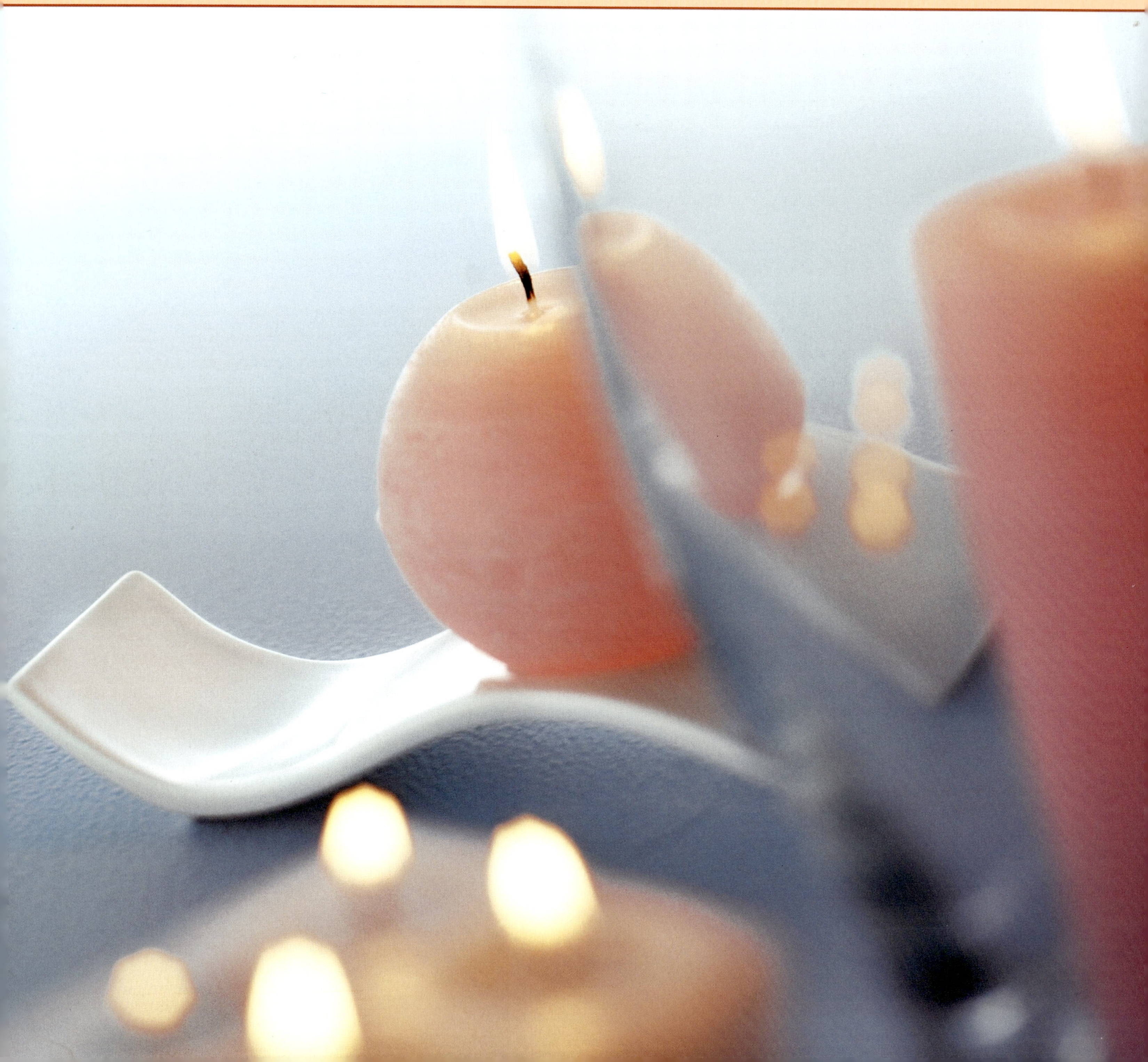

SCHÖNHEIT FÜR
KÖRPER, GEIST UND SEELE

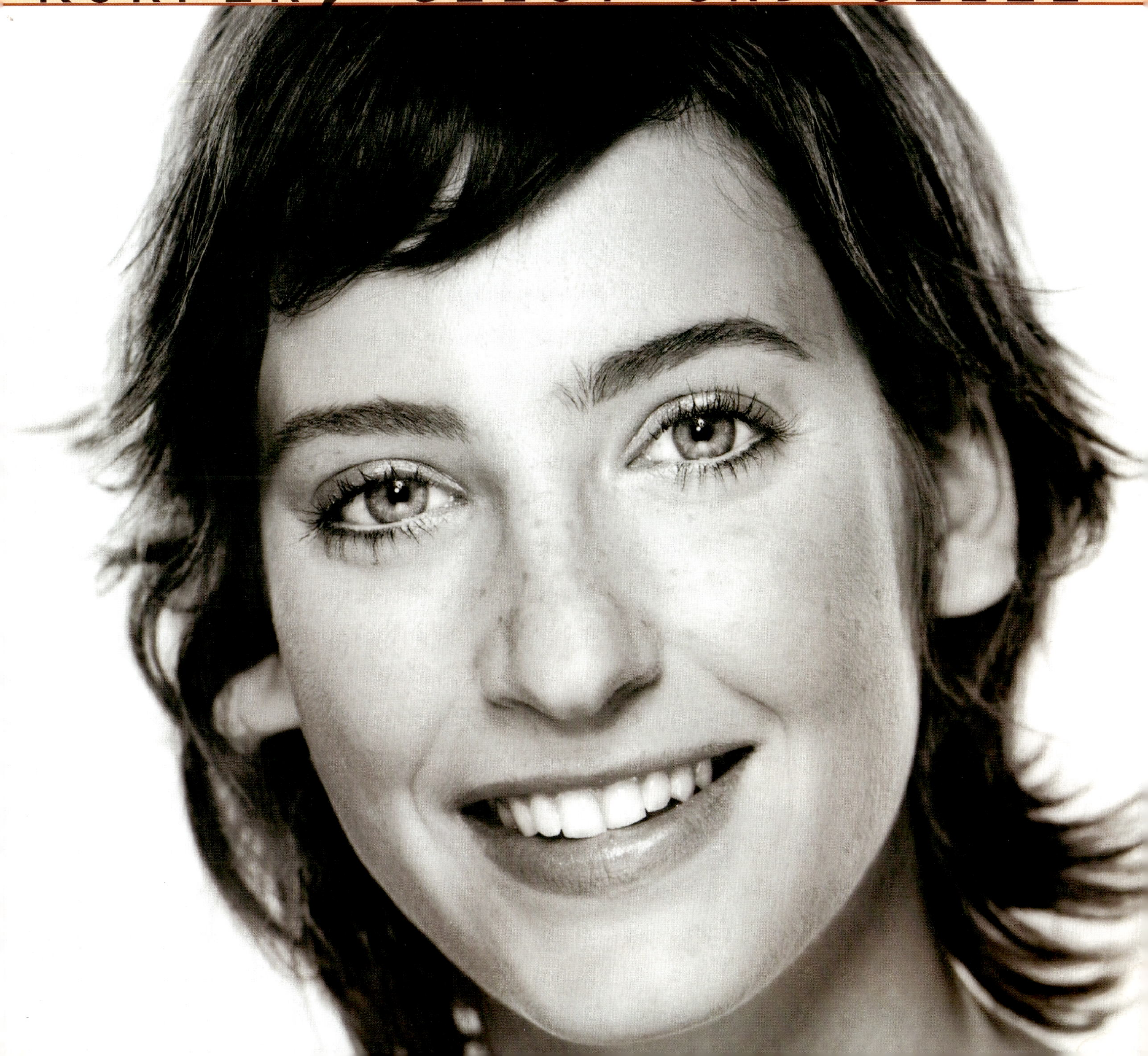

Ayurveda – grenzenlos göttlich

Frauen wollen Spaß haben, aber auch träumen. Beispielsweise von Indien und den dort entwickelten Ayurveda-Behandlungen. Diese sind purer Genuss und verjüngen und vitalisieren ganz ungemein. Am Ende leben Sie (wieder) im Einklang mit der eigenen Natur. Selbstverständlich in strahlender Schönheit. Und das Beste: Schon kleinste Veränderungen in Ihrem Lebensstil können Großes bewirken.

Balance-Akt

Ayurveda, das „Wissen vom Leben", ist eine sanfte Heilmethode, die schon seit 5000 Jahren angewendet wird, besonders in Indien und auf Sri Lanka. Bei dieser Behandlung steht der ganze Mensch im Blick. Stirnölgüsse, Synchronmassagen zur Begünstigung des vegetativen Nervensystems und eine typgerechte Ernährung sollen dabei zu Wohlbefinden verhelfen. Das Ziel: die Harmonie von Körper, Geist und Seele. Immer mehr Menschen – an der Spitze viele Prominente – entdecken die verjüngende und verschönernde Kraft des Ayurveda. Denn: Die Heil- und Schönheitsmethoden sind auf sanfte Art effektiv.

Für die individuelle Behandlung und die positive Wirkung auf den Organismus teilt Ayurveda die Menschen in drei verschiedene Konstitutionstypen. Spricht man in der modernen Medizin von Homöostase (Fließgleichgewicht der Körperfunktionen), liegt der ayurvedischen Medizin ein analoges System dreier Bioprinzipien zugrunde: die Doshas. Sie heißen Vata, Pitta und Kapha. Jeder von uns hat von allen Komponenten etwas in sich, mal überwiegt die eine, mal die andere. Sind diese Doshas in ihrem dynamischen Fließgleichgewicht, ist der Mensch gesund und lebt im Einklang mit seiner Natur („Prakriti"). Durch Stress, falsche Ernährung, hektische und unausgeglichene Lebensweise gleiten die Doshas in ein Ungleichgewicht („Vikriti") – es entstehen Störungen wie Übergewicht, Energielosigkeit, Schlaf- oder Verdauungsprobleme. Werden diese nicht behoben, können Krankheiten folgen.

Vata, Pitta oder Kapha?

Jedes dieser Doshas ist verantwortlich für bestimmte Eigenschaften eines Menschen und für verschiedene Körperfunktionen. Der Konstitutionstyp bestimmt sowohl die äußere Erscheinung als auch geistige, emotionale und sogar soziale Ausformungen. Je nachdem, ob Sie eher zum Vata-, Pitta- oder Kapha-Typ neigen, verschaffen Sie sich mit bestimmten Verhaltensweisen und Essgewohnheiten ein Wohlfühl-Plus sowie Vitalität und Schönheit. Anders ausgedrückt: Was für einen dynamischen Pitta-Typ beispielsweise beim Essen der Himmel auf Erden ist, kann für ein zartes Vata-Wesen pures Gift sein. Doch weil wir alle mehr oder weniger Mischtypen sind, tun uns die Verwöhnstrategien wie Massagen gleichermaßen gut.

In der folgenden Übersicht finden Sie Anhaltspunkte zu Ihrem vorherrschenden Dosha-Typ. Eine genaue individuelle Diagnose, die aufgrund von Pulsmessungen und Speichelproben erfolgt, sollte auf jeden Fall ein ayurvedischer Arzt stellen.

Die Kreativ-Sensible

Vata bezieht sich auf die Elemente Raum und Luft. Es steht für das Bewegungsprinzip

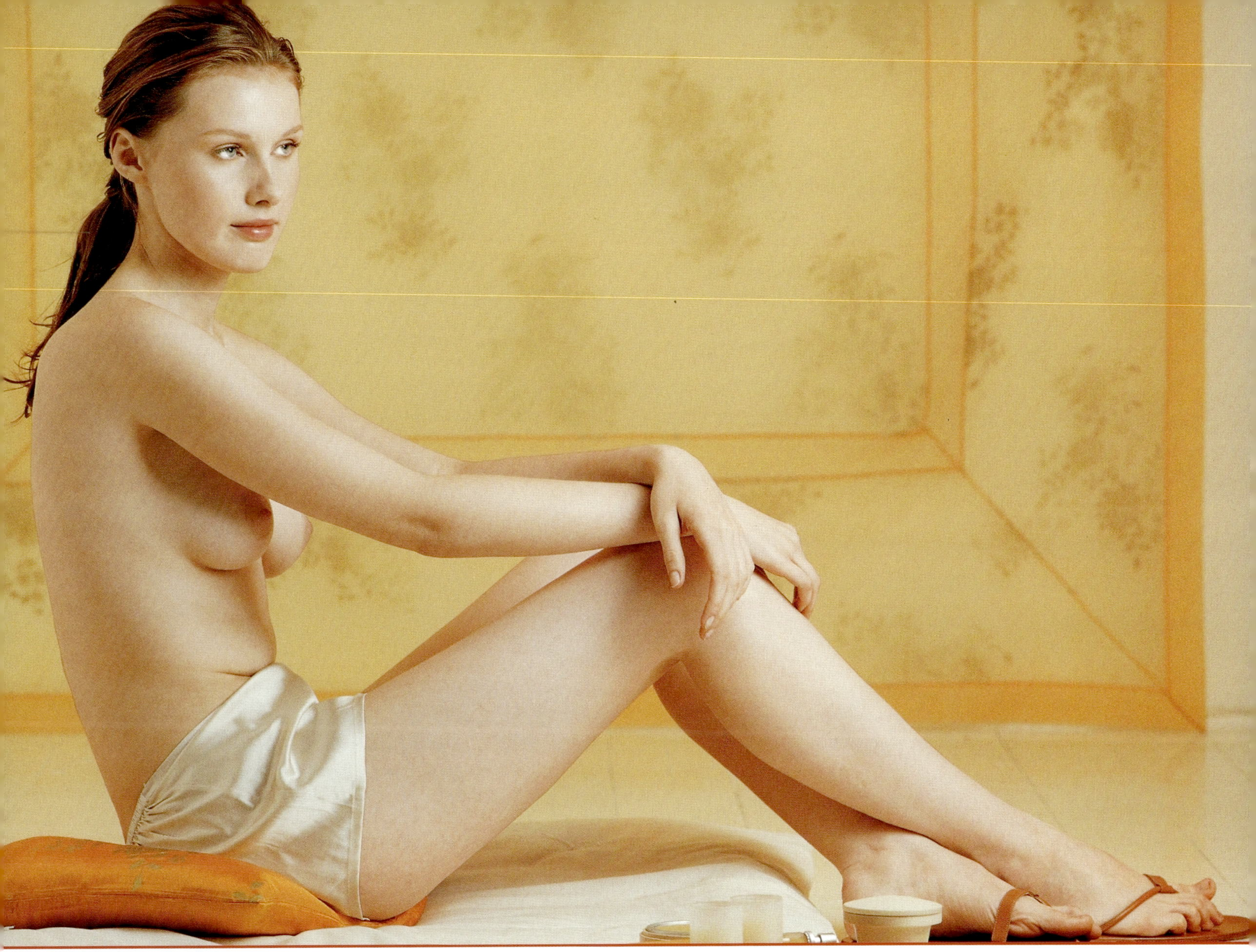

und steuert die Funktionen des Muskel- und Skelettsystems, des Kreislaufs und des Nervensystems. Frauen wie Gwyneth Paltrow, Julia Roberts oder Kate Moss sind typische Vata-Naturen: grazil, gelenkig, spielerisch, künstlerisch-kreativ, körperlich und geistig immer in Bewegung. Vata-Menschen sind begeisterungsfähig, fantasiebegabt und haben ein gutes Kurzzeitgedächtnis – wenn sie in Balance sind. Wird ihr Vata zu stark angeregt, beispielsweise durch chronischen Stress, wenig Schlaf, unregelmäßiges Essen, häufige Business-Reisen, vermehrte Aufnahme von Kaffee, Tee und Nikotin, tendieren sie zu Nervosität, Gereiztheit, Schlaflosigkeit und Verdauungsbeschwerden. Sie brauchen dann vor allen Dingen Ruhe, Regelmäßigkeit besonders bei den Mahlzeiten, Ölmassagen und Wärme. Da sie leicht frösteln, sollten sie vorwiegend warme, gekochte Speisen (möglichst auf Rohkost verzichten!) und heiße Getränke zu sich nehmen; gut tun ihnen auch nachsichtige, warmherzige Menschen.

In puncto Ernährung wirken die Geschmacksrichtungen salzig, sauer und süß bei Vata-Frauen ausgleichend: Ausgezeich-

net sind Gewürze wie Ingwer, Kardamom, Zimt, Kumin und Koriander, außerdem Früchte, Reis und Weizen, grüne, gelbe und rote Gemüse und, um das Leben zu versüßen: Honig statt Zucker.
Beim Fitness-Training gehen Vata-Typen gerne bis an ihre Grenzen und übernehmen sich dann leicht. Sie sollten am besten ausgleichende, ruhigere Sportarten betreiben. Yoga ist ideal, ebenso Tai Chi, Golf, Stretching und eine sanfte Gymnastik.

Die Power-Diva

Pitta ist mit dem Element Feuer verbunden und stellt das energetische Prinzip dar, das Verdauung und alle Stoffwechselprozesse kontrolliert, die Körpertemperatur reguliert, den Verstand steuert sowie Erfahrungen und Wahrnehmungen verarbeitet. Pitta-Typen wie Madonna sind von ihrem Naturell her hitzig, dynamisch und mitreißend. Zudem sind sie oft athletisch gebaut und scharfsinnig. Da man als Power-Diva aber auch zu leistungsorientiertem Wettbewerb neigt, sollte man sich vor allem hüten, was zum Burnout führen kann: zu viel Ärger, übermäßige körperliche Anstrengung, starker Alkoholgenuss und Hitze.
Da Pitta-Frauen einen ausgezeichneten Stoffwechsel haben, werden sie launisch, wenn sie mal eine Mahlzeit auslassen müssen. Deshalb sollten sie längere Hungerstrecken vermeiden und beim Essen keine scharfen Gewürze zu sich nehmen, da sie die Hitze im Körper nur vermehren. Zur idealen Pitta-Diät gehören bittere, süße und den Gaumen zusammenziehende Geschmacksrichtungen. Perfekt sind milde Gewürze wie Koriander, Fenchel, Anis oder Kardamom. Außerdem werden Pitta-Frauen durch Spargel, Gurken, Avocados, Tofu, Reis, süße und getrocknete Früchte besänftigt.
Der leidenschaftliche Pitta-Typ mag gern Aktion; deshalb sind Outdoor-Aktivitäten wie Klettern und alle Wassersportarten gerade richtig. Zur Beherrschung des Körpers empfehlen sich Yoga und Judo.

Die Bodenständige

Kapha – auf die Elemente Wasser und Erde bezogen – bildet das Strukturprinzip, das dem Körper Gestalt, Bindung und Stabilität verleiht. Kapha sorgt somit für Wachstum und Regeneration, aber auch für den Glanz von Haut und Haaren. Typische Kapha-Vertreterinnen: Kate Winslet oder Veronica Ferres. Sind sie in Balance, wirken sie anmutig und beweglich, zeichnen sich durch ihr tolerantes Wesen und großes Mitgefühl aus. Wird das Kapha durch übermäßige, fette und dazu noch späte Abendessen, viel Schlaf oder Bewegungsmangel zu stark angeregt, neigen diese bedachten Zeitgenossen eher zum Exzess. Die Folge: Übergewicht, Schweregefühl, das aus Wasseransammlungen im Körper resultiert, und Lustlosigkeit. Leben Kaphas gegen ihre Natur, wird aus einer ausgeglichenen Loreley, die wie ein Fels in der Brandung im Leben steht, eine besitzergreifende Zicke, die nicht fähig ist, loszulassen.
Bei der Ernährung muss alles, was bitter, scharf und herb schmeckt, auf den Kapha-Speisezettel. Tierische Fette und Salz sind tabu; optimal ist, was die Verdauung in Schwung bringt: Gewürze wie Ingwer, Pfeffer, Koriander, Gelbwurz, Zimt, Nelke und Kardamom; aber auch Spinat, Kohl und Reis. Als Seelenfutter ist Abwechslung ange-

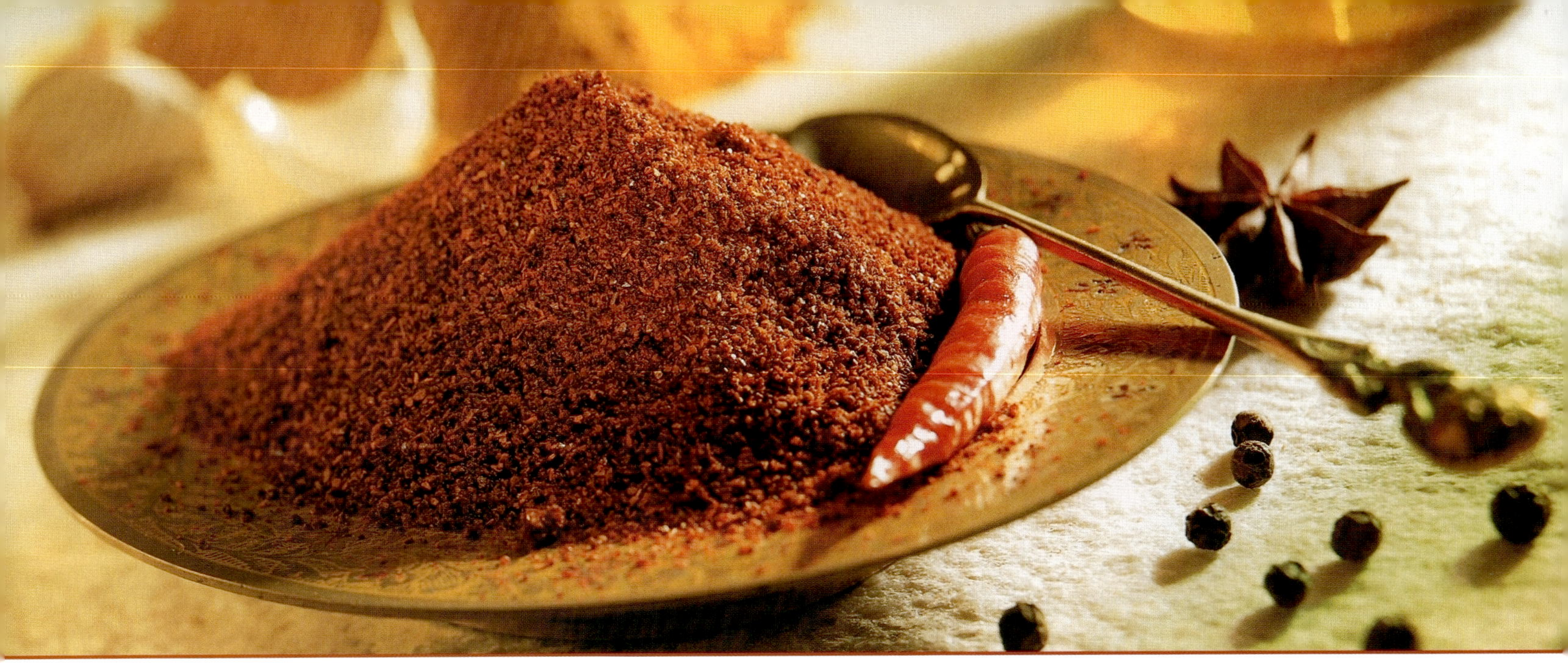

sagt: Anregende Freunde und aufregende Reisen sind das beste Heilmittel.
Da Kapha-Typen zum Couch-Potato tendieren, ist ihr Stichwort „Motivation". Sie fühlen sich mit einem regelmäßigen und abwechslungsreichen Sportprogramm (von Langlauf über Rollerbladen bis zu Tennis) wohl. Hauptsache, der Stoffwechsel wird angekurbelt.

Tanz der zarten Hände

Die Königin unter den Ayurveda-Behandlungen ist die so genannte Panchakarma-Kur, die nur mit Hilfe eines spezialisierten Arztes ambulant oder in einer Kurklinik ausgeführt wird. Sie umfasst mindestens zehn Tage, in der verschiedene physiologische Methoden angewandt werden, um Unreinheiten schrittweise aus dem Körper zu leiten. Dazu gehören neben den Massagen auch eine Sanierung des Darms, auf den Typus abgestimmte Kräuterpräparate, Dampfbäder und eine Ernährung, die das Dosha berücksichtigt. Was man wissen muss: Während dieser Kur kann man aufgrund der tiefen Reinigungsprozesse „Zwergentage" haben, bei denen man sich ausgesprochen mies fühlt. Das „Aufblühen" erfolgt oft erst etwa zwei Wochen nach der Behandlung.
Das Herzstück dieser umfassenden Regeneration sind die göttlichen Massagen, von denen einige auch in exklusiven Spas zu bekommen sind. Sie wirken auch unabhängig von einer Panchakarma-Kur und verschönern das Hautbild:

➤ **Abhyanga:** Diese Massage wird auch „der Tanz der zarten Hände" genannt. Sie wird in unterschiedlichsten Ausformungen mit ayurvedischen Ölen praktiziert. In der Regel versteht man darunter eine Ganzkörpermassage, die von zwei Therapeuten synchron ausgeführt wird. Wirkt ausnehmend entgiftend und beruhigt das Vata.

➤ **Svedana:** Darunter fallen verschiedene Wärmebehandlungen, besonders im Vordergrund stehen aber entgiftende Kräuterdampfbäder, wobei z. B. die Blüten und Blätter von Melisse, Rosen & Co wohlig duftend den Körper umhüllen.

➤ **Pizzichilli:** Der Königsguss ist eine Kombination aus Massage-, Öl- und Wärmebehandlung, bei der ungefähr eine Stunde kontinuierlich warmes Öl über den Körper gegossen wird. Entgiftet den Körper und kurbelt das Immunsystem an.

➤ **Shirodara:** Ein wohl temperierter Ölstrahl fließt circa 20 Minuten über die Stirn. Mit dem Effekt einer tief greifenden Entspannung und einer umfassenden Regeneration der Hormondrüsen.

➤ **Vishesh:** Therapeuten massieren den Körper mit ayurvedischen Ölen. Eine Tiefenwirkung ist garantiert!

➤ **Garshan:** Bei dieser Trockenmassage wird das Vata angeregt, weshalb sie für Kapha-Typen, denen dies besonders gut bekommt, optimal ist.

➤ **Udvarthana:** Das gesamte Körpergewebe erhält durch aktivierende Knettechniken eine Kräftigung. Gut bei Cellulite!

Der neue Lifestyle: Glücklich!

Erste Hilfe gegen Stress

Ständige Business-Reisen, ein cholerischer Chef (vermutlich erhöhtes Pitta) und ein nörgelnder Boyfriend – Stress in höchster Potenz. Da hilft zunächst nur eins: Milchreis! Kein Scherz. Süßes beruhigt überhand nehmendes Vata in wunderbarer Weise. Man sollte nur darauf achten, dass man nicht zu viel weißen Zucker zu sich nimmt – süße Früchte tun's auch.

Ebenfalls ein großartiges Rezept: Zehn Mandeln über Nacht in Milch einweichen, dann die Mandeln zum Frühstück knabbern und zum Schluss die Milch trinken. Sofort ist neue Energie im Anmarsch und schön macht die Mandelmilch auch.

Der perfekte Stresskiller, so behaupteten Ayurveda-Experten schon 5000 Jahre vor dem Wiener Psychoanalytiker Sigmund Freud, ist der eigene Mund. Was heißt, dass man sich emotionale Belastungen und Anspannungen von der Seele reden soll. Also nicht den abendlichen Schwatz mit der besten Freundin oder dem Freund vergessen.

Einer der wirksamsten ayurvedischen Anti-Stress-Tipps ist die Massage mit Sesamöl (bei Hautreizungen sind auch Oliven- und süßes Mandelöl zu verwenden). Vor Gebrauch wird das Sesamöl mediziniert, was heißt, dass es einmal kurz über 100 Grad erhitzt und dann in eine Flasche abgefüllt wird. Am besten salbt man sich mit dieser Tinktur morgens nach dem Aufstehen von Kopf bis Fuß im warmen Badezimmer ein. Angefangen wird auf der Stirn, im Anschluss sind die Ohren dran, bis die Zehen erreicht sind. Nach 20 Minuten Einwirkzeit duschen. Wer dazu weder Zeit noch Gelegenheit hat, sollte zumindest abends die Fußsohlen mit Sesamöl massieren. Die Füße spielen als Wohlfühlquelle beim Ayurveda eine große Rolle. Das Öl macht die Haut samtzart und aktiviert zusammen mit den Knetübungen die Entspannungspunkte an den Sohlen. Etwas Öl auf dem Kronen-Chakra (Scheitelpunkt) ist eine Streicheleinheit, mit der Sie Ihre individuelle Wellness pushen können.

Bella Figura

Übergewicht ist eine Frage der Kapha-Balance. Auf einer Ayurveda-Farm auf Sri Lanka gilt ein Limonen-Kokosbad als Geheimtipp, um den Stoffwechsel anzukurbeln und das Kapha zu reduzieren. Dazu 100 Milliliter Limone und den Saft einer Kokosnuss in eine Wanne mit heißem Wasser geben, 20 Minuten baden und danach zehn Minuten ruhen. Sauna- und Dampfbadbesuche sind für den, der sie verträgt, in diesem Zusammenhang ebenfalls gut. Zum Abbau der Pölsterchen empfehlen sich auch kapha-reduzierende Nahrungsmittel wie Fisch, Soja und Hülsenfrüchte, die sehr proteinhaltig sind; aber auch Salate und säuerliche Früchte wie Quitten und Khakis wirken wahre Wunder. Zudem gilt die

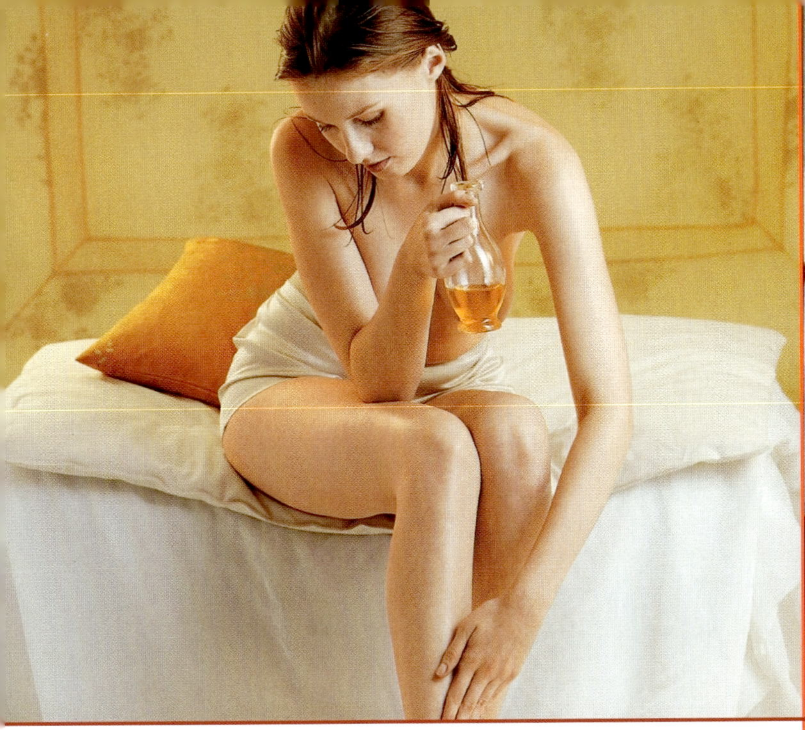

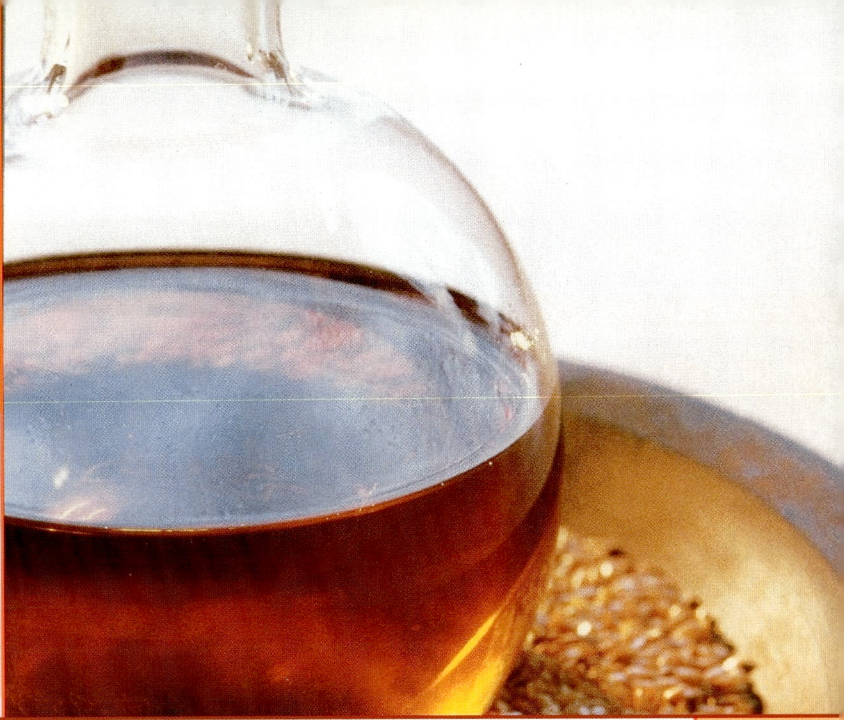

Grundregel: Keine Zwischenmahlzeiten! Denn wenn der Bauch ständig voll ist, bleibt dem Verdauungssystem keine Zeit, den Stoffwechsel optimal in Gang zu setzen.
Garantiert wirkungsvoll: Mindestens einen Liter Wasser 15 Minuten abkochen und anschließend, noch heiß, in kleinen Schlucken trinken. Das baut „Ama", die Schlackenstoffe ab, produziert neue belebende Energie und dämpft Heißhungergefühle. Ebenso wirksam, doch ein wenig exquisiter: Vormittags heißes Ingwerwasser oder Ingwer-Zitronen-Wasser mit einem Löffel Honig trinken. Some like it hot – Kapha-Typen dürfen mit scharfen Gewürzen wie Ingwer, Chilischoten, Paprika und Curry würzen, das stärkt in diesem Fall „Agni", das Verdauungsfeuer.
Wer eine Zeit lang ayurvedisch lebt, wird automatisch vitaler. Man muss nicht alles auf einmal machen – wer Schritt für Schritt die kleinen Wundermittel in sein Leben einbaut, baut sich selbst immer mehr auf.

TIPP

SOS-Tricks gegen Schlappheit

- Frisch zubereitetes Essen (Hauptmahlzeit mittags!) bringt Power, während Aufgewärmtes eher den Energiehaushalt lahm legt; ebenso sind warme, gekochte Gerichte besser als kalter Braten.
- Zu den Energizer-Getränken gehören frischer Traubensaft und ein warmer Zitronen-Honig-Wasser-Cocktail am Morgen. Um Stoffwechsel und Verdauungsfeuer zu stärken, hilft Ingwerwasser.
- Bester Push für Schlaffis: Ein bis zwei Liter abgekochtes Wasser über den Tag verteilt zu trinken macht megafit, da es den Körper klärt. Tee oder Fruchtsaft haben nicht den gleichen Effekt. Oder, so argumentieren die Ayurveden, reinigen Sie Ihren Körper und Ihr Gesicht etwa mit Tee und Saft? Fußnote: Dass Alkohol Energie zehrend wirkt, weiß jeder, der schon mal einen Kater hatte.

Energie durch Ernährung

„Manche Menschen achten bei ihrem Auto mehr auf die Qualität des Motoröls als bei ihrem Essen auf die Qualität des Salatöls", stellt der Mediziner und deutsche Ayurveda-Experte Dr. Ulrich Bauhofer fest. In der indischen Heilkunst gilt die Nahrungsaufnahme als Gesundheit, aber auch als Energie, Lebensfreude und Vitalität. „Aus dem, was wir essen, bauen wir unseren Körper", erklärt der Arzt. „Aus Spaghetti werden Ohren, aus Gemüse Leberzellen und aus Fleisch entwickelt sich das Skelett." Deshalb ist es so wichtig, dass wir Qualität zu uns nehmen. Doch nicht nur das „Was", sondern auch das „Wie" des Essens ist entscheidend. Einige Faustregeln:

- Niemals beim Essen eiskalte Getränke zu sich nehmen, denn für die Verarbeitung der Nahrung sind Enzyme notwendig, die nur bei Körpertemperatur optimal arbeiten.
- Die Hauptmahlzeit sollte mittags sein, weil dann „Agni", das Verdauungsfeuer, am stärksten brennt. Da schweres Essen erschöpft, sollten Sie abends auf keinen Fall Rohkost und zu viel Eiweiß zu sich nehmen.
- Speisen möglichst warm und frisch zubereitet essen. Dosen-Food und Fertiggerichte sind tabu, da ohne Vitalkraft.
- Möglichst alle sechs ayurvedischen Geschmacksrichtungen in einer Mahlzeit berücksichtigen: süß, sauer, salzig, scharf, bitter und zusammenziehend.
- Keine Zwischenmahlzeiten.
- Die Menge des Essens sollte immer nur so groß sein, dass sie in die geöffneten (eigenen) Hände passen würde.
- Dosha-gerecht essen.

Kleiner Kantinen-Knigge

Nicht jeder hat die Möglichkeiten, alle Mahlzeiten nach ayurvedischen Prinzipien selbst zuzubereiten. Ein kleiner Leitfaden, wie man dosha-gerecht in Restaurants und in Bürokantinen essen kann:

VATA-LUNCH

Italienisch: Ideal sind alle Arten von Pizzen, Nudeln mit einer leichten Käse- oder Sahnesauce und Artischockenrisottos. Vermeiden Sie Spinat und scharfe Gewürze.

Chinesisch: Greifen Sie zu vegetarischen Chop-Sueys, süßsauren Suppen, Glasnudeln und Frühlingsrollen. Auf scharfe Gewürze und Kohlgemüse sollten Sie besser verzichten.

Griechisch: Perfekt sind Aufläufe, Eintöpfe, Tomatenreis und Schafskäse.

Indisch: Milde Gemüsecurrys sind ausgesprochen wohltuend; zu den NoNos zählen Spinat, Erbsen und Kartoffeln.

Kantine: Freuen Sie sich auf Käsespätzle, Pfannkuchen, Spargel, Reisgerichte, Hefeknödel, Spaghetti und Gemüse.

PITTA-LUNCH

Italienisch: Stärkend sind alle nicht zu scharfen Nudelgerichte, jegliche Form von Antipasti, Bruschetta und Käse.

Chinesisch: Es darf jedes Gericht gegessen werden, wenn es nicht zu sauer ist.
Griechisch: Hier haben Gemüseeintöpfe, Vorspeisenteller und mit Käse überbackene Gemüsegerichte heilende Wirkung.
Indisch: Milde Reisgerichte sind optimal, ebenso indische Brote mit Saucen.
Kantine: Reiberdatschi, Knödel und Rotkraut, Gemüse in allen Varianten, Gratins und Salate geben Kraft.

KAPHA-LUNCH

Italienisch: Alle Gemüse, die entwässern (wie Spinat, Brokkoli, Spargel), Risottos, Nudeln (gern scharf) und Minestrone.
Chinesisch: Scharfe Suppen, Salate, Frühlingsröllchen mit einer Chilisauce, Kohlgerichte, Glasnudeln und Reis.
Indisch: Alles, sofern die Speise nicht fettig ist. Verzichten Sie auf Panier und Chapatis.
Kantine: Hervorragend sind Sauerkraut, Kartoffel- und Kohlgerichte, Spinat mit Ei, Spargel, Gemüseeintöpfe und -aufläufe.

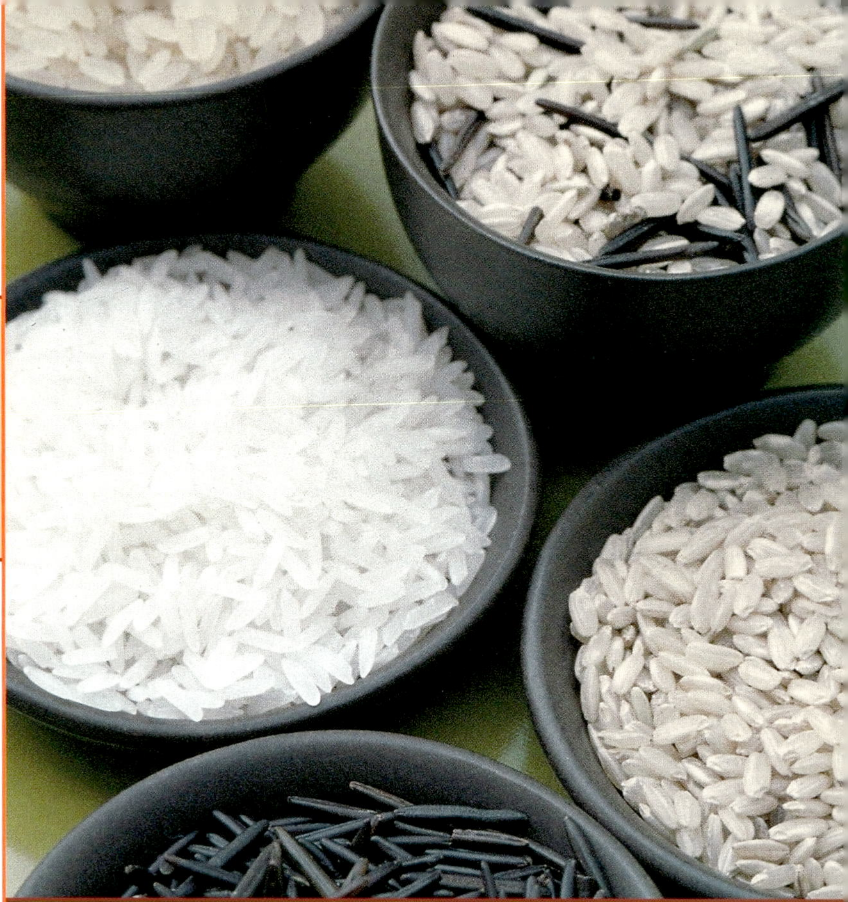

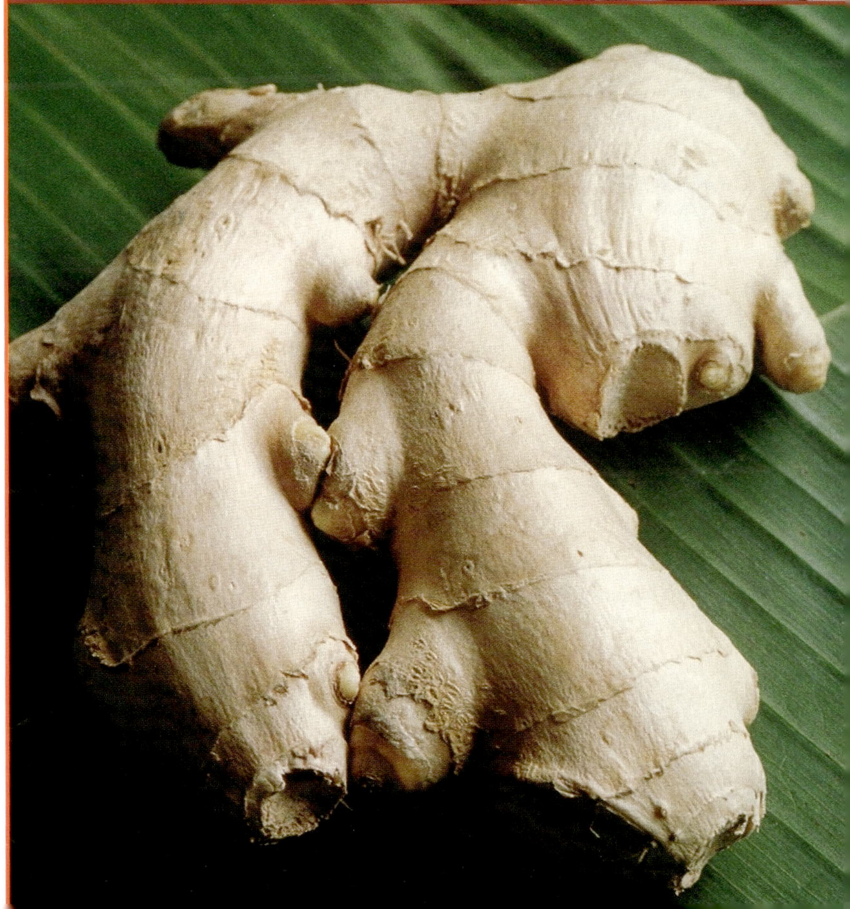

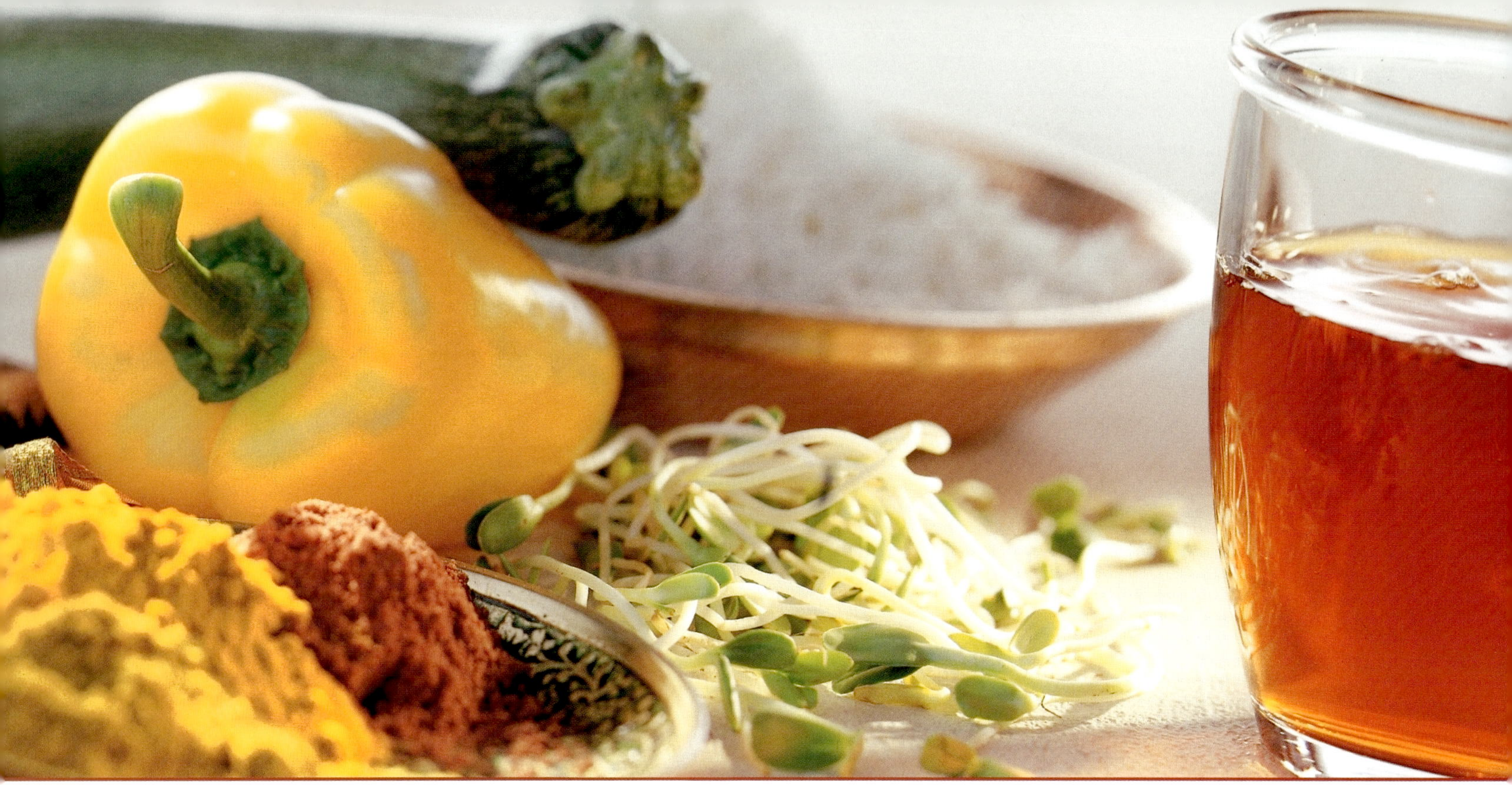

Ayurveda für alle

Wir haben Dr. Ulrich Bauhofer, Chefarzt und Ayurveda-Experte im Hotel „Parkschlösschen“ in Traben-Trarbach, über den gesundheitlichen und verschönernden Aspekt einer ayurvedischen Lebensweise befragt:

Was bewirkt eine Panchakarma-Kur?

Dr. Bauhofer: Eine Entgiftung des Körpers, vor allem von fettlöslichen Giften. Drei Quellen gibt es, die im Körper „Müll“ ansammeln: Zuerst die Chemikalienfracht von außen; jeder von uns nimmt fortwährend etwa 100 000 Giftstoffe durch die Nahrung, über die Luft und durch die Haut auf. Dann werden zweitens bestimmte Nahrungsmittel nicht richtig in den Stoffwechsel integriert. Die Folge ist eine Bildung von Schlackenstoffen. Und drittens findet täglich im Körper ein Umbau von 600 Milliarden Zellen statt. Bei diesem Prozess bleiben Substanzen übrig, die nicht entsorgt werden können. Sie blockieren den reibungslosen Fluss im Körper, der erst eine beständige Gesundheit gewährleistet.

Wem wird eine Panchakarma-Kur empfohlen?

Jedem! Denn auch jedes Auto braucht einen Ölwechsel, damit der Motor läuft. Ein Körper funktioniert nicht anders. Doch besonders hilfreich ist diese Kur zur Wiederfindung der eigenen Balance bei gestressten Menschen. Sie nützt ebenso bei chronischen Krankheiten, dient aber auch zur Vorbeugung und ist selbst nach Krebsbehandlungen wie einer Chemotherapie sehr zu empfehlen. Im Verlauf einer Panchakarma-Kur wird die Stressresistenz in kürzester Zeit effektiv erhöht.

Wirkt Ayurveda denn eigentlich auch ohne Panchakarma-Kur?

Absolut! Das Prinzip der ayurvedischen Heilmethode gleicht dem der Chaosforschung: In einem komplexen System können auch durch kleine, simple Turbulenzen und Änderungen dramatisch große Wirkungen erzielt werden.

Welches ist Ihr wichtigster Tipp für Ayurveda-Einsteiger?

Ganz simpel: Abends nicht zu schwer essen. Wenn das mal nicht geht, dann am folgenden Morgen das Frühstück auslassen. Die Faustregel: Nie essen, bevor man die letzte Mahlzeit nicht verdaut hat. Und nie so viel zu sich nehmen, dass man danach müde ist. Wichtig ist außerdem, vor allem für Gestresste, sich genügend Ruhe und Schlaf zu gönnen. Regenerationsphasen sind umso wichtiger, je mehr Stress man hat.

Strahlend schön auf die sanfte Tour

Das Schönheitsgeheimnis indischer Frauen sind aus natürlichen Produkten hergestellte Pflegemittel. Eine der luxuriösesten Rezepturen ist folgende Maske:

MAHARANI-LOTOSBLÜTEN-MASKE

Man braucht dazu:
6 Safranfäden, 3 Esslöffel gemahlene Lotussamen, 1/4 Teelöffel Honig, 1 Teelöffel Ghee (gereinigtes Butterschmalz), 3 Tropfen Rosentau-Essenz.

Man lässt die Safranfäden in drei Esslöffeln Wasser, das zuvor aufgekocht wurde, über Nacht einweichen und rührt dann alle Zutaten zu einer Creme. Die Maske verfeinert die Poren, beruhigt und pflegt. Safran stimuliert die Aufnahmefähigkeit auch tieferer Hautschichten; Honig wiederum spendet Feuchtigkeit. Am besten morgens mit leicht kreisenden Fingerbewegungen auftragen, fünf Minuten einwirken lassen, dann mit lauwarmem Wasser abspülen.

ANTI-AGING-KICK

Jetzt wiederentdeckt, aber schon in den altindischen Medizinwerken, den „Veden", beschrieben: die glättende Wirkung von Trauben. Besonders als Gesichtsmaske entfaltet Traubenpüree seine verjüngende Wirkung. Nicht die Kerne entfernen, denn diese enthalten jede Menge Polyphenole, eine Substanz, die die freien Radikale – die Feinde einer zarten Haut – bekämpft.

Man braucht dazu:
1 Hand voll grüne Trauben, etwas Hagebuttenkernöl, 1 Spritzer Rosenwasser, 1 Tropfen Lavendelessenz.

Die enthäuteten und pürierten Trauben werden mit den restlichen Zutaten gemixt und mit den Fingern auf die Haut getupft. Damit das Fruchtfleisch nicht von der Wange tropft, auf dem Gesicht mit Gaze fixieren. Nach fünf Minuten gründlich mit lauwarmem Wasser abspülen. Statt Trauben können Sie auch frische Papayas oder eine Ananasmixtur einwirken lassen.

POWERSTOFF SAUERSTOFF

Atmen Sie sich schön! Die schnell nachlassende Elastizität der Haut, wie sie in intensiven Stress-Situationen auftritt, ist oftmals ein Zeichen mangelnder Sauerstoffversorgung. Die Prana-Technik beruhigt den Körper und harmonisiert das Nervensystem. In der ayurvedischen Typologie bedeutet „Prana" die Atemenergie. So geht's: Bequem und mit geradem Rücken sitzen, am besten im Schneidersitz. Der Daumen der rechten Hand liegt an der Außenseite des rechten Nasenflügels, Mittel- und Ringfinger an der Außenseite des linken Nasenflügels. Abwechselnd ein Nasenloch verschließen und durch das freie aus- und wieder einatmen, danach das andere Nasenloch verschließen. Jeweils mit dem Ausatmen beginnen. Ein weiterer Effekt: Beide Gehirnhälften werden aktiviert.

In den „Veden" betonen die Weisen Indiens die besondere Prana-Energie der frühen Morgenstunden. Tipp: Ein zehnminütiger

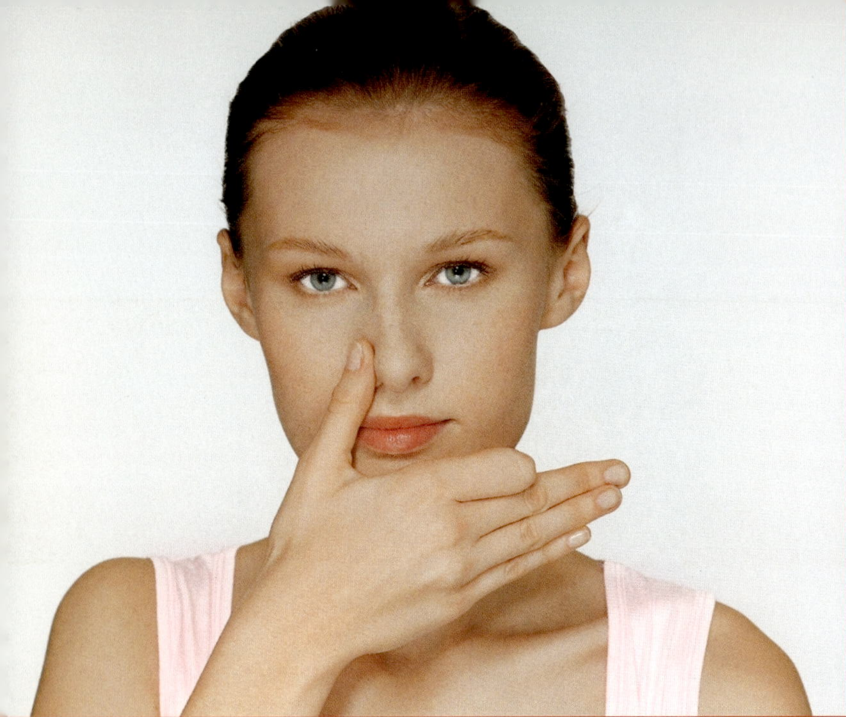

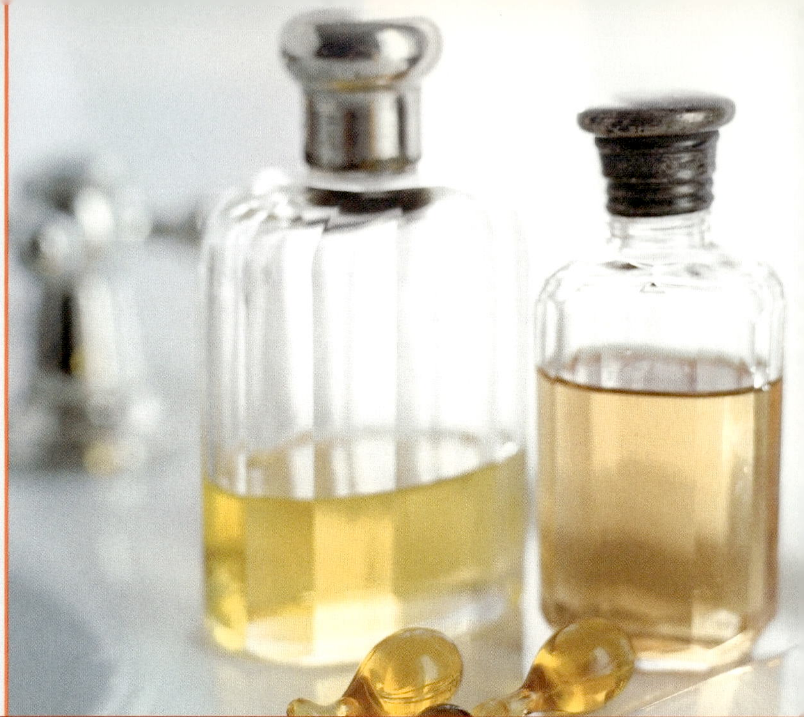

TIPP

Erste Wahl

➤ Vorsicht vor so genannten ayurvedischen Produkten, die man in irgendwelchen Alternativ-Shops bekommt und die nicht auf Rückstände geprüft sind. Horst Rechelbacher, Gründer der Beauty-Marke Aveda, fand bei seinen Nachforschungen in Indien heraus, dass verschiedene Nahrungsergänzungsmittel und Cremes mit dem Kontaktgift und Insektizid DDT (obwohl verboten) und anderen Pestiziden belastet sind. Ideal: Produkte, die aus organischem oder biologisch-dynamischem Anbau stammen.

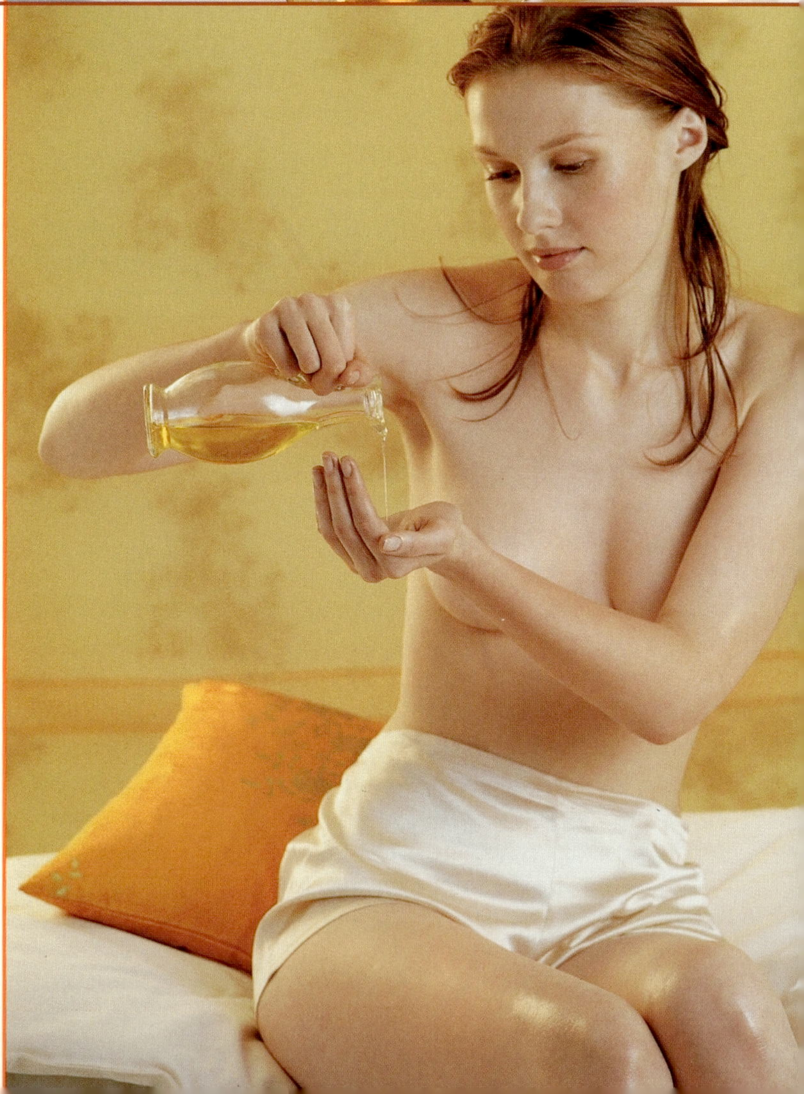

Spaziergang kurz nach dem Sonnenaufgang gibt viel Power.

KARMA IN KLEINEN DOSEN

In Hindi bedeutet das Wort „Sundari“ eine schöne Frau. So hat eine der schönsten der Welt, Super-Model Christy Turlington, ihre ayurvedische Kosmetikserie genannt. „Sundari“-Produkte gibt für jeden Hauttyp, sie lassen sich auch nach den jeweiligen Doshas zuordnen. Eine zarte und trockene Haut weist auf einen Vata-Typ hin, die normale und eher robuste Haut auf einen Pitta-Typ, wer zu fettiger Haut tendiert, ist potenziell ein Kapha-Typ. Wer sich von Kopf bis Fuß auf Ayurveda einstellen und dafür professionelle Kosmetik möchte: Bestellen kann man bei www.sundari.com oder in Berlin beim Departmentstore im Quartier 206 (siehe Adresse im Anhang).

ÖL-WUNDER

In der ayurvedischen Lehre gelten die Haare als „Krone der Persönlichkeit“. Ein indisches Sprichwort sagt: „Die Qualität der Haare hängt von der Fruchtbarkeit des Bodens ab, auf dem sie wachsen.“ Um diese Prosperität zu puscheln, werden regelmäßige Kopfmassagen empfohlen: mit Sesamöl für Vata- und Kapha-Typen, mit (kühlendem) Kokosöl für Pitta-Typen. Wer zu fettigen Haaren neigt, sollte das „Wunderöl“ des Neembaumes probieren, das zur Regulierung der Talgproduktion eingesetzt wird und auch bei Akne wirkt.

GLANZ UND GLÜCK

Die asiatische Ayurveda-Lehre hat für Schönheit vier Buchstaben gefunden: „Ojas“. Sie beschreiben einen Bewusstseinszustand, der aus Glücksgefühlen und Wohlbefinden besteht; aber Ojas bedeuten auch Glanz und Ausstrahlung, strahlende Augen, ein weicher Mund, eine wohlklingende Stimme, kuschelweiche Haut, ein gesundes Immunsystem, Kreativität, innerer Frieden sowie Liebe und Mitgefühl.

Um Ojas zu stärken, sollte man regelmäßig meditieren und Yoga-Übungen machen, sich dosha-gerecht ernähren, vedischen Urklängen lauschen, die die Doshas harmonisieren, und sich mit schönen Dingen und fröhlichen, positiv eingestellten Menschen umgeben.

GEHEIMTIPP: RASAYANAS

Sie umgibt ein Zauber und sie sind äußerst potent: spezielle ayurvedische Verjüngungsmittel, so genannte Rasayanas. Das sind Nahrungsergänzungsmittel aus Heilpflanzen, Kräutern und Mineralien, die eingesetzt werden, um Körpergewebe und Lebensenergie zu stärken. Als natürliche Rasayanas gelten Honig, Olivenöl und Früchte sowie Milch, die in der indischen Heilslehre nicht als Getränk, sondern als Nahrung betrachtet wird. Durch ihre Wirkung als Fänger von freien Radikalen gilt die Amla-Frucht (Amalaki) als besonders herausragend (zu bekommen als Getränkepulver im Ayurveda-Fachhandel); eine ebenso verjüngende Wirkung verspricht eine Fruchtmischung namens „Triphala“. Eines der bekanntesten Rasayanas ist „Amrit Kalash“, erhältlich als Fruchtmus und in Tablettenform. In mehr als 250 Zubereitungsschritten wird die Powersubstanz hergestellt, die große Mengen an A-, C- und E-Vitaminen sowie an Mineralstoffen und Spurenelementen enthält. Rasayanas sind Erfolg versprechend, weil sie die selbstreparierenden Mechanismen der Zellen aktivieren.

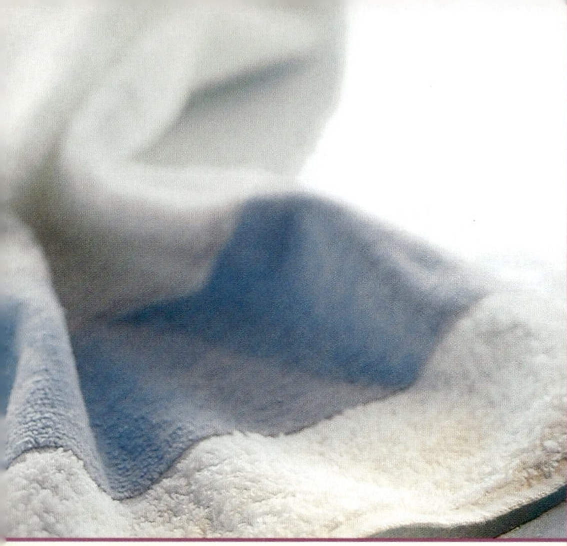

Spa-Schönheit

Wenn der Körper ein Tempel ist, wie manche New-Age-Fans behaupten, dann bedarf es einiger Zeremonien, um ihn rein und anbetungswürdig zu erhalten. Auf dem Weg dorthin sollte das eigene Badezimmer in einen **Beauty-Ashram** verwandelt werden. Wärme, flauschige Handtücher, Duftkerzen, sanfte Klänge – alle diese Dinge tragen zum Wohlbefinden im häuslichen Ambiente bei. Probieren Sie einen Badetag mit selbst angerührten Essenzen, ein Ayurveda-Fest oder ein Thalasso-Wochenende.

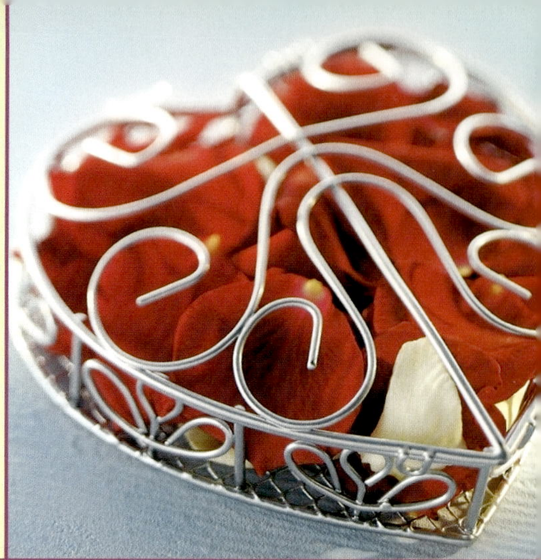

Schönheitsenergie

Ein Energiespender auf die Schnelle: ein **Shiatsu-Griff,** den man überall ausführen kann. Das Geheimnis für einen wachen, offenen Blick und entspannte Gesichtszüge heißt „Augenbrauen wutzeln". Kneifen Sie dazu mit Zeigefinger und Daumen beider Hände sanft die Augenbrauen, beginnend bei der Nasenwurzel. Und „wutzeln" (zwischen den Fingern hin- und herrollen) Sie diese dann bis zum äußeren Augenwinkel. Am besten wiederholen Sie die Übung drei- bis fünfmal.

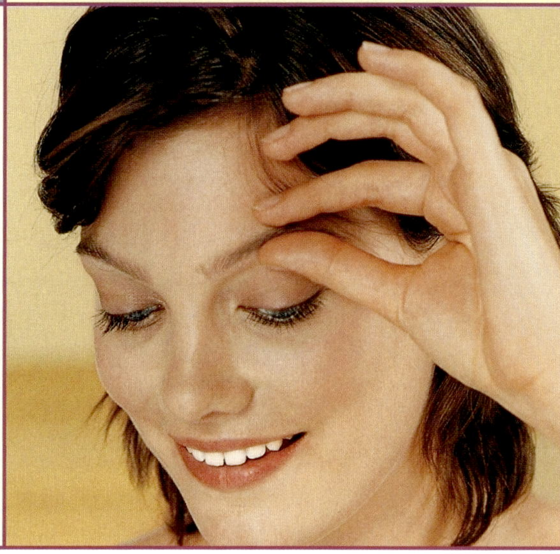

Schönheitsübung

Die **Savatsana-Übung** ist eine der simpelsten und zugleich wirkungsvollsten Yoga-Haltungen, um die Gesichtsmimik zu entfälteln, tief zu entspannen und schnell Energie zu tanken: Dazu legen Sie sich auf den Boden, breiten Arme und Beine auseinander, die Handinnenflächen zeigen nach oben. Jetzt die Augen schließen und sanft in den Bauch atmen. Das Wichtigste: Bewusst die Muskulatur um die Augen entspannen! Dadurch relaxen allmählich auch Körper und Geist.

Wellness-Quellen

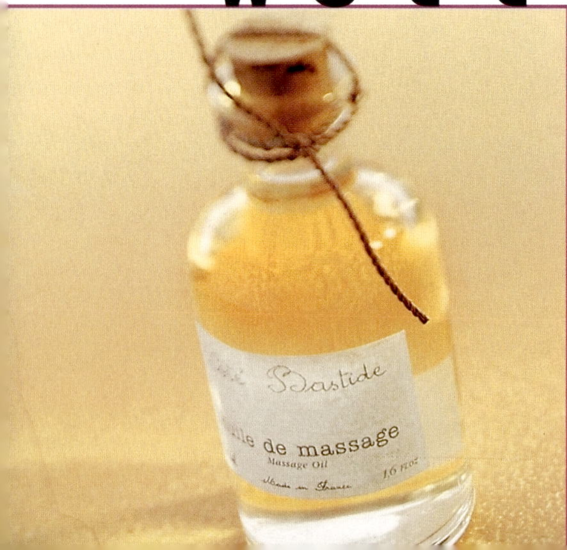

Schönheitsöl

Einfaches, medizinierte s (einmal auf 100 Grad erhitzt) **Sesamöl** ist im Ayurveda das Beauty-Elixier schlechthin. Gegen Überlastung und Nervosität in Stresszeiten: Morgens und abends Bauch und Sonnengeflecht damit massieren, 20 Minuten einwirken lassen und dann mit einem feuchten Waschlappen in kreisenden Bewegungen abwischen. Das harmonisiert und stärkt die innere Mitte. Auch schön: Kleine Beauty-Massagen am Dekolleté oder an den Armen mit süßem Mandelöl.

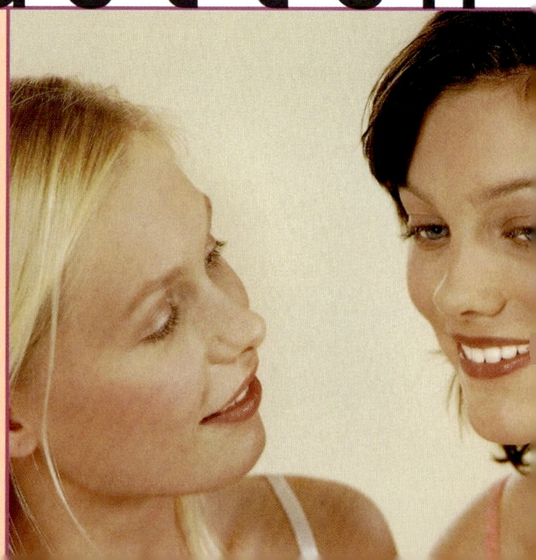

Schöne Seele

Entlastet die Seele, beruhigt den aufgewühlten Geist und erhöht die Anziehung: eine buddhistische **Liebesmeditation**. Setzen Sie sich in den Schneidersitz, Becken nach vorn kippen, Kinn einziehen, die Augen sind geschlossen. Nun sagen Sie mehrere Male den Satz: „Möge jedermann glücklich und sicher sein, die Herzen gefüllt mit Freude." Anstelle von „jedermann" können Sie die Namen von wichtigen Bezugspersonen einsetzen. Die Feinde dabei nicht vergessen – das hilft beim Loslassen.

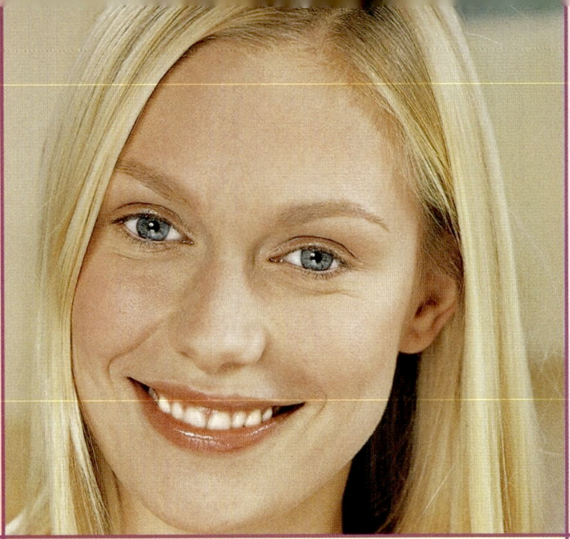

Schöne Gedanken

„Wir werden, was wir denken" – diese Erkenntnis ist ein Grundsatz im Sivananda-Yoga. Neben Körperübungen, einer richtigen Atemtechnik, vegetarischer Ernährung und Entspannungsmeditationen ist **positives Denken** Pflicht. Grübeleien, Selbstbeschuldigungen, Gewissensbisse – weg damit! Entscheidend ist, den Geist zu schönen Gedanken zu disziplinieren. Bauen Sie sich ab und zu Ihre persönliche Glücksgalerie. Machen Sie sich eine mentale Liste mit den schönen Dingen in Ihrem Leben.

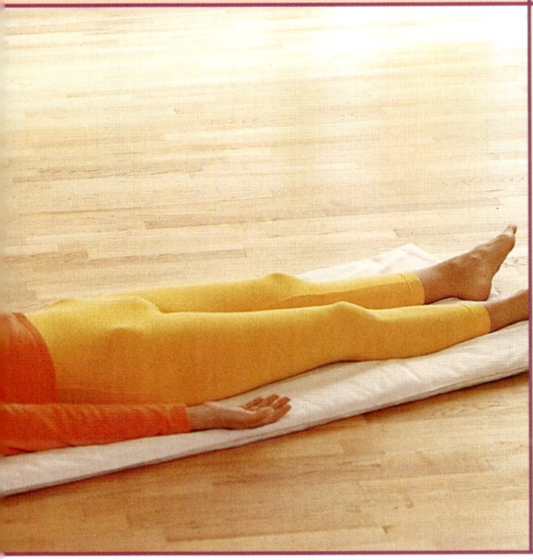

Schönheitsaskese

Der Begriff des **„Dinner-Cancelling"** ist schwer im Kommen, wenn es um Anti-Aging-Tipps geht. Bei uns populär gemacht hat ihn der renommierte Wiener Hormonexperte Prof. Johannes Huber, der den Tipp aus Japan importiert hat: Zweimal wöchentlich nach 16 Uhr nichts mehr essen. Die Fastenphase regeneriert die Organe, das verjüngende Nachthormon Melatonin wird vermehrt gebildet. Alternativ: Regelmäßig einen Safttag pro Woche – das entlastet den Stoffwechsel und reinigt den Darm.

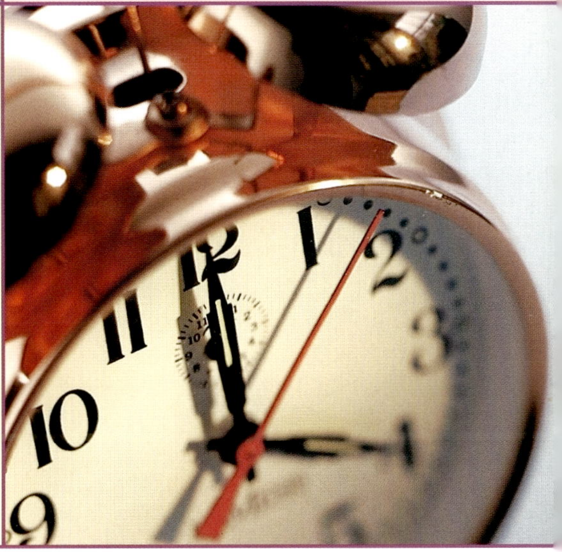

der Schönheit

Schöne Menschen

Nichts kann mehr schlauchen als Personen, die eine unangenehme oder negative Ausstrahlung haben. Diese Energievampire sind Menschen, bei deren Kontakt man sich hinterher immer wie eine Weißwurst ohne Pelle fühlt: fahl und schlapp. Sicher kennen Sie auch solche Sauger, die mehr nehmen als geben. Strategie: Wie man beim Frühjahrsputz den Kleiderschrank ausräumt und blöde Klamotten entsorgt, so entrümpeln Sie Ihr Adressbuch. Also: nur **mit inspirierenden Menschen** umgeben.

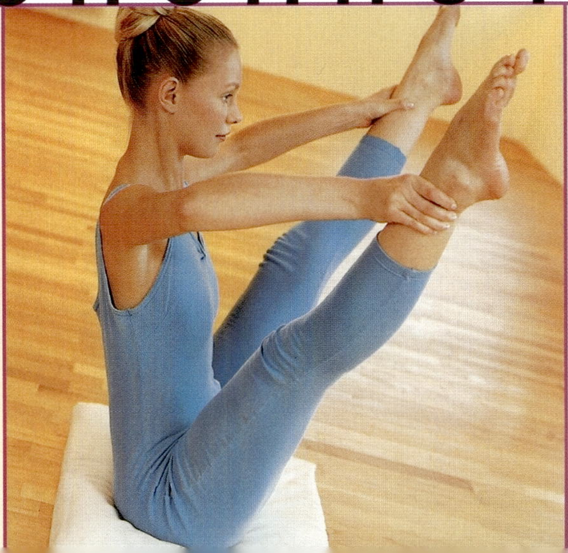

Schönheitshaltung

Die Haltung des Körpers sagt viel über die innere Einstellung eines Menschen zum Leben aus. Beobachten Sie sich im Spiegel. Trainieren Sie einen aufrechten Gang, wobei Sie die Schultern nach unten ziehen und in den Bauch atmen. Achten Sie auf Ihre Mimikfalten – runzeln Sie die Stirn im Zorn? Die zu lernende Lektion: bewusster seinen Körper wahrnehmen. Sensationell wirksam ist das **Pilates-Training,** das die Körpermitte, also unser Powerhouse Bauch und Rücken, stärkt.

Wasser – die schöne Lust

Ohne Feuchtigkeit von innen nützt auch die beste Creme nichts. Wasser strafft das Gewebe und macht die Haut pfirsichprall. Das Nass ist Beauty-Elixier, Vitalquelle, Jungbrunnen und Energy-Drink. Aber es kann noch mehr: Wasser ist intelligent. Und gibt dem Organismus die Informationen, die er braucht, um sich in eine blühende Oase zu verwandeln. Ganz ohne Worte, man muss auch gar nicht viel tun.

Daten-Monopol

Wie unser blauer Planet besteht der Mensch zu circa 70 Prozent aus Wasser. Im Organismus hat das Nass eine Transportfunktion für Sauerstoff und Nährstoffe; ebenso reguliert es die Körpertemperatur und schwemmt giftige Stoffwechselschlacken aus. Wasser hält Haut und Gewebe straff und elastisch.

Die Quelle allen Lebens ist nicht einfach nur ein Durstlöscher, sondern, genauer betrachtet, ein magisches Element. Denn, so ergaben neueste Forschungen: Das scheinbar reine und unschuldige Wasser ist ein Informations- und Energieträger. Dr. Peter Ferreira, Biophysiker am Institut für Biophysikalische Forschung in Teisendorf, behauptet: „Wasser ist der Vermittler des Lebens. Es verknüpft bestimmte elektromagnetische Frequenzmuster, die das Leben im Organismus aufrecht erhalten.“ Körper und Geist benötigen also die lebendige Kraft des nassen Elements, um optimal und gesund funktionieren zu können.

Sooo smart

So wie Prinz Charles mit Pflanzen plaudert, bespricht der Biophysiker Masuro Emoto das Wasser. Im Dienste der Wissenschaft. Für den Japaner hat das nasse Element ein Bewusstsein, eine göttliche Ordnung, zeigt Harmonie und Struktur. Er weiß es seit seinen Versuchen mit Kristallen. Angefangen hat Masuro Emoto mit einer kleinen Wasserpfütze, die er mit den Worten: „Du machst mich krank“, beleidigte. Daraufhin fror er die verärgerte Wasserlache ein und fotografierte ihre Kristalle bei minus vier Grad unter dem Elektronenmikroskop. Das sichtbare Ergebnis: ein Chaoshaufen, gleich einem Karzinom. Anschließend taute er den traurigen Eisklumpen wieder auf und flüsterte ihm das Wort „Liebe“ zu. Nun geschah etwas Erstaunliches: Im wiederholten Frostzustand wurde jetzt ein perfekter Kristall sichtbar. Dass Wasser eine eigene Identität hat, ist aus den Schneeflocken-Versuchen bekannt. Es gibt nicht nur keine zwei identischen Schneeflocken, sondern sooft man ein Flöckchen auftaut und wieder einfriert – es verändert nie seine ureigene Form. Merke: Seien Sie nett zu Ihren zwei Litern Tagesration Wasser und flüstern Sie ihm ab und zu ein paar liebevolle Worte ins Glas, damit es diese Information an Ihren Organismus weitergeben kann.

Tropfen für Tropfen

„Mit fortschreitendem Alter trocknen unsere Zellen aus, sie werden schwach und anfällig, weil wir Zellwasser verlieren“, konstatiert der Biophysiker Peter Ferreira. Eigentlich, so diagnostiziert er, sind wir chronisch dehydriert, weil wir nicht genügend Wasser zu uns nehmen. Am besten trinkt man stündlich ein Glas, so schafft man die zwei Liter besser. Wer Kaffee, Tee oder Alkohol bevorzugt, sollte die gleiche Menge an Wasser nachtrinken, die er an

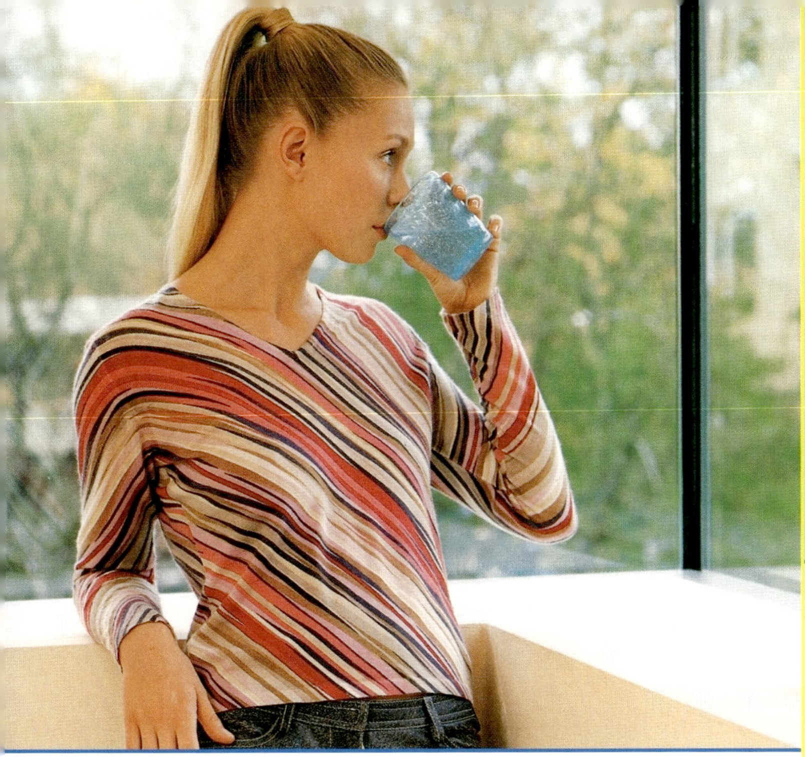

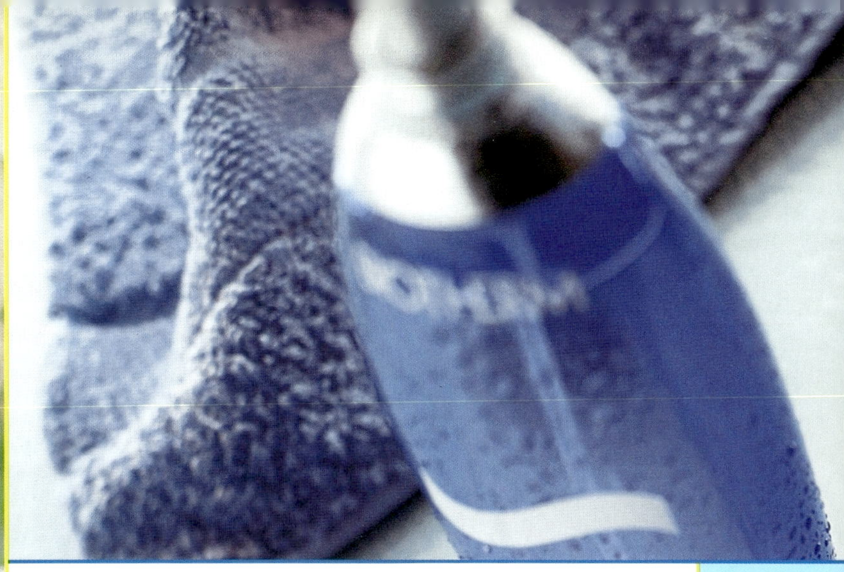

Genussdrinks zu sich genommen hat, da sie entwässernd wirken. Eine weitere Faustregel: Nicht warten, bis man einen trockenen Mund verspürt! Durst ist bereits ein Zeichen dafür, dass der Organismus nicht mehr optimal funktioniert.

Wasser mit Pfiff

Sauerstoffhaltige Wassergetränke liegen momentan im Trend. Kritiker bezweifeln, dass dem Mineralwasser zugesetzter Sauerstoff vom Verdauungstrakt in die Blutzirkulation gelangen und damit effektiv wirken kann. Studien vom Institut für Sportmedizin der Universität Klagenfurt wiederum belegen, dass Wasser, welches mit 60 bis 70 Milligramm reinem Sauerstoff angereichert wird, leistungssteigernd wirkt, gut fürs Immunsystem ist und einen Anti-Aging-Effekt hat, indem es wie die Vitamine A, C und E die freien Radikale fängt. Wir meinen: ausprobieren.

TIPP

Auftrieb für das Ich

- Mit sich ins Reine kommen, das geht fantastisch mit Aqua-Wellness. Bei dieser Behandlung schweben Sie in 35 Grad warmem Wasser, geborgen wie ein Baby im Mutterleib. Ein Trainer hält und trägt Sie, schaukelt Sie durchs Wasser, und stretcht Ihre Muskeln. Nach einer Stunde fühlen Sie sich wie neugeboren. Ihr Körper ist voller Glückshormone und Ihre Lebensenergie fließt wieder.
- Der Wasserdruck selbst wirkt wie eine Massage, die die Durchblutung anregt und den Körper auf sanfte Weise formt und strafft. Cellulite ade!
- Es muss nicht immer Schwimmen sein. Das Angebot an aquatischer Körperarbeit ist groß. Zu wählen ist zwischen Watsu (Wasser-Shiatsu), Wata (Wassertanzen), Delfing (Tauchen mit einem Therapeuten), Aqua-Balancing (Wassertanzen unter Wasser), Floating (ein energetisches Dahinfließen in einem Wassertank) und Liquid-Sound (Musik- und Farbtherapie unter Wasser).

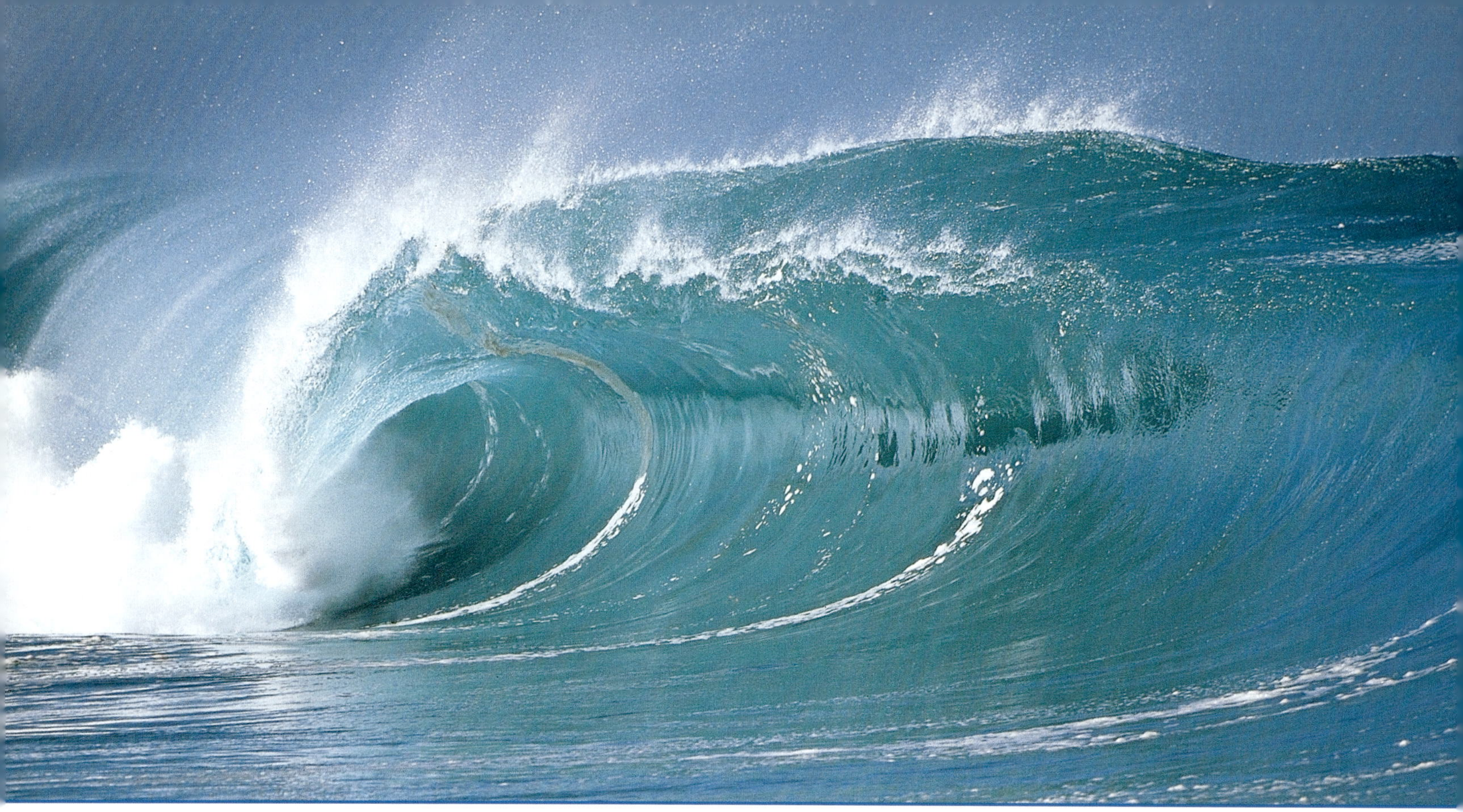

Auftanken

Einige Beauty-Fans schwören auf levitiertes Wasser. Das ist H_2O, das einer speziellen physikalischen Behandlung unterzogen wird, die die innere Oberfläche des Wassers vergrößert und dadurch mit Energie anreichert. Wo man das Wasser beziehen kann, wissen viele Naturheilkundler, Heilpraktiker und interessierte Ärzte. Levitiertes Wasser soll entgiften, den Stoffwechsel und die Lymphtätigkeit anregen sowie allergiebildende Stoffe neutralisieren helfen.

Kneif-Kur

Machen Sie regelmäßig den Kneif-Test: Dazu die Haut am Handrücken etwas hochziehen. Wenn Sie sich nur langsam wieder glättet, fehlt dem Organ, das zu 80 Prozent aus Wasser besteht, Flüssigkeit. Da hilft nur eins: Viel trinken!

Mobile Dusche

Für den Porzellanteint der Französinnen eine Selbstverständlichkeit: Gesichtsspray aus Thermal-, Gletscher- oder Meerwasser. Wirkt wie ein Spaziergang am Strand. Sobald der feine Sprühnebel sich aufs Gesicht gelegt hat, ihn sanft mit den Fingerspitzen einklopfen.

Ein Sprühregen von besonderer Qualität erzeugt „The Mist“ von der noblen Kosmetikmarke La Mer. Das Spray, angereichert mit Mineralien und Vitalstoffen, basiert auf einem zusätzlichen Kick, der aus der Nasa-Forschung resultiert: Verwendet wird so genanntes dekonstruktiviertes Wasser, dessen Moleküle gespaltet wurden, um ein gesteigertes Energiepotenzial zu erzielen. Letztendlich soll damit die Wirksamkeit der Inhaltsstoffe entscheidend erhöht werden.

Auch Stars haben die Wunderkraft des nassen Lebenselements entdeckt. Jodie Fosters Geheimtipp: Evian-Spray vor dem Auftragen einer Tagescreme und der Foundation aufsprühen, um die hauteigene Feuchtigkeit zu versiegeln. Laetitia Castas Favourite: „Eau Aroma-Lactée“ der französischen Beauty-Marke Nuxe – das Spray minimiert zugleich den Fettglanz auf Nase, Stirn und Kinnpartie. Wassersprays gibt es auch mit ätherischen Ölen und Blütenessenzen.

Auf Thalasso-Kurs

Darfs ein bisschen Meer sein? Für eine Extraportion Entspannung sorgen Treatments aus der Thalasso-Therapie. Meerwasser und -salz, Plankton, Schlick und Algen entschlacken und entstressen. Neptuns Nährstoffe verjüngen und versorgen Körper und Seele optimal.

Einmal Nixe sein

Eine der effektivsten und genussreichsten Beauty-Kuren ist die Thalasso-Therapie (vom griechischen *thalassa* = Meer). Der Grund, weshalb man sich dabei so wohl fühlt, ist nicht nur das schwerelose Tummeln im warmen Meerwasser. Vielmehr: Dieses salzige Nass ist in Zusammensetzung und Gehalt an Mineralstoffen dem menschlichen Blutplasma ähnlich, weshalb Mineralien und Spurenelemente über die Haut ausgetauscht werden. Thalasso-Treatments dauern nicht länger als 20 Minuten, da sie sehr anstrengend für den Körper sind.

EINFACH MAL ABTAUCHEN

Thalasso-Anwendungen sind im Wasser der Himmel auf Erden. Hier einige typische Therapien:

- Bain Aromatique: Ein Sprudelbad in 34 Grad warmem Meerwasser.
- Presso-Therapie: Mechanische Lymphdrainage, bei der die Beine in einer Art Luftsack stecken.
- Thalasso-Wanne: Aus etwa 100 Düsen massieren Wasserstrahlen den Körper.
- Algen-Wrap: Man wird mit einem warmen Algenbrei eingepinselt und wie eine Mumie in Folie verpackt, bis die graubraune Mischung angetrocknet ist. Sie wird unter der Dusche abgespült.
- Jet-Sousmarin: Unterwassermassage mit einem Wasserschlauch.
- Jet-Dusche: Bringt den Stoffwechsel in Schwung – aus circa vier Meter Entfernung spritzt ein Therapeut Arme und Beine, Rücken und Po und schließlich die Fußsohlen mit einem starken Wasserstrahl ab.
- Saunawickel: Nach einem Saunagang wird der Körper in eine Algen-/Pflanzenpackung gewickelt, mit der man nochmals in die Sauna geht. Die Wärme öffnet die Poren – so können Schlackenstoffe ausgeschieden und Wohltäter wie Vitamine und Mineralien eingeschleust werden.

PROFI-PAMPERING

Im 19. Jahrhundert sprach man von einer „Badekur an der See“ – heute schwören nicht nur Prominente wie Cathérine Deneuve und Sharon Stone auf die verschönernde Wirkung von Thalasso. Wer eine Profikur machen möchte, sollte Folgendes beachten: Das Zentrum muss am Meer liegen, damit die Behandlungen mit frischem Meerwasser durchgeführt werden können; mindestens drei Behandlungen sollten täglich stattfinden. Dass zu einer guten Therapie ein Gesundheits-Check für das individuelle Behandlungsprogramm gehört, versteht sich von selbst.

Pool-Position

Nur ein Bad im Meer macht gute Laune? Von wegen. Nichts ist schöner als ein Abtauchen zu Hause. Verwandeln Sie kurzzeitig Ihr Bad in ein Spa (*sanus per aquam* = Gesundheit durch Wasser): Salze, Schlick, Aqua-Plankton und Algen bauen auf wie eine neue Liebe.

LUFT-MAGIE

Auch wer als urbaner Trendsetter nicht den Luxus besitzt, den Ozean vor der Haustür zu haben, muss jetzt auf diesen Beauty-Benefit nicht mehr verzichten: Neuerdings gibt es einen Duschkopf, den „Aqua-Energiseur" der französischen Kosmetikfirma Daniel Jouvance, der die marine Meerwasser-Vernebelungstechnik ins heimische Badezimmer bringt. Dazu einfach den Duschkopf durch den Energiseur ersetzen und ein Algensäckchen hineinpacken, den Wasserhahn aufdrehen – fertig ist die morgendliche Wellness-Brause. Wie bei der Meeresgischt entstehen durch Spaltung der Wassertröpfchen negative Ionen, die die Luft mit Mineralien anreichern.

FRISCHZELLEN-GEHEIMNIS

Aqua-Plankton ist eines der besten Naturwunder in Sachen Schönheit aus dem Meer. Vor allem stimuliert es die Zellerneuerung in der Haut, wenn es Cremes oder Masken beigesetzt ist. Diese sich oft in Algen ansammelnde Menge von kleinsten Lebewesen enthält Kalium (reguliert die Energieproduktion), Zink (unentbehrlich für die Kollagensynthese, die die körpereigenen Glattmacher produziert), Magnesium (wichtig für Nerven und Muskulatur) sowie Spurenelemente wie Kupfer (gegen Stress) und Eisen (begünstigt Zellatmung).

VIAGRA FÜR DIE ZELLEN

Algen sind wahre Power-Pakete – sie straffen, beruhigen, klären den Teint und fördern die Durchblutung. Ein Kilo davon enthält die Wirkstoffe von 100 000 Litern Meerwasser! Mit ihren oft fadenförmigen Formen wirken Meeresalgen wie ein hoch dosierter Cocktail aus Vitaminen, Kupfer, Mangan, Eisen, Jod und Zuckerverbindungen. Nach neuesten Erkenntnissen sollen die Pflanzen auch die Hautalterung verzögern. In der Kosmetik werden circa 50 verschiedene Algensorten eingesetzt – ihr hoher Jodgehalt ist gut gegen Cellulite, die Mineralsalze sorgen für eine Entschlackung. Die Chlorella-Alge beispielsweise ist sehr vitaminreich und fantastisch bei empfindlicher Haut. Die Grünalge Ulva Lactua gilt als wahre Vitaminbombe und spendet überdurchschnittlich viel Feuchtigkeit. Bekannter ist vielleicht die Blaualge Spirulina, die mehr als 50 Vitalstoffe in konzentrierter Form enthält: Sie regeneriert und regelt die Produktion der Talgdrüsen. Um die Schäden an Ihrer Haut zu reparieren, sollten Sie täglich zehn Gramm davon einnehmen – allerdings nicht zugleich mit Vitamin C, weil es das sauerstoffbildende Chlorophyll in dem Algenkonzentrat zerstört.

MAN NEHME ...

Zur Hautstraffung: 1 Messerspitze Agar-Agar-Pulver (Agar-Agar ist ein Polysaccharid aus Rotalgen; gibt es im Reformhaus), 1 Eigelb, 1 Teelöffel Honig. Die Zutaten zu einer Paste verrühren, als Gesichtsmaske auflegen und einige Minuten antrocknen lassen; anschließend abspülen. Am besten einmal wöchentlich anwenden.

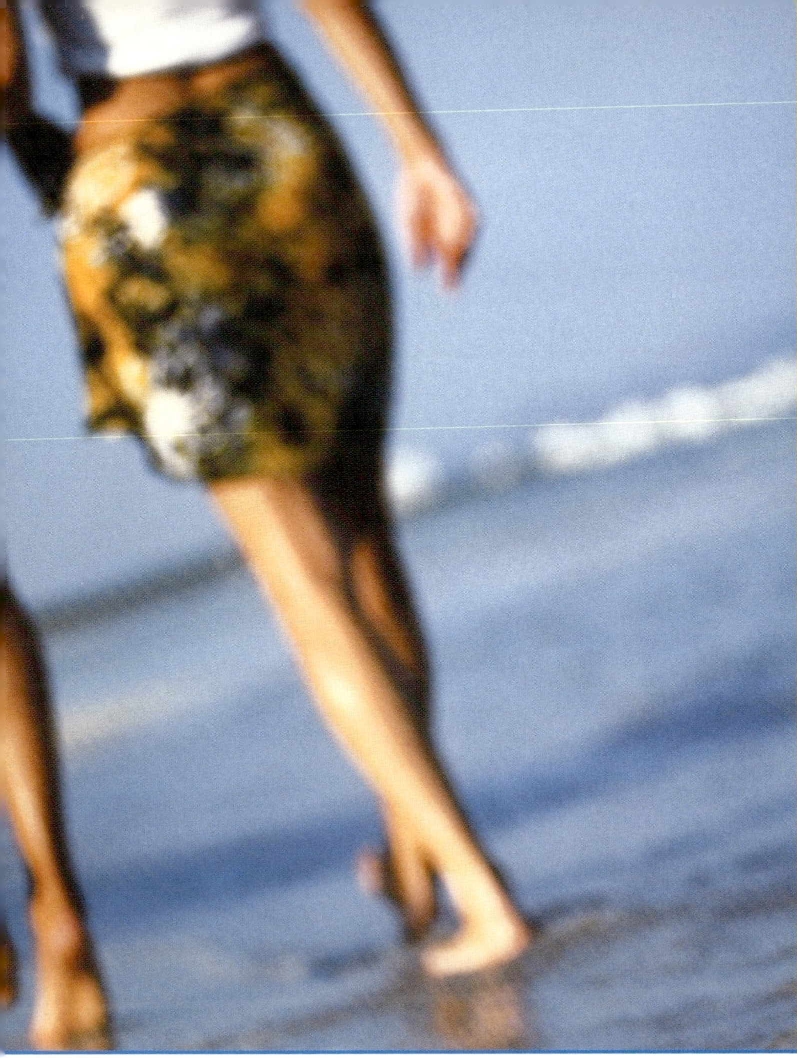

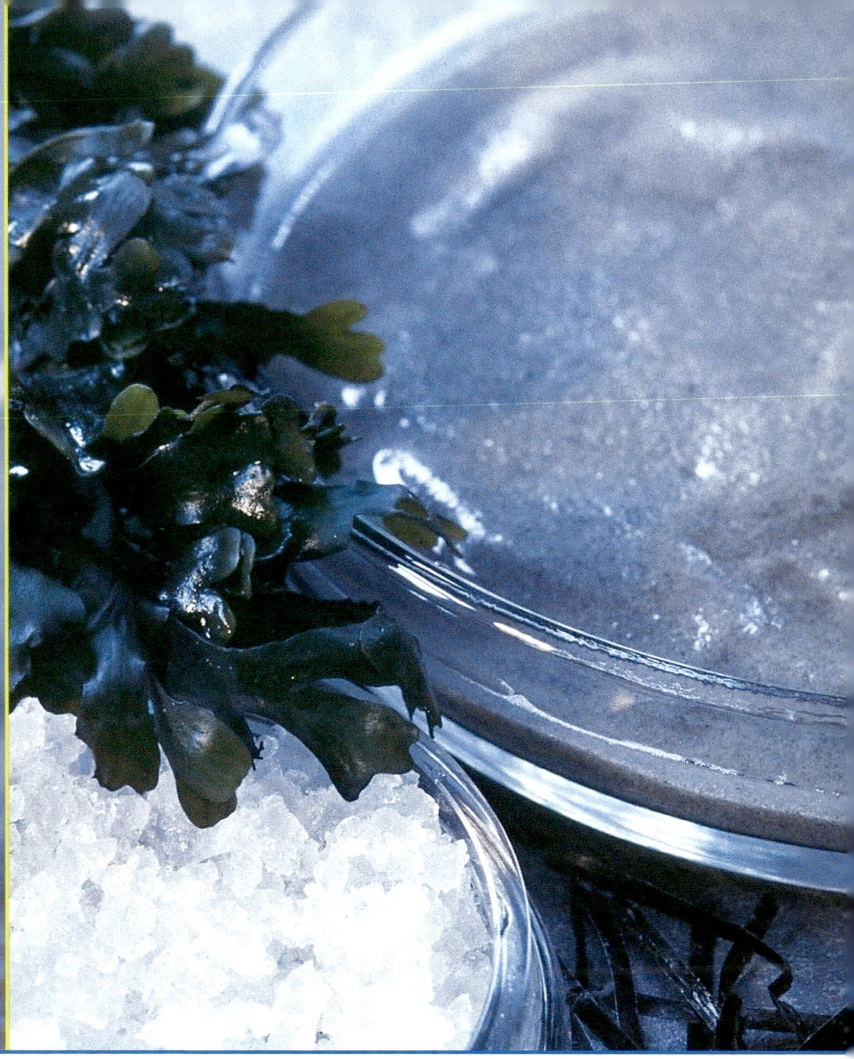

Gegen Cellulite: Eine größere Tüte Algenpulver mit Wasser anrühren, die breiige Masse auf die Schenkel streichen und mit Plastikfolie einwickeln. Einwirkzeit: 45 Minuten; am besten dreimal wöchentlich.

Gegen unreine Haut: 1 Teelöffel pulverisierte Braunalge, 1 Teelöffel Heilerde, 2 Tropfen eines ätherischen Öls wie Teebaum oder Lavendel. Alle Zutaten mit etwas Wasser anrühren. Die Paste anschließend fünf Minuten auf dem Gesicht einziehen lassen, dann mit Wasser abspülen. Ideal wäre es, die Maske dreimal wöchentlich aufzutragen.

WEISSES GOLD

Ein Jugendelixier durch heilsame Meersalze aus dem Toten Meer (unbedingt das „Aldi"-Salz ausprobieren!): Ein Salzwasserbad, das mindestens ein Kilogramm Salz pro Wanne enthalten sollte, remineralisiert und lässt die Haut weniger stark aufquellen, wodurch sie ihre natürliche Feuchtigkeit behält. Ein Dampfbad mit Meersalz löst bei unreiner Haut Mitesser, und Bakterien kriegen eins auf die Mütze. Trendy: Hautcremes, die auf Wasser marinen Ursprungs basieren. Darin enthaltenes Mangan und Silizium schützen gegen freie Radikale.

SCHWARZE MAGIE

Als lebender Schlamm wird Italiens Nobelmatsch, der Fango, bezeichnet. Der Grund dafür sind die darin enthaltenen Minialgen. Packungen mit Fango, die den gesamten Körper umhüllen, lösen Spannungen, kurbeln den Stoffwechsel an, kräftigen das Immunsystem und fördern die Produktion der Glückshormone! Hochwertige Fango-Kosmetik stellt die italienische Firma „Borghese" her. Als Balsam für Haut und Seele gilt Schlick aus der Nordsee. Bei sensibler und neurodermitischer Haut wird er schon seit langem eingesetzt.

Schönheitsschutzengel

Vitamine, Mineralien, Spurenelemente und Hormone sind die natürlichen Doping-Stoffe, mit denen Beauty-Träume wahr werden: glänzendes Haar, ein feiner, glatter und ebenmäßiger Teint, feste Nägel und ein strahlender Blick. Mindestens 70 Billionen Körperzellen wollen täglich versorgt werden – mit Vitalstoffen, die aus der Nahrung kommen. Klarer Fall, Sie brauchen eine Kosmetik von innen!

Die neue Ess-Klasse

Brain-Food, Mood-Food, Anti-Stress-Essen – für jedes Bedürfnis gibt es die richtigen Nähr- und Vitalstoffe. Aber gilt das auch für die Schönheit? Kann man Falten einfach „wegessen"? Laut einer amerikanischen Ernährungsstudie bleibt ein Mensch länger frei von Furchen, wenn er vollwertige Speisen wie grünes Blattgemüse, Bohnen, Olivenöl, Nüsse und Vollkornprodukte isst – und auf tierische Fette, rotes Fleisch und Zuckerzeug weitgehend verzichtet.

Dass Hamburger, Chips und Limonade nicht unbedingt schönheitsfördernd sind, ist jedem aufgeklärten Verbraucher klar. Allein: Wissen und Verhalten klaffen in der Realität gerne mal auseinander. Doch gibt es auch eine gute Nachricht: Man muss nicht zwanghaft Möhrchen mümmeln oder Müsli mampfen, um klasse auszusehen. Denn weil der bioaktive Gehalt einzelner Nahrungsmittel unterschiedlich ist, liegt das Geheimnis in ihrer Vielfalt. Nach dem Motto: Erst der Nahrungsmittel-Mix macht schön.

Ganz schön gemein!

Die buchstäblich gefährlichsten Schönheitskiller sind die so genannten freien Radikale, jene instabilen, aggressiven Molekülbruchstücke, die Zellteile wie Proteine, Fette und unser Erbgut, die DNS, angreifen und schädigen. Normalerweise besteht ihr Job darin, Viren, Bakterien und Bazillen den Garaus zu machen. Ist ihre Konzentration im Organismus jedoch durch schädigende Einflüsse zu hoch, werden die Kraftwerke der Zellen, die Mitochondrien, zerstört. Sie rauben ihnen Sauerstoff, den sie für die Umsetzung der Nährstoffe brauchen. Der Effekt dieses oxidativen Stresses: Alterung! Die Haut sieht schlaff und grau aus. Perfiderweise interagieren freie Radikale, es kommt zu Kettenreaktionen, sodass wiederum weitere freie Radikale produziert werden. Ihre Hauptverursacher: UV-Strahlung, Nikotin, Ozon, Autoabgase und Pestizide. Um die Übeltäter wenigstens in einem größeren Ausmaß unschädlich zu machen, gibt es zwei powervolle Gegenstrategien:

➤ Prävention, indem man beispielsweise nie UV-ungeschützt in die Sonne geht, besser heute als morgen den Dämon Rauchen weghext und die Umweltgifte in Luft und Nahrung möglichst meidet.

➤ Man bediene sich der guten Helfer, die eine Art Schutzengel für die Zellen sind: in Form von Vitamin A, C und E sowie Selen, die als Antioxidantien wahre Wunder bewirken.

MEHRWERT NACH MASS

Die Gretchenfrage: Reichen die Vitalstoffe in der täglichen Ernährung aus? Oder sollte man zusätzlich Vitaminpräparate einnehmen? „Damit man nicht nach dem Gießkannenprinzip irgendwelche Nahrungsergänzungsmittel verabreicht, muss man sich den Menschen genau ansehen, bevor man ihn behandelt", sagt Dr. Michael Klentze, wissenschaftlicher Leiter des Klentze-Instituts für Anti-Aging-Medizin. Um Mangelerscheinungen zu erfassen, empfiehlt der Münchner Mediziner, so genannte Sekundär-Messungen beim Arzt vornehmen zu lassen, um sich ein individuelles Vitamin-Maßprogramm schneidern zu lassen. Dabei wird festgestellt, welche Gifte sich im Körper angesammelt haben und in welcher Form man sich ihrer wieder entledigen kann. Wichtig ist ab einem gewissen Alter auch die Analyse des persönlichen Hormonstatus, damit auf richtige Art und Weise bestimmte Lebensprozesse wieder stimuliert werden können. Zum Thema überhöhte Einnahme von Vitalstoffen sollte man wissen: Wasserlösliche Vitamine wie die Vitamine der B-Gruppe, Vitamin C, Biotin und Pantothensäure werden bei einer zu hohen Dosis konstant über den Urin und Schweiß ausgeschieden. Anders die fettlöslichen Vitamine A, D, E und K. Sie vermögen sich im Körper anzureichern, weshalb eine Überdosierung gefährlich werden kann.

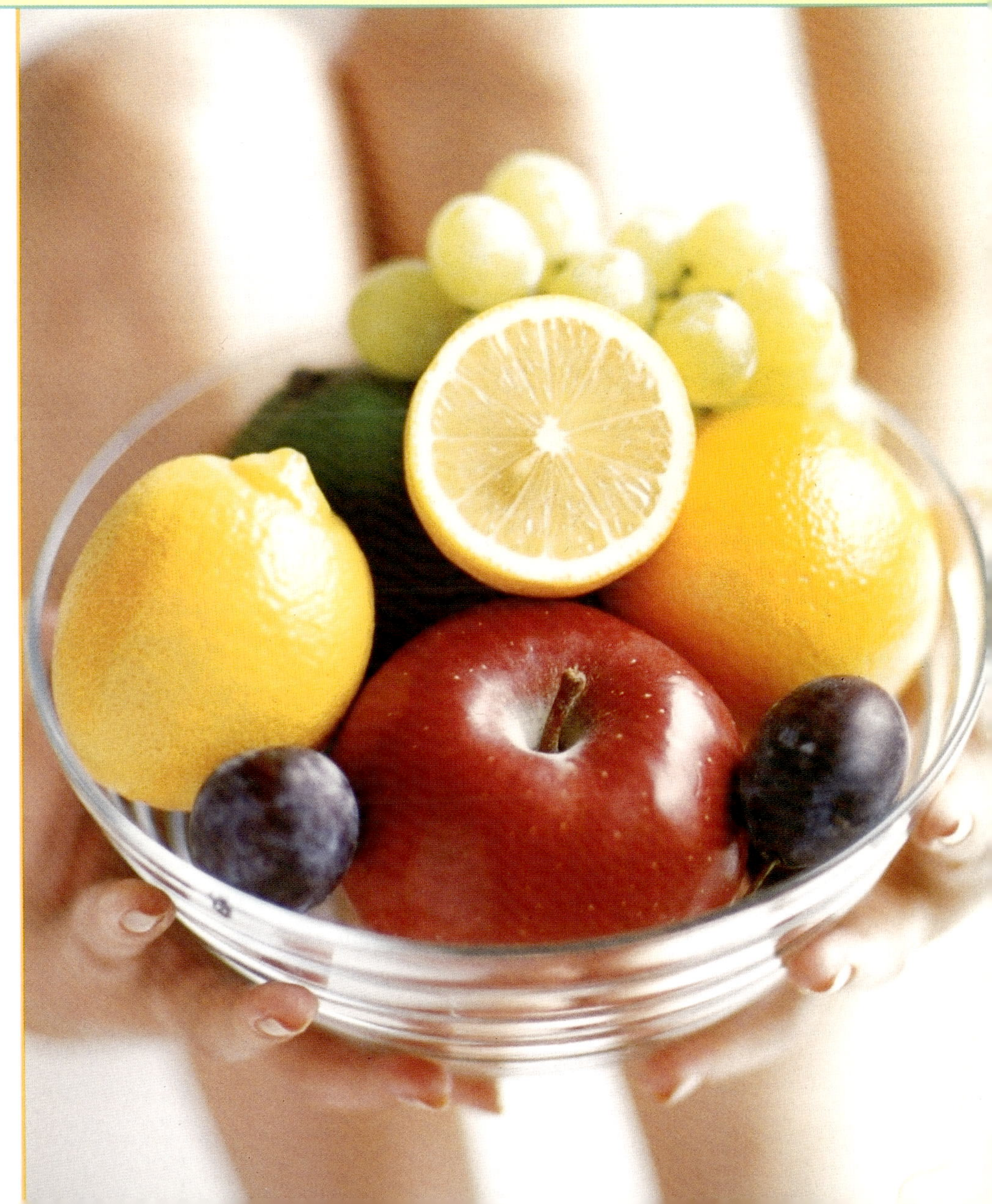

Vitamine — die pure Biokosmetik

Es muss ja nicht gleich Skorbut sein, eine Erkrankung, die durch ein Fehlen von Vitamin C ausgelöst wird. Denn lange bevor der denkbar schlimmste Fall eintritt, können Mangelerscheinungen die Schönheit beeinträchtigen.

HAUT-SACHE A

Vitamin A ist die Schönheitskönigin der Vitamine: Es mildert und strafft Fältchen, regt die Regeneration der unteren Hautschichten an und soll sogar Sonnenschäden reparieren. Täglich Butter, Tomaten oder Papaya essen, das macht Ihr Immunsystem quicklebendig. Chemisch verwandt ist es mit der Vitamin-A-Säure, einem synthetischen Derivat (Retinol), das in der Akne- und Verjüngungstherapie eingesetzt wird. Die neue Retinol-Generation soll in Hauttiefen wirken, wo die Produktion von Kollagen gefördert wird. Beta-Carotin, eine Vorstufe des Vitamin-A, ist ebenfalls ein göttliches Antioxidans.

ZAUBERFEE C

Davon kann man nicht genug kriegen, besonders als Sportler, Raucher, in der Schwangerschaft, im Alter und bei Stress: Vitamin C ist ein Fatburner, Immunstärker und soll sogar die biologische Uhr zurückstellen können, indem es bestimmte Zellen biochemisch verjüngt. Definitiv ist Vitamin C das Zaubermittel für eine feste Haut und ein straffes Bindegewebe, weil es der größte Feind von freien Radikalen ist (in Zitrusfrüchten, Sanddorn, Paprika, Tomaten). Zum C-Komplex zählt auch Vitamin P (Rutin), das als Geheimtipp gegen rote Äderchen gehandelt wird (in Paprika, Erdbeeren und Melonen).

ACE-DREIFALTIGKEIT

Vitamin E gilt als Fruchtbarkeitsvitamin, hilft bei prämenstruellen Störungen, verbessert die Blutzirkulation und damit das Hautbild und verzögert den Alterungsprozess insgesamt. Es verhält sich ein wenig wie eine Glamour-Diva. Zusammen mit den Vitaminen A und C ist das Vitamin E ein hervorragendes Antioxidans (in Weizenkeimöl und Nüssen).

DIE HAPPY-VITAMINE

Die Vitamine des B-Komplexes bügeln Falten aus dem Nervenkostüm, fördern den Stoffwechsel, stärken die Immunabwehr und halten Geist und Seele in Balance. Als reine Anti-Stress-Vitamine gelten B_2 (Niacin) und B_5 (Pantothensäure), Letzteres soll überdies den Alterungsprozess verlangsamen und Balsam für die Haut sein. Der neue Superstar in der Anti-Aging-Forschung: Vitamin B_9. Die Folsäure ist ein Glücksbringer und macht gute Laune.

H FÜRS HAAR

In Model-Kreisen gilt es als das Glanzhaar-Vitamin, außerdem macht es die Haut weich und schmusig: Vitamin H, auch als Biotin bekannt (in Eigelb, Hefe, Fisch, Rosi-

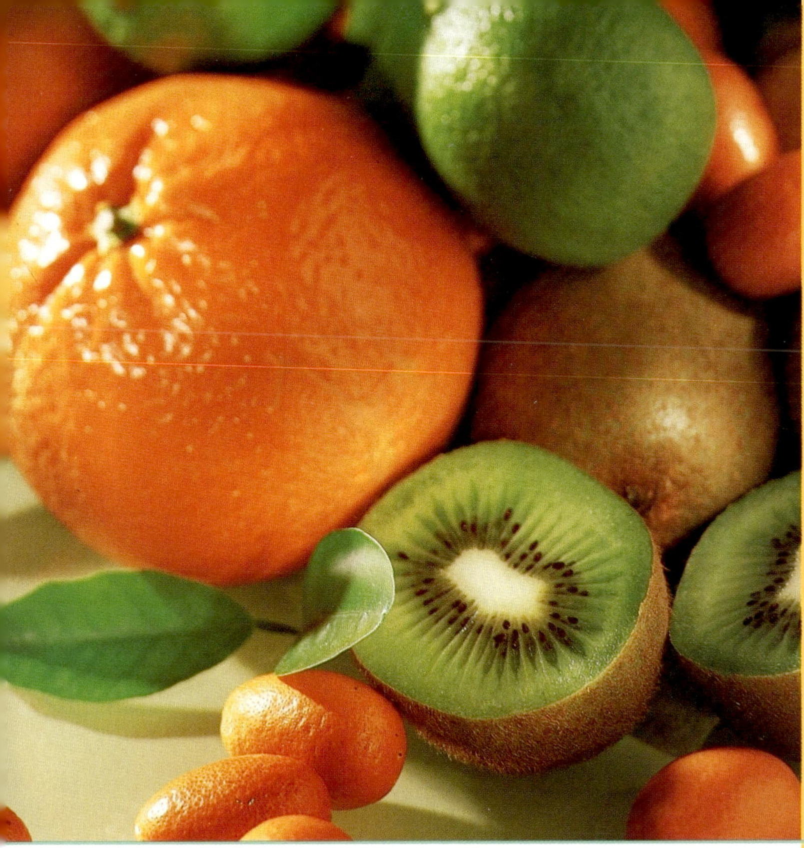

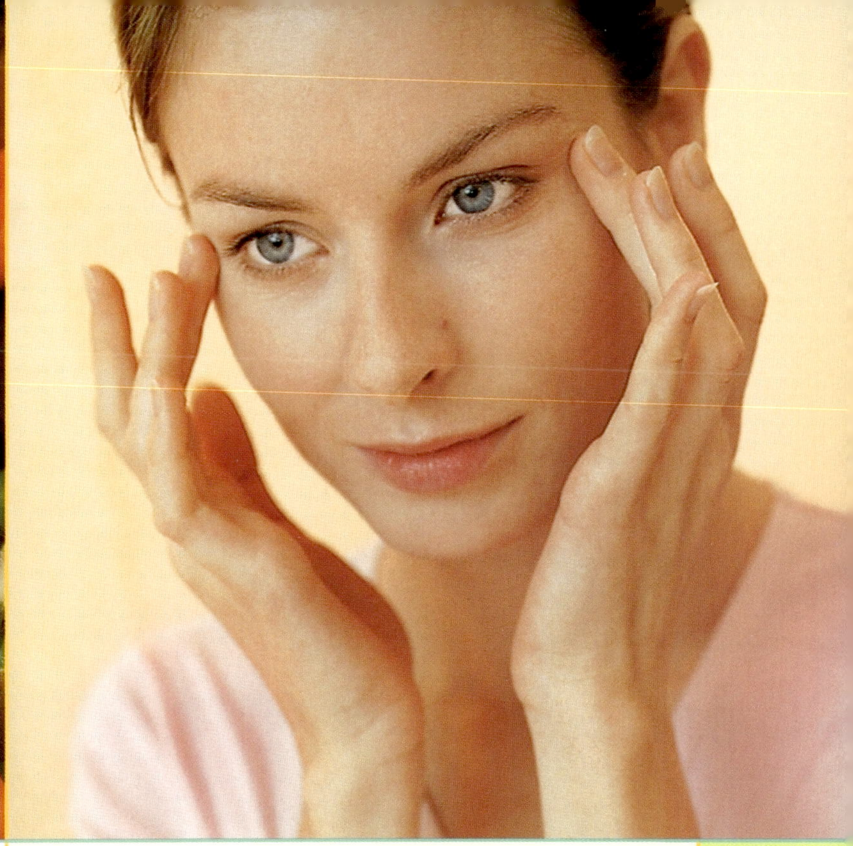

nen). Hoch dosiert kommt es in dem Nahrungsergänzungsmittel „Gabunat“ vor.

JUNGSTAR

Vitamin Q, Ubiquinol oder Coenzym Q-10 heißt der Muntermacher, der alternde Zellen reaktivieren soll; es ist der Jungstar unter den Verjüngungsvitaminen, der ähnlich wie Vitamin E gegen freie Radikale wirkt (in Makrelen, Sojaöl und Erdnüssen).

FUSION-FOOD

Vitamine bilden Wirkstoffallianzen. So wirkt Vitamin A nur im Zusammenspiel mit E, C und Zink, und B_6 braucht B_2. Magnesium liebt die Liaison mit B_6, Selen wiederum die mit Magnesium. Tipp: Vitaminpillen während der Mahlzeit zu sich nehmen, weil sie dann durch die Enzyme im Essen zusätzlich aktiviert werden.

TIPP

C-Kult-Kosmetik

„Bevor der Kampf beginnt ...“ hieß eine spektakuläre PR-Kampagne in Kanada, dem Ursprungsland der Kult-Kosmetik: Cellex-C. Das hoch dosierte Vitamin-C-Serum (zehn Prozent) kribbelt beim Auftragen etwas auf der Haut – Verwenderinnen schwören auf die verjüngende Wirkung. Credo: Bevor man ein Facelift wagt, sollte man Cellex-C probieren. Erhältlich im Departmentstore im Quartier 206 in Berlin (siehe Adresse im Anhang).

Mineralien – Beauty-Doping der Natur

Spurenelemente und Mineralien sind unverzichtbar für alle, die noch viele Jahre eine Pretty Woman sein wollen.

HOCHSTIMMUNG

Wer souverän in höchster Anspannung noch einen Beauty-Wettbewerb gewinnen kann, hat es: genügend Magnesium, das Anti-Stress-Mineral schlechthin. Man braucht es für die Balance des Nerven- und Muskelspiels, außerdem fördert es den (Schönheits-)Schlaf. Mindestens 300 Milligramm täglich sind erforderlich (in Naturreis, Hülsenfrüchten und Bananen).

DAS K & K-REGIMENT

Kalium reguliert die Energieproduktion, mobilisiert die Verdauung und sorgt so für eine schöne Haut. Achten Sie auch auf Ihren Kalziumspiegel. Das Power-Mineral sorgt für stabile Knochen und gesunde Zähne. Viel davon ist in Milch, Nüssen, Spinat und Fenchel enthalten.

BODYSTYLING

Silizium ist im Mineralienuniversum das, was Jean Paul Gaultier für die Mode ist: einer der besten Korsett-Designer und Bodystylisten. Das Mineral, auch als Kieselerde bekannt, formt und stärkt das Gewebekorsett und verleiht Kollagenfasern Elastizität. Silizium ist ein wahrer Schönmacher für Haut, Haare und Nägel.

EXTRAPORTION

Zu wenig Zink kann Akne, Haarausfall und Apathie verursachen. Das Beauty-Spurenelement für Haut und Haare spielt eine wichtige Rolle für die Fibroblasten, jene Zellen, die die Kollagen- und Elastinfasern herstellen. Die Fasern wiederum bestimmen Spannkraft und Elastizität der Haut. Die Anti-Schlaffi-Substanz ist pure Energie für Ihr Immunsystem und wehrt Erkältungen ab (in Soja, Käse, Hülsenfrüchten, Käse und Austern). Von diesem Spurenelement braucht der Körper am Tag 15 Milligramm.

EINE GLATTE SACHE

Beautyqueen Selen: Wie die Vitamine A, C und E, die mittlerweile Klassikerstatus haben, ist Selen ein starkes Antioxidans. Der Anti-Aging-Popstar unter den Spurenelementen ist außerdem wichtig für den Erhalt der Elastizität des Körpergewebes, macht glücklich und verzögert den Alterungsprozess. Am Tag braucht der Körper 50 Mikrogramm Selen (in Spargel, Mandeln, Eiern und Käse).

Schönheit in homöopathischen Dosen – dafür sorgen auch weitere Spurenelemente: Kupfer hilft gegen Stress, spielt eine Schlüsselrolle bei der Synthese von Kollagen und Melanin und ist als Vitalstoff für die Farbbildung in Haut und Haaren verantwortlich. Chrom reguliert den Zucker-Fett-Stoffwechsel und regt die Erzeugung des altershemmenden Hormons DHEA an. Mangan hemmt die Zellalterung, entgiftet und stimuliert die Produktion von antioxidativen Enzymen.

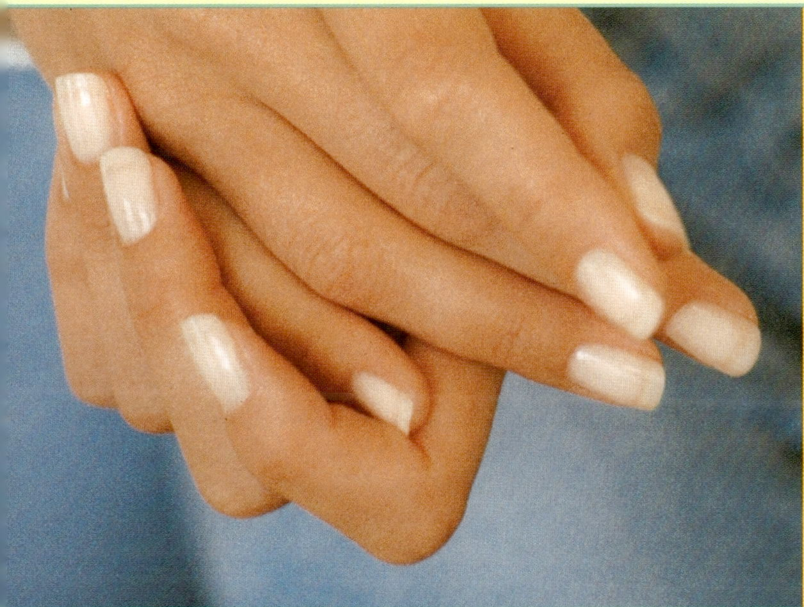

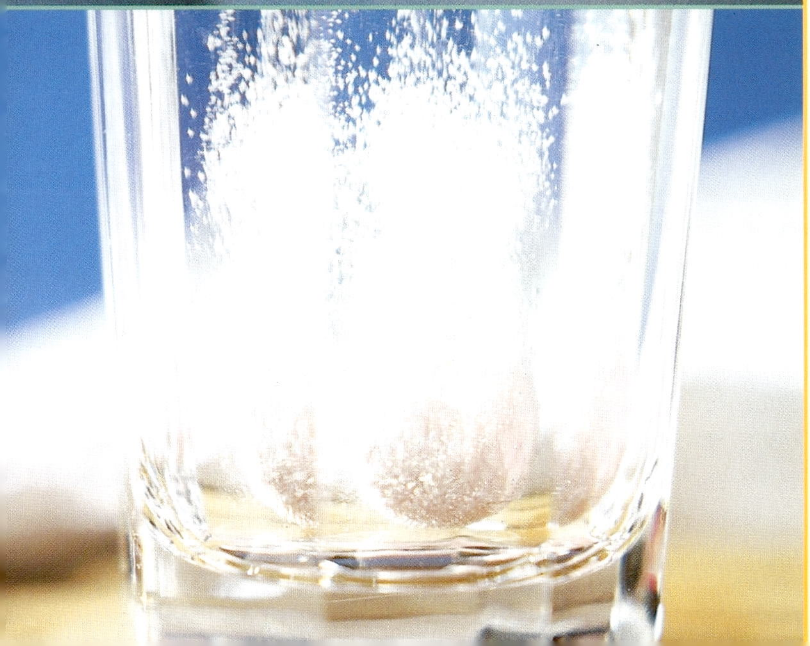

TIPP

Die Glücksritter

- Smarte Frauen haben Beutelchen mit „Fit-o-Flite" in der Handtasche, ein Nahrungsergänzungspulver, das man sich wie Brause auf der Zunge zergehen lassen kann. Es enthält muskelentspannendes Magnesium mit Vitamin C und E. Gibt es in Apotheken.
- In Amerika wird Kalzium auch liebevoll „Lullaby-Tablet", Schlummerlied-Tablette, genannt. Vor dem Einschlafen verhilft eine Kalziumbrause zu einem Prinzessinnenschlaf.
- Da Silizium bei Bindegewebsproblemen Wunder wirkt, sollte man bei einer Cellulite-Behandlung zusätzlich eine Kur mit Kieselerde machen (als Kapseln, Pulver, Liquid-Gel zur inneren und äußeren Anwendung, erhältlich in der Apotheke).

Info-Hotline Hormone

Sie stimulieren alle Stoffwechselfunktionen und werden via Drüsenproduktion ins Blut abgegeben: Hormone (vom griechischen *hormao* = anregen, antreiben). Ohne sie geht nichts. Aber Finger weg von Experimenten: Hormone sind hochwirksame, kompliziert arbeitende „Medikamente". Ihre Verordnung gehört in die Hände von Spezialisten.

DER TURBOSTOFF

Wie gut Mundpropaganda funktioniert, sieht man am Beispiel von „Wunderdiäten", aber auch im Falle von DHEA (Dehydroepiandrosteron), das in Amerika – ähnlich wie Melatonin – einen wahren *Hype* verursacht hat. Sachlich betrachtet wird DHEA von der Nebennierenrinde produziert und ist zuständig für die Bildung von Geschlechtshormonen (Androgene und Östrogene). Es soll die Verbrennung von Körperfett unterstützen, Stress abbauen, das Herz schützen und das Gedächtnis verbessern. Schlau, schlank und voller Energie – so werden die Vorteile des eigentlichen Wachstumshormons beschrieben. Den Alterungsprozess stoppen soll ebenso eine Vorstufe des DHEA, das Pregnenolon. Schauspielerin Iris Berben propagiert DHEA. In den USA ist das Jungbrunnenhormon in jedem Drugstore erhältlich; bei uns ist es verboten, doch über internationale Apotheken zu beziehen.

IN DUBIO PRO LIBIDO

Zur hormonellen Balance gehören auch ganz spezielle Geschlechtshormone. Darunter fallen die Androgene, jene männlichen Hormone, die gewebeaufbauend wirken. Sie sorgen für eine effektive Proteinverwertung der Nahrung, für Energie und Power und – bei Männern und Frauen gleichermaßen – für die Libido. Bei Frauen kann ein Mangel an Androgenen auch ein schlaffes Bindegewebe verursachen. Die weiblichen Hormone, die Östrogene, stimulieren unter anderem den monatlichen Eisprung. Als feminine Geheimwaffe sorgen sie für die Bildung von Kollagen und Elastin sowie von Hyaluronsäure, dem körpereigenen Super-Feuchtigkeitsbinder. Die Folge: pralle Pfirsichhaut. Ein Mangel an Östrogenen leitet die Menopause ein, kann aber auch für Osteoporose verantwortlich sein. Progesteron kontrolliert zusammen mit Östrogen den Menstruationszyklus. Weiterhin hilft das „Stoffwechsel"-Hormon Östrogen dabei, beispielsweise Fett in Energie umzuwandeln. Bereits ab 30 lässt seine Produktion nach.

LIPPEN-BEKENNTNIS

Auf der Basis von Geschlechtshormonen hat sich noch ein anderes Produkt zu einem besonderen Geheimtipp gegen Fältchen entwickelt: die Vaginalcreme. Eigentlich lassen sich Frauen diese Östrogensalbe verschreiben, wenn sie in der Menopause unter einer trockenen Vaginalschleimhaut leiden.

Sie soll aber auch hervorragend gegen Krähenfüße und feine Oberlippenrunzeln helfen – vom Venushügel zum Amorbogen sozusagen.
So verheißungsvoll die Creme auch zu sein scheint, dennoch ist sie umstritten, denn die Hormone können über die Haut in den Blutkreislauf gelangen. Lösung: Fragen Sie Ihren Gynäkologen!

ZURÜCK IN DIE ZUKUNFT

Normalerweise produziert unser Körper im Tiefschlaf das Wachstumshormon Somatotropin (HGH = *Human Growth Hormon*). Es ist beliebt, weil es das Fett-Muskel-Verhältnis positiv beeinflusst und das Wachstum von Haut, Haaren und Knochen stimuliert, also über Nacht schön und schlank macht. Setzt die Produktion dieses Hormons im Alter aus, kann es von außen aufgenommen werden. HGH wird gentechnisch hergestellt und gilt als das teuerste Anti-Aging-Medikament.

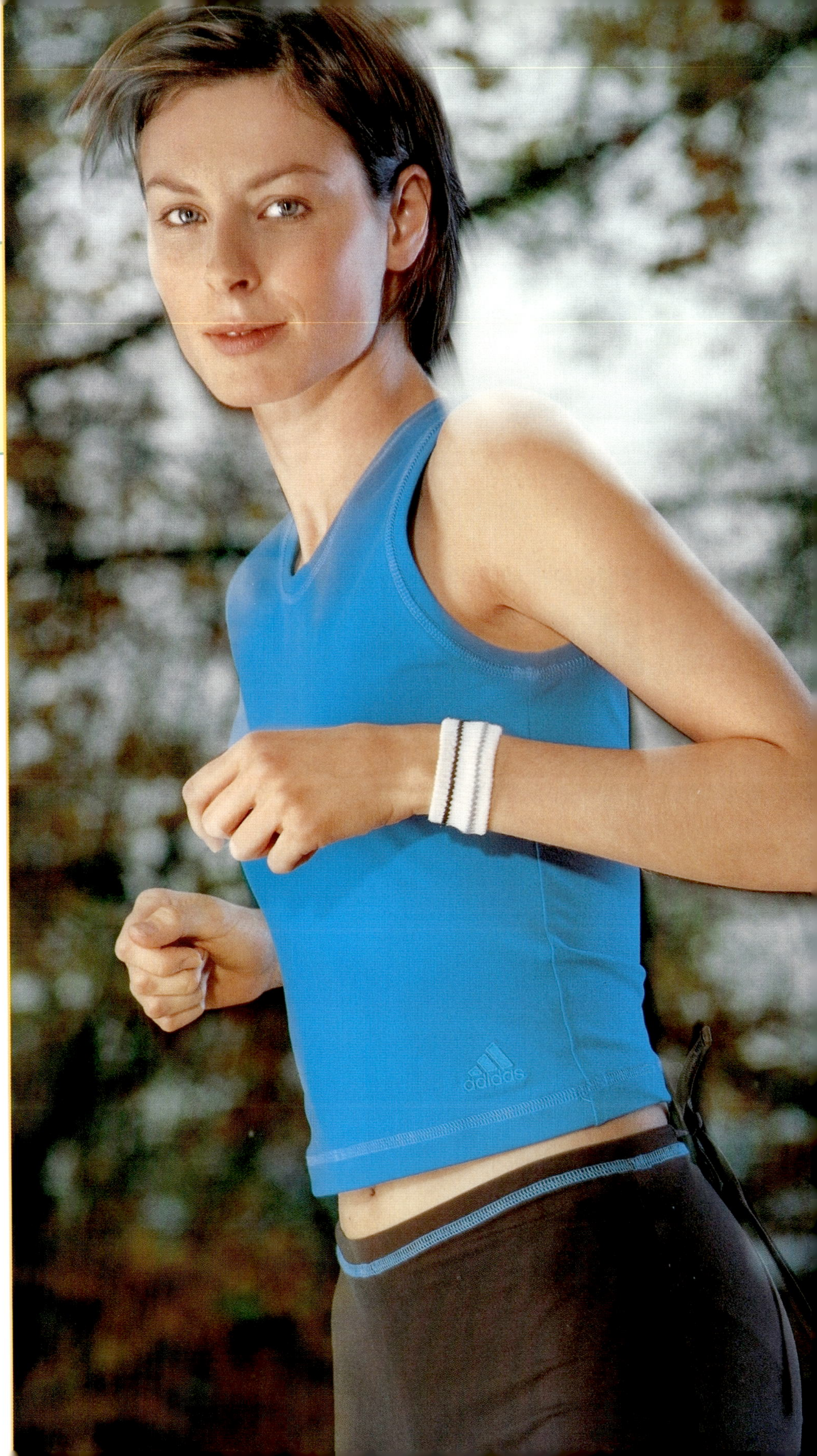

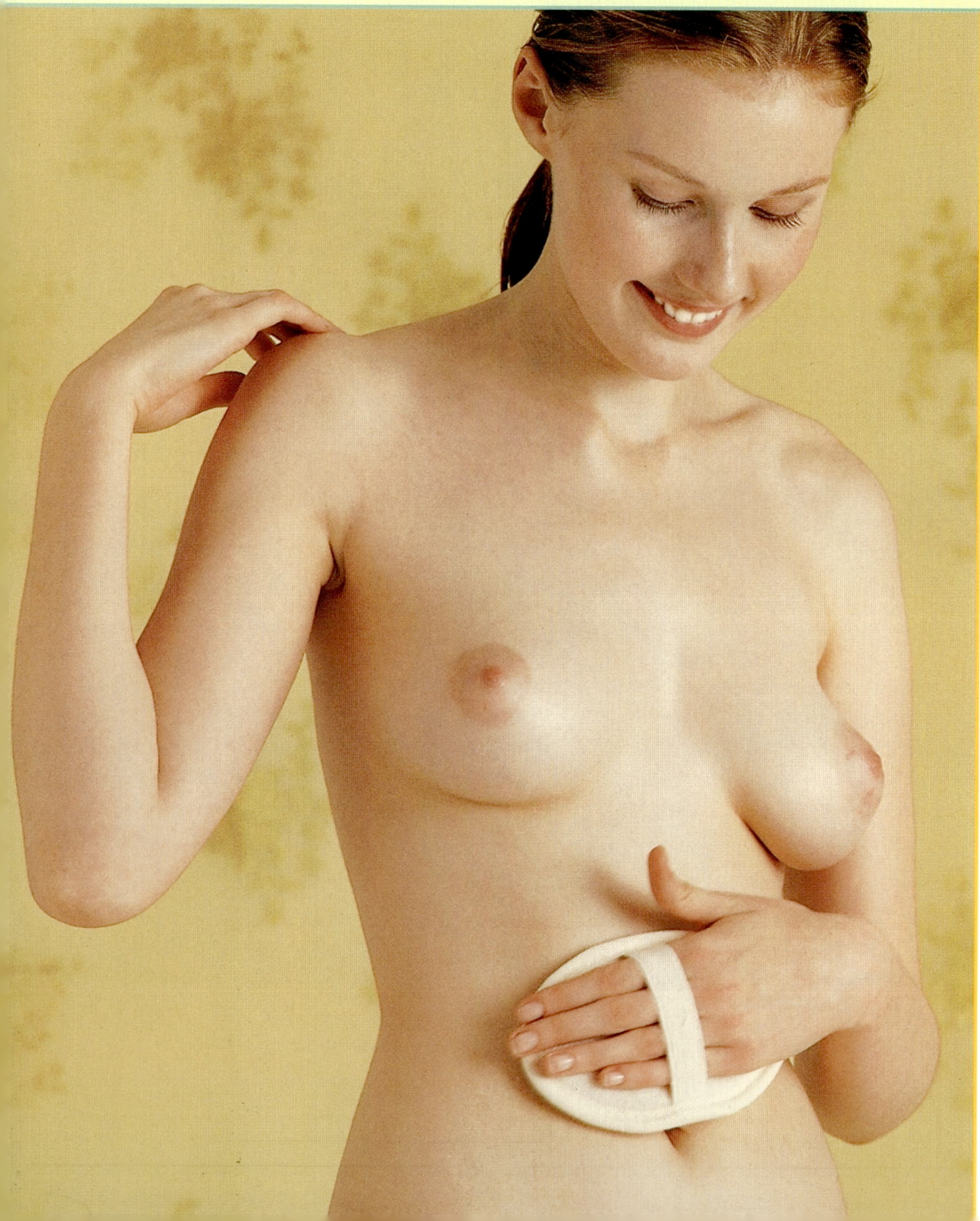

Selbstverjüngungs-kräfte

Kann man die Zeit anhalten? Körper und Geist derart mobilisieren, dass sie sich selbst verschönern? Ja, behaupten Anti-Aging-Experten. Einige Insider-Tipps:

FEUERWERK

So simpel wie sensationell: kräftiges Bürsten der Haut nach der Sauna oder dem Dampfbad. Dadurch, so der Tipp vom Anti-Aging-Experten Dr. Michael Klentze, kommt es regelrecht zu einer kleinen „Hormonexplosion". Durch den Hitze-Effekt begünstigt, werden beispielsweise das Power-Hormon Adrenalin und der Glücksbotenstoff Serotonin, ein Neurotransmitter, der im Gehirn für gute Laune sorgt, ausgeschüttet. Hinzu kommen Östrogene, die die Haut verjüngen, sowie das Jungbrunnenhormon DHEA.

IMMER MIT DER RUHE

Manche nehmen es wie Gummibärchen, obwohl seine (Langzeit-)Wirkung keines-

wegs erschöpfend untersucht ist: Melatonin. Dieses Hormon ist die Hüterin der Nacht: Melantonin vertieft unsere Träume und verbessert die Schlaf- und somit die Regenerationsqualität der Körperzellen. Erst bei Dunkelheit bildet unsere Zirbeldrüse (Epiphyse) das Superhormon und beginnt, es ins Blut auszuschütten. Doch der göttliche Schlaf ist nicht der einzige Grund für den Melatonin-Boom: Es wirkt wie Vitamin C und E – nur stärker. Melatonin fängt zellschädigende Substanzen ab und stärkt das gesamte Immunsystem. Zudem sinkt die körpereigene Produktion mit Mitte 40 drastisch ab. Und dies hat das Abnehmen aller anderen Hormone zur Folge.
Dr. Klentzes Tipp, um die Eigenproduktion von Melatonin anzuregen: Abends wenig essen, möglichst abgedunkelt schlafen und – das zum Thema Schönheitsschlaf vor Mitternacht – früh, möglichst gegen 22 Uhr zu Bett gehen.

ALLES IN BUDDHA

Zahlreiche Studien haben bewiesen: Meditation erhöht signifikant den DHEA-Spiegel. Der „Om"-Effekt der biologischen Verjüngung: Die Werte des Stresshormons Cortison sinken, der Stoffwechsel wird harmonisiert, Blutwerte von Zucker und Fetten pendeln sich auf den Normbereich ein, die Atmung wird gleichmäßig und die Thermodynamik des Körpers gerät ins Gleichgewicht. „Tiefe Falten", so Dr. Klentze, „kann man durch meditative Übungen nicht wegbekommen. Aber die Tiefenentspannung glättet Gesichtszüge."

LOCKER MACHEN

Bewegung und mittelmäßig beanspruchender Sport (z. B. Laufen mit einem Puls von 110/120 Schlägen pro Minute) sind magische Momente für die Schönheit: Testosteron, Adrenalin, Cortisol und Wachstumshormone nehmen nachweisbar zu. Durch die Ausschüttung von Endorphinen und Serotonin fühlt man sich glücklich, zufrieden und selbstbewusst. Guter Sex – die Superdroge für die Schönheit schlechthin – bekommt in diesem Zusammenhang gleich drei Sternchen. Sex sei sowieso, so Dr. Klentze, „die älteste Hormonersatztherapie der Menschheit: Die Frau schenkt dem Mann beim Geschlechtsakt via Vaginalflüssigkeit Östrogene, er gibt ihr via Vorflüssigkeit Testosterone ab."

➤ **Extratipp:** Sport nicht bis zur Erschöpfung treiben. Wer sich über eine Stunde und öfter als viermal wöchentlich körperlich verausgabt, muss mit einem Absinken der Hormonwerte rechnen!

SMART SNACKS

Der Sieger in der Ess-Klasse: Soja! Ob als Tofu, Milch oder Sprossen – es wirkt gleich doppelt: Seine Aminosäuren regen einerseits die Wachstumshormone an, andererseits ist Soja reich an Phytoöstrogenen. Aus diesem Grund leiden Frauen in China und Japan, wo die Pflanze täglich auf dem Speiseplan steht, seltener an Brustkrebs. Auch Menopausebeschwerden werden mittels Sojapräparaten immens gelindert. Neuerdings sagt man den hormonähnlichen Substanzen eine Anti-Aging-Wirkung nach. Weitere verjüngende Lebensmittel: Petersilie, Kresse und Rosenkohl stimulieren Entgiftungsenzyme; Lakritzwurzel (Süßholz) produziert Testosteron; Yamswurzel aktiviert Daidzein, das ähnlich wie DHEA als Frischehormon fungiert.

Ab in die Kissen – schön im Schlaf!

Rund ein Drittel unseres Lebens verschlafen wir. Grund genug, diese Zeit – wie unser Leben überhaupt – mit Qualität anzufüllen. Nachts vollzieht sich schon von Natur aus ein immenses Anti-Aging-Programm in unserem Organismus und körpereigene Repair-Strategien laufen auf Hochtouren. Doch können wir die biologische Arbeit noch mit einigen Betthupferln gezielt unterstützen.

Nächtliches Surfen

Richtiges Timing ist alles: Nach neuesten Untersuchungen der Universität Toronto erholt sich die Haut eine halbe Stunde vor Mitternacht besonders intensiv, da sich zu dieser Zeit die Zellen achtmal schneller als tagsüber erneuern. Also: früh schlafen gehen! Zusätzlich läuft ein Haut-Repair-Mechanismus ab, bei dem Enzyme die schädlichen freien Radikale matt setzen. Der Schlaf selbst verläuft in Wellen. Jede Welle besteht aus einer Leicht-, Tiefschlaf- und Traumphase und dauert zwischen einer und zwei Stunden. Die meisten Menschen fühlen sich fit, wenn sie vier komplette Wellen schlafen (also vier bis acht Stunden). Neueste Erkenntnisse von Schlafforschern deuten aber darauf hin, dass erst ab sieben Stunden Schlaf das Gehirn seine Akkus perfekt aufladen kann.

➤ **Extratipp:** Wer mit dem Kopf nach Norden und den Beinen nach Süden schläft, kann seine erste Tiefschlafphase verlängern. Und damit besser neue Kräfte sammeln.

ZITTERPARTIEN

Eine Stunde nach dem Einschlafen läuft ein circa 45-minütiges Erneuerungsprogramm ab und die Seele kann sich auf Sandmännchen-Wohltaten freuen: In der Traumphase, auch REM (*Rapid Eye Movement* – schnelle Augenbewegungen) genannt, werden Tageserlebnisse verarbeitet. Indem die Augen das Traumkino verfolgen (und sich deshalb unter den Lidern bewegen), werden Erfahrungen und Bemerkenswertes vom Kurz- ins Langzeitgedächtnis gespeichert. Tipp: Orangenduft verhilft zu schönen Träumen.

Dufte Kissen

Düfte können wie ein Beruhigungsmittel wirken, doch völlig ohne gefährliche Nebenwirkung. Das liegt daran, dass Duftmoleküle über die Nase ohne Umwege über den Verstand direkt ins Limbische System wandern, in dem auch die Hormonproduktion gesteuert wird. Regelrechte Einschlafhilfen sind Lavendel, Neroli, Melisse und Rosmarin. Am besten das entsprechende ätherische Öl (zwei bis drei Tropfen) auf ein Taschentuch geben und dieses dann auf das Kopfkissen legen. Es gibt auch Bettdüfte, die aufs Kissen gesprüht werden können (z. B. ein Zimt-Baldrian-Spray von The Body Shop).

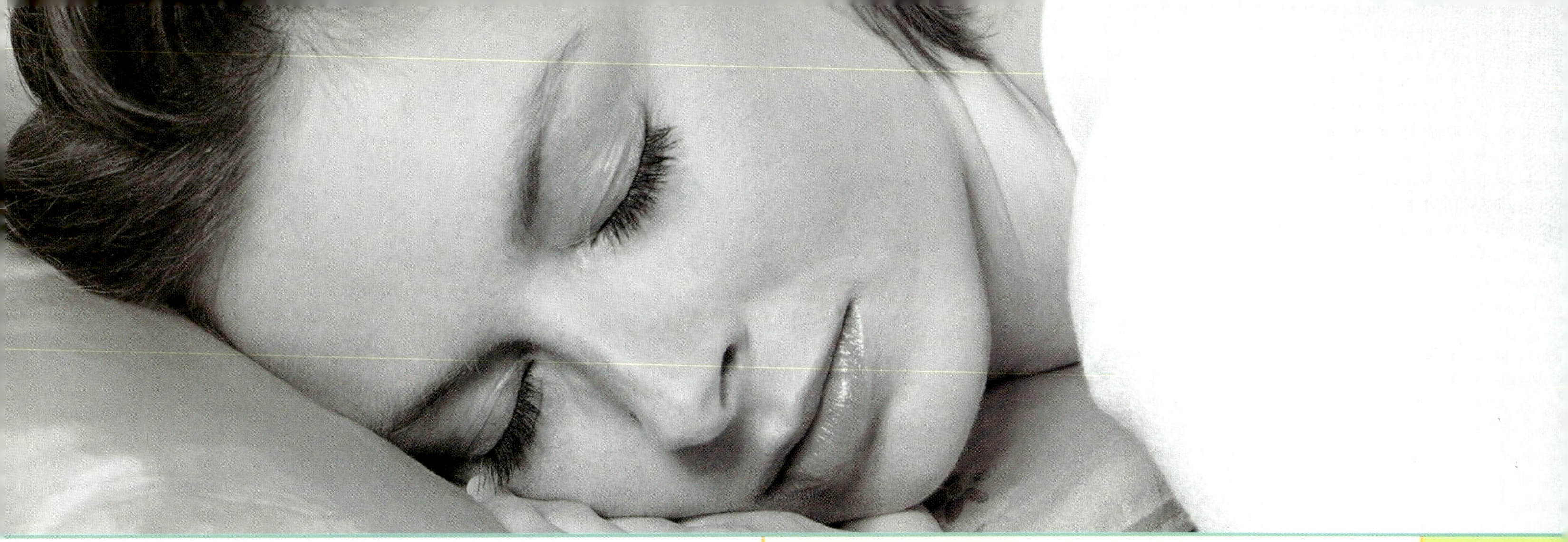

Traum-Figur

Über Nacht abnehmen? Das muss nicht Hokuspokus sein. Bei Hollywoodianern kursiert der Tipp der kalifornischen Molekularbiologin Martha Leibowitz: Kurz vor dem Einschlafen 30 Gramm Eiweiß (beispielsweise in Form von Hühnerfleisch) beträufelt mit dem Saft einer Zitrone essen. Der Hintergrund dieser Minimahlzeit: Gut eine Stunde nach dem Einschlafen produziert die Hirnanhangsdrüse größere Mengen des Wachstumshormons (HGH). Indem man nun mittels Aminosäuren (Hühnerfleisch) und Antioxidantien (Vitamin C aus der Zitrone) den Schlankmacher, Zellenreparateur und Verjünger HGH anregt, soll er angeblich viermal mehr Hormone produzieren. Lipolytische, also fettschmelzende Substanzen, sind auch in einem Glas Magermilch oder einem Joghurt mit Haferflocken enthalten – denn Sie sollen Fett nicht nur meiden, sondern es verbrennen.

TIPP

Die zehn Schlaf-Gebote

- Feste Einschlaf- und Aufstehzeiten.
- 15 bis 18 Grad Schlafzimmertemperatur.
- Absolute Dunkelheit (Jalousien, Schlafbrille).
- Ruhe (ein tickender Wecker ist schon mit 30 dB zu laut) – notfalls Ohropax benutzen.
- Nicht über Zukünftiges nachdenken – besser vor dem Zu-Bett-Gehen eine Liste für den nächsten Tag schreiben.
- Alkohol und Zigaretten vor dem Schlafen meiden, da das Gift in der Mundhöhle bleibt.
- Nicht mehr als ein bis zwei Glas Wein; zu viel Alkohol stört die Tiefschlafphasen.
- Ein heißes Bad reduziert das Stresshormon Adrenalin.
- Knautschzone Kissen: Federungetüme bügeln scharfe Falten in die Haut.
- Abends salzarm essen, sonst kann es zu Wasseransammlungen kommen.

Die Schule des Duftens

Was tun, wenn Ihr Beauty-Dasein noch Wünsche offen lässt? Daran denken, dass Schönheit auch durch die Nase geht: Düfte beeinflussen automatisch unsere Psyche. Aromen können Glücksgefühle auslösen und einen Energieschub bewirken. Sie schaffen Ausgeglichenheit und damit Ausstrahlung. Aromachologie und Aromatherapie feiern in der Kosmetik immer größere Erfolge – nicht nur bei Trendnasen.

Schnupperkurs

Achtung, eine Rose!

Kein Esoterik-Mumpitz: Der Duft ätherischer Öle – gewonnen werden sie aus Wurzeln, Blüten, Blättern, Samen oder Holz – zielt direkt auf das Nervensystem und damit auf die Psyche. Anders als bei der Sprache oder beim Sehen werden Geruchsinfos nicht in der Hirnrinde, sondern im limbischen System verarbeitet, dem „Riechhirn". Ein Tropfen Jasmin – und das System schaltet auf Autopilot, ein Hauch von Vanille, und wir sind in die Kindheit zurückversetzt. Die Aromatherapie setzt auf die Wirkung von ätherischen Ölen, wobei sie davon ausgeht, dass bestimmte Gerüche die Produktion von Botenstoffen in Gang setzen, die wiederum Gefühle und Reaktionen auslösen. Die Aromachologie (Wortverbindung aus Aroma und Psychologie) ist die Wissenschaft der Duftwirkung, setzt also eine Nachweisbarkeit von Veränderungen in den Nervenzellen durch Duft voraus.

Trauen Sie sich!

In amerikanischen Einkaufsparadiesen wird kaufluststeigerndes Maiglöckchen verduftet, in japanischen Büros leistungsanhebende Limone, in Schulen Veilchen, um die Konzentration zu erhöhen – und alle diese Riechstoffe wirken auch unterhalb der bewussten Wahrnehmungsgrenze. Setzen Sie sich ein Stimmungsziel und testen Sie:

➤ für Happiness und Harmonie: Bergamotte, Grüner Tee, Heliotrop (beste Duftkerze von Etro), Vanille und Rose;

➤ als Energizer: Ingwer, Pfefferminz (tolles Rosmarin-Pfefferminz-Shampoo von Aveda), Zeder, Mandarine und Limone;

➤ zum Entspannen: Lavendel, Geranium, Orangenblüten, Kamille und Rose;

➤ zum Erotisieren: Tonka-Bohne, Jasmin, Vanille, Rose, Ambra, Moschus. Tricky: Wer den Moschusgeruch nicht ausstehen kann, auf den wirkt er auch nicht als Erotik-Kick. Man muss die Düfte schon mögen ...

Unsere Favoriten

Ätherische Öle in Shampoos und Schaumbädern sind ja hinreichend bekannt. Doch soll Ihnen auch nicht die lustige Erfindung von Feng-Shui-Schlappen vorenthalten werden. Diese Pantoffeln vereinen die Farbwirkung der Feng-Shui-Lehre mit den Erkenntnissen der Aromatherapie. Wer nun in die weißen Schlappen steigt, wird beim Tragen mit einem ausgleichenden Zimtgeruch umnebelt. Orangefarbene Pantoffeln mit Neroli-Duft machen fröhlich, lilafarbene mit Veilchen-Parfum helfen gegen Schlafstörungen. Sie sind im Departmentstore im Quartier 206 in Berlin erhältlich.
Was wir außerdem lieben: Teebeutel fürs Badewasser („Eau de thé vert" von Bulgari), kräutergefüllte Traumkissen (von The Body Shop), Duftkerzen von L'Artisan, das Bügelwasser mit Orangenblütenduft (von L'Occitane) und Waschpulver, in das wir etwas Rosenöl träufeln.

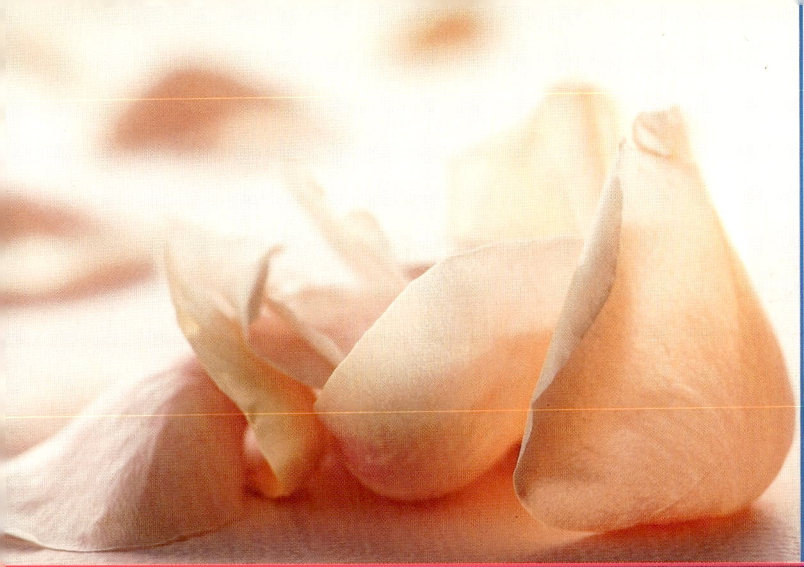

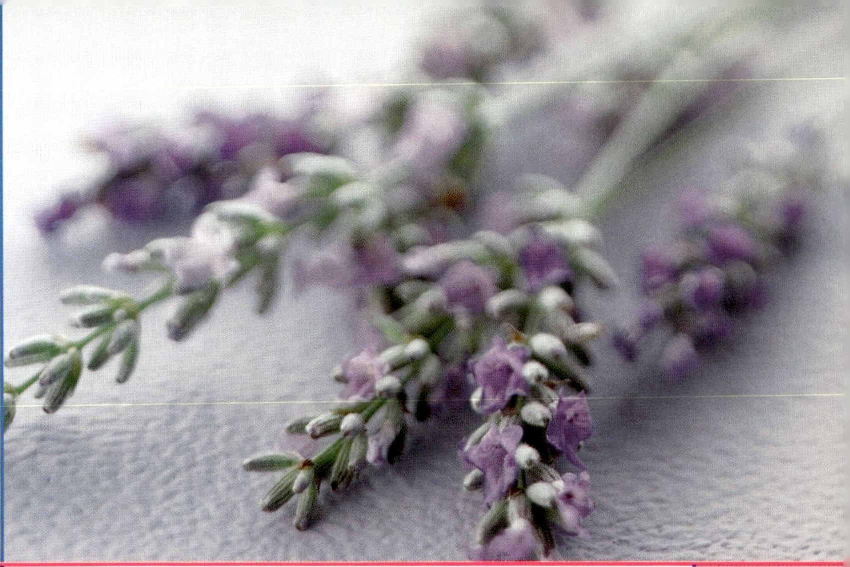

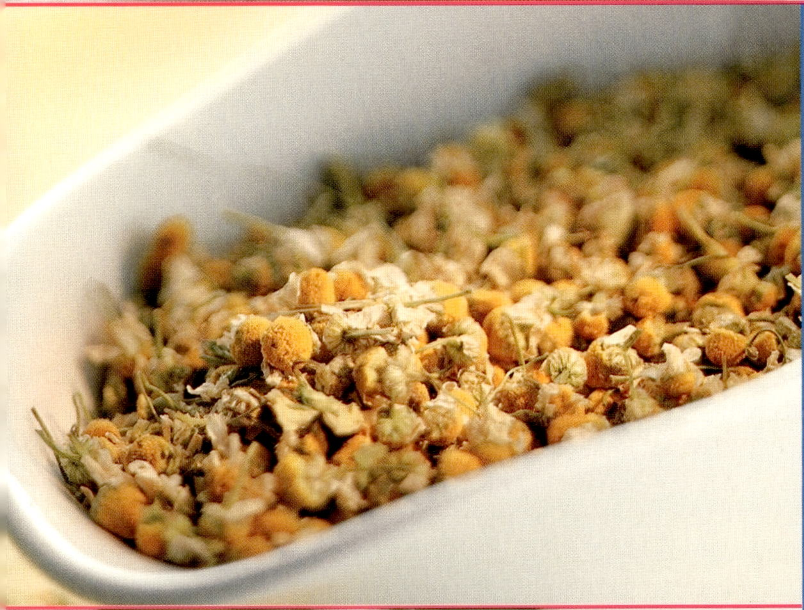

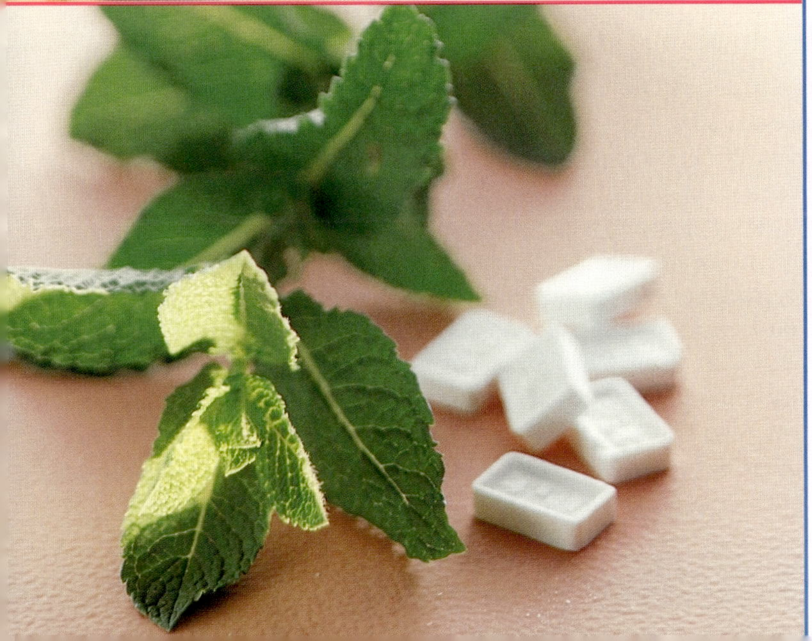

TIPP

Zen zum Schnüffeln

Der japanische Kosmetikkonzern Shiseido, bekannt für seine hochkarätigen Forschungslabors, hat Anfang der 80er Jahre die Aromachologie mitbegründet. Eine ihrer genialen Erfindungen: „Zen"-Räucherstäbchen. Man fand heraus, dass der Duft von dem japanischen Kyraholz in Verbindung mit modifiziertem Baldrian die gleiche Wirkung hat wie eine 25-minütige Zazen-Übung (Sitzmeditation). Schnüffelt man an dem pudrig-feinen Duft, vermehren sich die Alpha-Wellen im Gehirn, die die Abwesenheit von Stress und Angst kennzeichnen; zudem sinkt der Spiegel des Stresshormons Cortison. Sie wissen jetzt: Meditieren ist gut gegen Falten, aber auch der richtige Duft glättet Ihr Gesicht!

Fingerspitzen-Gefühle

Bevor Sie auf die Idee kommen, schlapp zu machen, hilft nur eins: Massagen. Kneten, Zupfen, Streichen und Klopfen geben der Seele neuen Auftrieb, lösen bei gezielter Anwendung aber auch manches Schönheitsproblem. Mechanische, biochemische und nervale Effekte steigern die Tiefendurchblutung um bis zu 500 Prozent.

Es kommt auf den richtigen Griff an

KATZENPFÖTCHEN

Sie ist unser Abwehrsystem gegen Krankheitserreger und zugleich ein Entsorgungsnetz: die flüssige Lymphe, die mittels Kapillaren durch unseren Körper transportiert wird. Ist der Fluss beispielsweise durch Stress gestört, kommt es zu Stauungen und Schwellungen – erkennbar an den so genannten „dicken Beinen“ und an Tränensäcken. Was jetzt hilft, ist eine Lymphdrainage, die den gebremsten Ablauf wieder in Schwung bringt, um die Wassereinlagerungen verschwinden zu lassen. Mit sanften, drucklosen Bewegungen fährt der Therapeut dabei mit den Fingern entlang der Lymphbahnen in Richtung Lymphknoten. Diese Entschlackungstechnik wird auch bei Cellulite angewendet.

SAMURAI-STYLE

Sportlerinnen und gestresste Managerinnen wissen um die Wohltaten von Shiatsu. *Shi* heißt auf Japanisch der Finger, *Atsu* bedeutet Druck – Shiatsu ist eine japanische Variante der Akupressur. Diese alte Massagetechnik hat übrigens schon die Samurai-Krieger fürs Gefecht fit gemacht. Durch Druck auf gewisse Punkte entlang der Körpermeridiane werden Energieblockaden gelöst, die durch Stress, falsche Ernährung oder Bewegungsmangel verursacht wurden. Die Körperenergie kann wieder fließen.

MIT HÄNDEN UND FÜSSEN

Wie beim Shiatsu bleibt der Genießende bei der Thai-Massage bekleidet. Der Masseur arbeitet mit Ganzkörpereinsatz: mit Daumen und Handballen, Ellbogen und Füßen. Einige der 150 angewandten Lockerungs- und Dehnungstechniken sind denen des Stretchings ähnlich. Ergebnis: mehr Energie und Flexibilität für Körper und Geist.

IN DIE GÄNGE KOMMEN

Sie kann eingesetzt werden bei Übergewicht und Stoffwechselstörungen und wird auch bei Akne, Haarausfall und Allergien empfohlen: die Bindegewebsmassage. Vom Kreuzbein bis zum Kopf werden Haut und Bindegewebe (nicht die Muskulatur) mit den Fingerspitzen massiert, was reflektorisch über das Nervensystem die inneren Organe beeinflusst und stimuliert.

LAVA-LUST

Die Stone-Therapie wird auch Hot-Rock-Massage genannt, weil dabei die heilenden Kräfte heißen Lava-Gesteins zum Einsatz kommen. Die in Arizona wiederentdeckte Kunst indianischer und hawaiianischer Schamanen funktioniert so: Geschliffene Basaltsteine werden auf 50 Grad erhitzt und auf die Chakren, die Energiezentren des Körpers (von der Stirn bis zu den Zehenzwischenräumen), gelegt, wo sie für Tiefenentspannung sorgen. Durch die anschließende Ölmassage (inklusive einiger Shiatsu-Griffe) werden die Selbstheilungs- und Selbstverjüngungskräfte angeregt.

Massage an und für sich

Trockenbürstungen mit einem Massagehandschuh glätten die Haut und stärken das Bindegewebe, nicht zuletzt werden Lymphfluss und Durchblutung wieder angeregt. Bei den Füßen beginnend wird zum Herzen hin massiert – Beine und Arme mit langen Strichen, Bauch und Rücken kreisförmig. Die Oberschenkel benötigen eine Spezialbehandlung, besonders wenn sie zu Cellulite neigen: Dazu mit den Handballen die Schenkel aufwärts massieren, an den Innenseiten beginnen.

Wagen Sie kaum noch, zum Dinner ein ärmelloses Cocktail-Kleid zu tragen? Da helfen je Arm 20 Streichbewegungen mit den Fingerknöcheln vom Ellbogen bis zur Schulter. Gegen Fettröllchen an der Taille sollten Sie die Hautfalte am unteren Rücken links und rechts der Wirbelsäule wie einen Teig kneten (Petrissage). Aber bitte liebevoll!

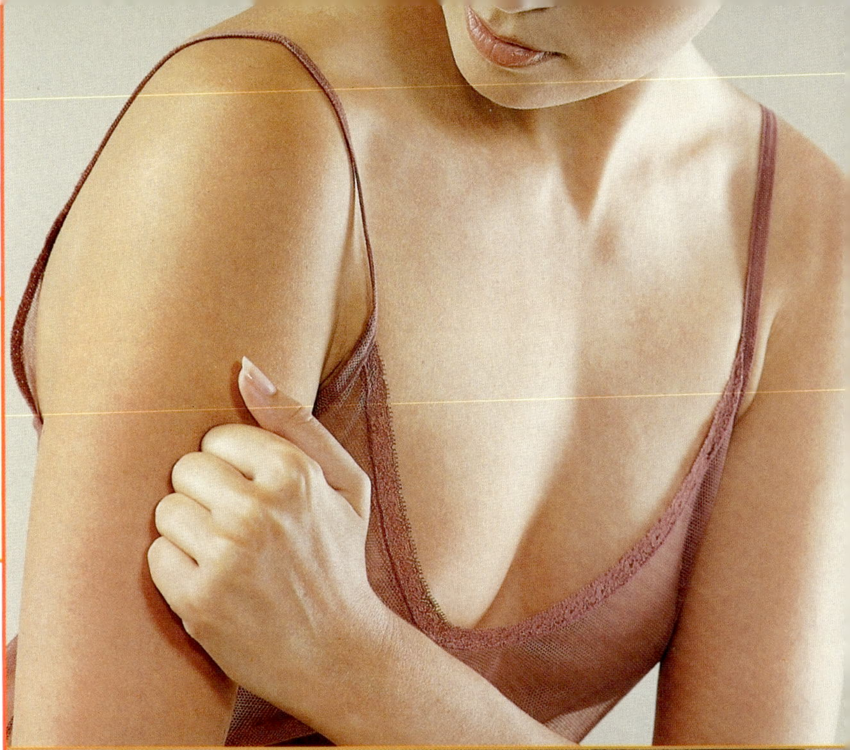

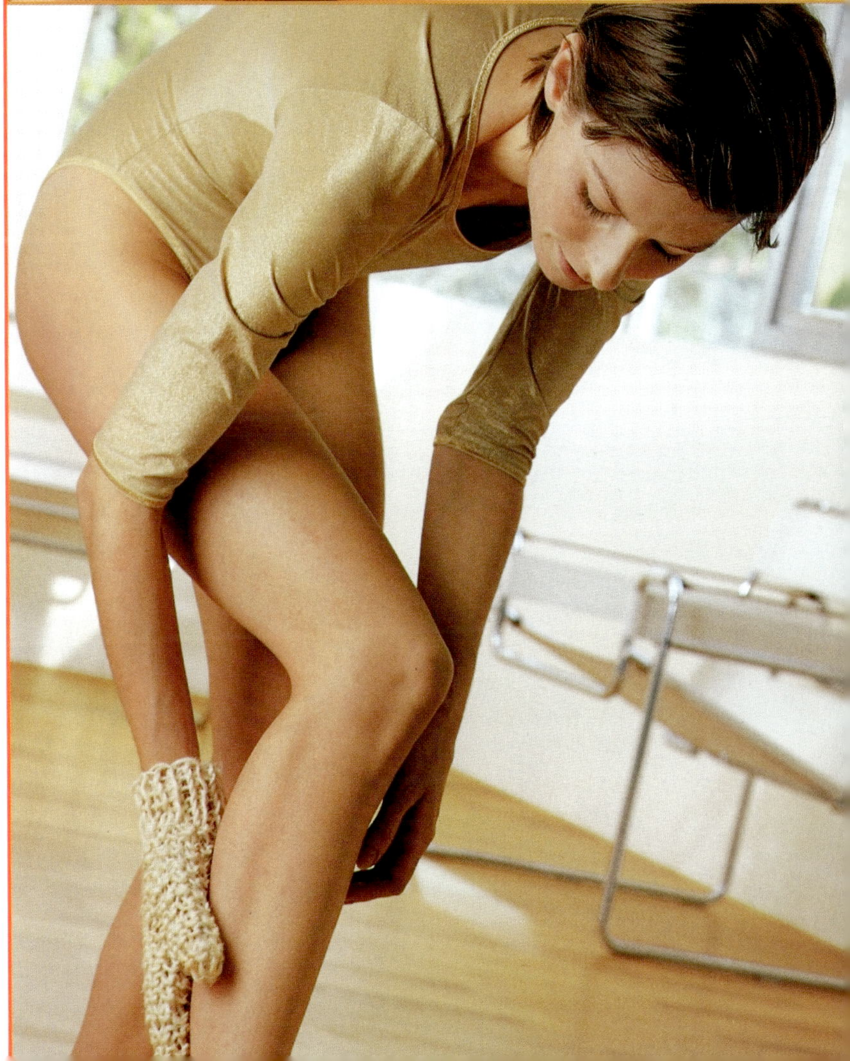

Wundertüte Yoga

Ein drahtiger Körper mit fein modulierten Muskeln, eine charismatische Ausstrahlung, natürliche Schönheit, Seelenbalsam, Entspannung, Lebensfreude, Glück – und dies alles mit Anti-Aging-Effekt: Yoga, die 7000 Jahre alte indische Kunst, Körper und Seele in Balance zu bringen, ist eine der wirksamsten Schönheitsstrategien.

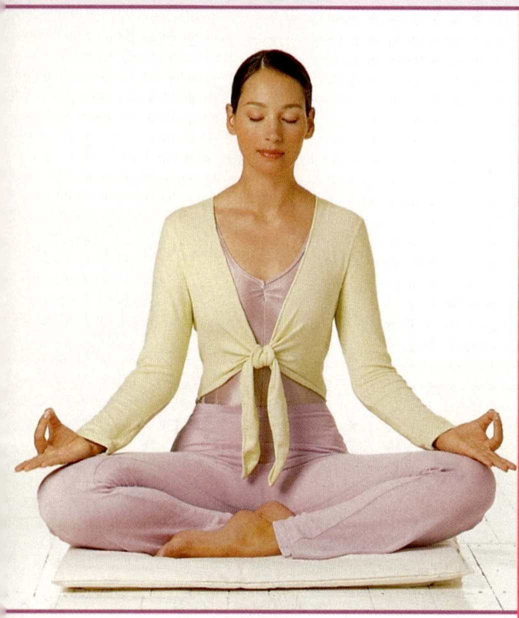

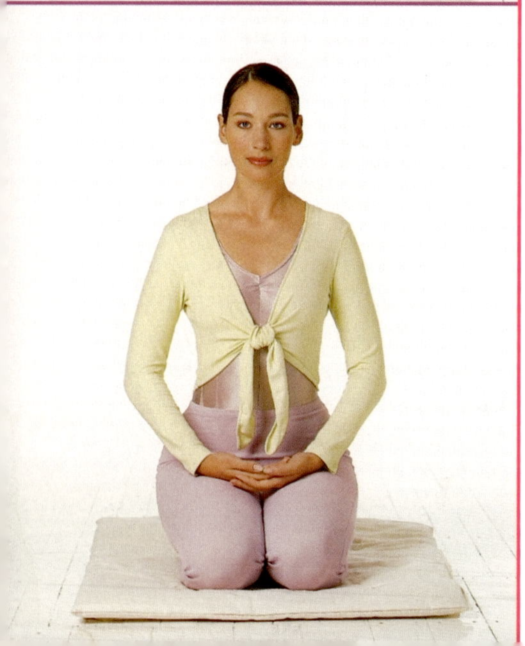

Total entspannt im Sitzen

Rund drei Millionen Deutsche verbiegen sich regelmäßig zur menschlichen Brezel. Yoga hat so viele Erscheinungsformen wie Madonna – trendsettende Vorzeige-Yogini – Reinkarnationen: Rund ein Dutzend Yoga-Ausformungen, die als Lehre vom Leben in Indien ihren Ursprung haben, werden heute gelehrt und praktiziert.

Kaninchen, Kobra & Co.

Mit dem spirituellen Weg, wie er im Westen populär geworden ist, meint man hauptsächlich den Hatha-Yoga, der darauf ausgerichtet ist, den Körper zu vervollkommnen. Für seinen Glamour-Effekt sorgen Stars wie Gwyneth Paltrow und Geri Halliwell. Dass der Wunsch nach Transzendenz so trendy ist, sieht Supermodel Christy Turlington ganz pragmatisch: „Viele meiner Freunde machen es nur", so die Yogini, „weil man davon diesen knackigen Yoga-Po bekommt."

Glatte Haut, ein schlanker, relaxter Body, eine selbstbewusste Haltung: Hatha-Yoga macht's möglich (*ha* bedeutet im Sanskrit Sonne, *tha* verweist auf den Mond). Diese Yoga-Form ist eine Praxis, die gegensätzliche Energien vereint, ein- und ausströmende Energien im Gleichgewicht hält. Der Schwerpunkt liegt in dem Zusammenwirken von Körperbewegungen (*Asanas*) und natürlichen Atemübungen (*Pranayama*).
Hatha geht auf einen Yogi aus dem 16. Jahrhundert zurück, der den rund 90 Asanas so pittoreske Namen gab wie Lotosblume, Kuhkopf, Heuschrecke, Baum im Wind, Kaninchen, Katze und Kobra. Viele dieser Übungen geben Energie, regen die Hormonproduktion an und wirken auf Körper und Seele ausgleichend.
Yoga heißt „Vereinigen", womit die Verbindung der individuellen Psyche mit dem alles durchdringenden kosmischen Bewusstsein gemeint ist. Doch beachten Sie: Yoga ist der Weg von der eingeschränkten zur natürli-

chen Beweglichkeit. Wird der Körper durch Ungeduld überfordert, kann er auch Schädigungen davontragen.
Wer noch auf intensivstem Workout-Trip ist, muss lernen, dass Yoga weder Wettkampf- noch Leistungssport ist. Im Gegenteil: Nur Hingabe führt zum Ziel. Yoga kann übrigens von jedem ausgeführt werden. Um die richtige Atmung zu erlernen, empfiehlt es sich, ein paar Trainingsstunden bei einem Yoga-Lehrer zu absolvieren. Supertipp für zu Hause: Das Video „Yoga" von Ali Mac Graw zum Mitturnen (Lange Media Verlag, Düsseldorf).

Anleitung zum Pusten

Beim Ashtanga-Yoga (bedeutet im Sanskrit „Acht Pfade") geht es um die Synchronisierung des Atems mit einer progressiven Serie von Körperübungen. Madonna und Goldie Hawn betreiben Ashtanga-Vinyasa-Yoga, das besonders Arme und Beine trimmt. Power-Yoga ist eine Variante dieses sehr athletischen, dynamischen Yoga. Durch die sich entwickelnde innere Hitze bei den Übungen werden Stoffwechsel und Organe gereinigt, das Schwitzen treibt die Giftstoffe nach draußen. Wichtig ist hier, wie auch bei allen Hatha-Yoga-Formen: die Ujjayi-Atmung (sprich: Udschai), bei der verstärkt gasförmige Schlackenstoffe ausgeschieden werden. Bei dieser Technik atmet man durch die Nase, beim Ausatmen entströmt der Kehle ein sanftes „Ha".

Erleuchtung in der Sauna

Fans lieben es heiß und innig: Weil sich Sehnen, Bänder und Muskeln bei Hitze leichter dehnen lassen, wird Bikram-Yoga bei 32 Grad Raumtemperatur ausgeführt. Der Erfinder des Sauna-Yoga, Bikram Choudhury, verfolgt seine eigene Philosophie: „Sie können jede Menge rauchen, trinken und Sex haben – solange Sie nur täglich in meiner Folterkammer schwitzen." Geturnt werden 22 Asanas in festgelegter Abfolge; der Schlüssel zum Erfolg ist eine bestimmte Atemtechnik. Dazu Bikram: „Alle Menschen atmen falsch. Haben Sie sich je gefragt, warum die Schildkröte die Kreatur mit der höchsten Lebenserwartung ist? Weil sie 120 Sekunden zum Ausatmen braucht."

Yoga für Primaballerinas

Gut für die Koordination von Muskelspiel und Atmung sowie für das Bindegewebe: Gyrotonic, ein Trend, der aus New York kommt. Gyro (sprich: dscheiro) wird auch „Yoga für Tänzer" genannt. Bei dieser Praxis an bestimmten Geräten wird derart trainiert, dass die Bewegung immer vom Körperzentrum ausgeht und sich dann in symmetrischen Kreisen bis in die Extremitäten fortsetzt.

Schlank, strahlend und schön jung

Gezielt an Bauch, Po, Oberschenkeln abnehmen. Dabei den Organismus verjüngen. Und sich einen Feel-good-Smiley ins Gesicht malen. Geht alles. Mit folgenden Übungen. Übrigens: Die besten Resultate erzielen Sie, wenn Sie einige Yoga-Übungen in Ihren Tagesablauf integrieren und regelmäßig üben.

1. Die Zange

Diese einfache Übung kräftigt und dehnt die Bauch- und Rückenmuskulatur, baut überschüssiges Fett ab, aktiviert die Darmperistaltik und fördert die Funktion der Geschlechtsdrüsen. Folge: Sie wirkt verjüngend.

Eine entspannte Rückenlage einnehmen und die Arme gestreckt über den Kopf heben. Aus dieser Position Arme, Kopf und Schultern anheben und Richtung Füße bewegen. Wirbel für Wirbel aufrichten und den Oberkörper aus den Hüften heraus langsam auf die Oberschenkel legen. Die Hände umfassen – wenn möglich – die Füße, die Stirn bewegt sich bis zu den Knien. Ruhig und entspannt atmen! Nach circa drei Minuten langsam aufrichten und sich ebenso langsam wieder in Liegeposition abrollen. Dabei atmen, entspannen und genießen.

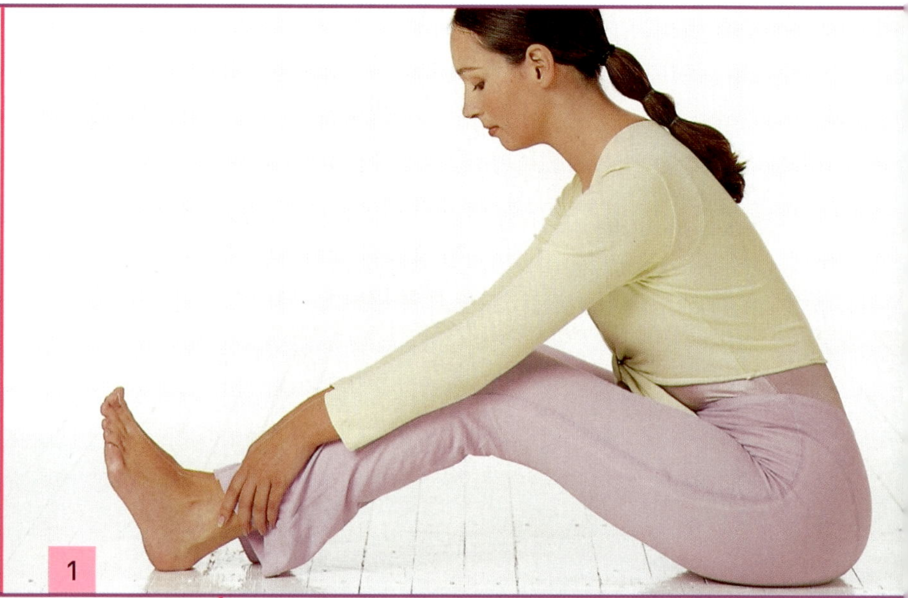

1

2

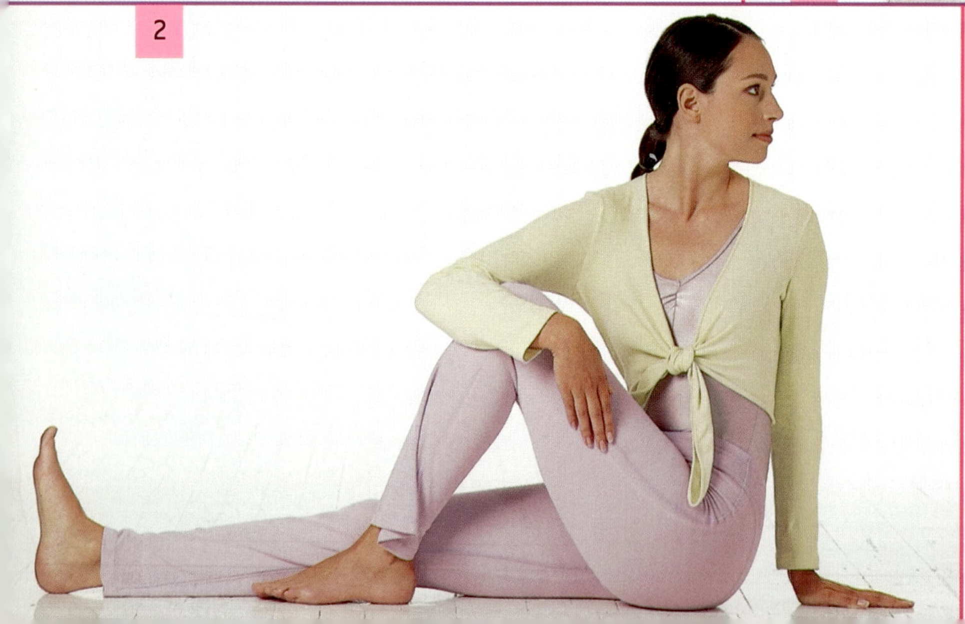

2. Drehsitz (einfache Variante)

Verhilft zu einem flachen Bauch, baut Fettpölsterchen und kleine Rollen um Taille und Hüften ab.

Auf den Boden setzen, das rechte Bein ausstrecken, das linke Bein anwinkeln und die Ferse Richtung Po ziehen. Mit den Schultern nach links drehen und die linke Hand hinter dem Po aufstützen. Den rechten Unterarm um das linke Knie legen und dabei mit dem Ellbogen das Knie nach innen drücken. Atmen. Anschließend Seitenwechsel.

4. Kamel Variation

Diese Übung dehnt die Vorderseite des Körpers und formt einen straffen Yoga-Po: Im Fersensitz die Fingerkuppen schulterbreit hinter dem Gesäß aufstellen; die Daumen zeigen zum Körper. Einatmen, dabei das Becken nach vorne-oben heben und mit dem Steißbein nach vorne Richtung Schambein streben. Kraftvoll die Muskeln des Beckenbodens kontrahieren. Der Nacken bleibt lang (bei Problemen in der Halswirbelsäule das Kinn Richtung Brust dehnen). Ausatmend mit dem Gesäß auf die Fersen zurückkehren und den Beckenboden entspannen. Arme locker hängen lassen. 10 bis 15 Wiederholungen.

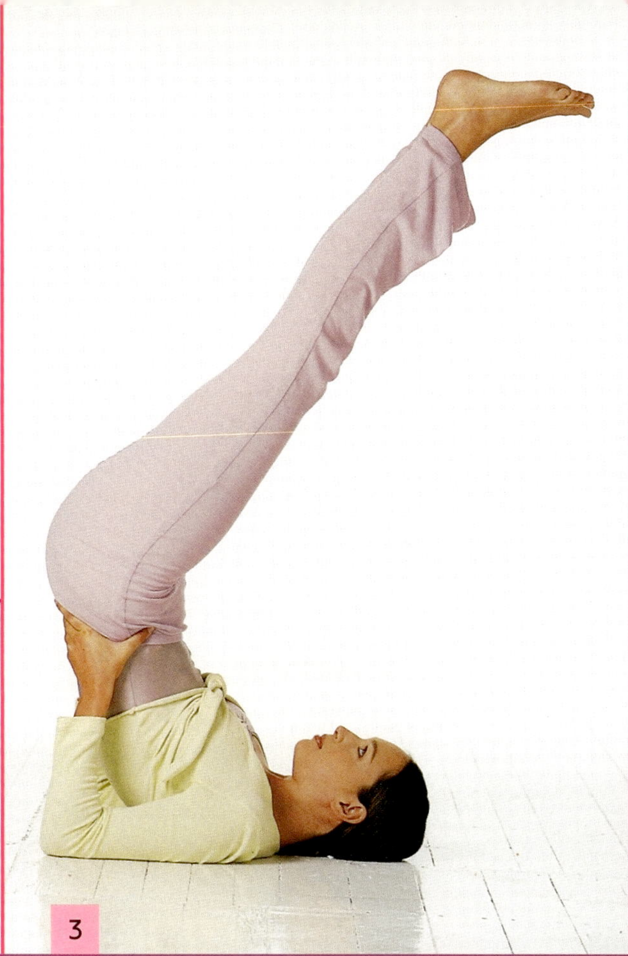
3

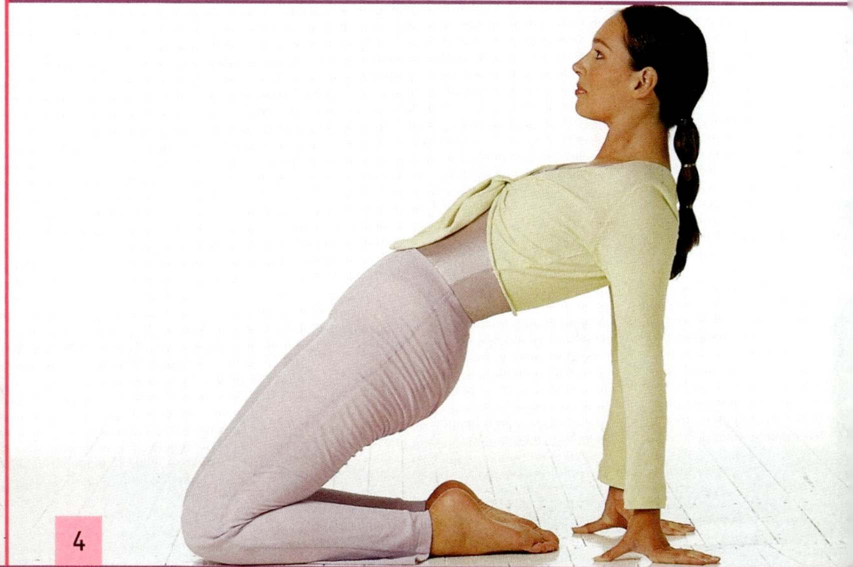
4

3. Umkehrhaltung

Schönes Haar, ein klarer Blick und Anregung der Drüsentätigkeit: Die Umkehrhaltung bewirkt all dieses und stärkt zudem die Bauchmuskulatur. Aus der entspannten Liegeposition heraus Knie beugen, die Schenkel Richtung Brust ziehen, Hände in den Rücken stemmen; Beine strecken und atmen (halber Schulterstand, siehe Foto). Um ganz in die Kerze (Schulterstand) zu kommen, arbeitet man sich mit den Händen langsam Richtung Schulterblätter vor, stützt den Rücken ab und hält die Beine kerzengerade senkrecht.

5
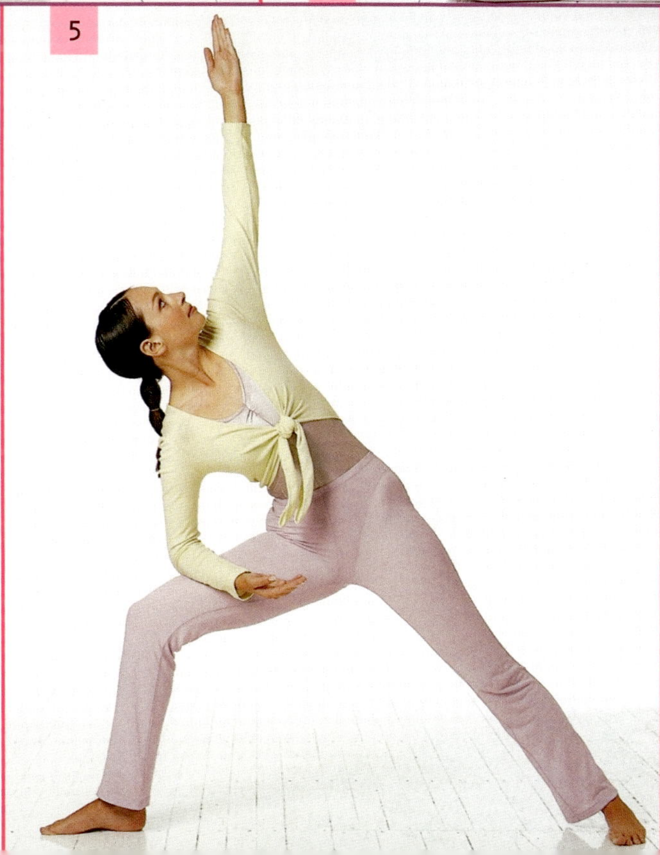

5. Utthita-Paschvako-Asana

Diese Übung ist etwas schwieriger, aber supereffektiv, um Hüften, Oberschenkel und Po zu straffen. Aus dem Stand einen Schritt nach rechts machen (Beinabstand etwa 1,20 Meter). Arme seitlich ausstrecken, wobei die Handflächen nach unten weisen. Rechten Fuß 90 Grad auswärts-, linken Fuß leicht einwärtsdrehen. Atmen. Beim Ausatmen rechtes Knie beugen, bis Ober- und Unterschenkel einen 90-Grad-Winkel bilden. Atmen. Beim erneuten Ausatmen Rumpf nach rechts beugen, sich mit dem rechten Ellbogen auf dem Oberschenkel abstützen. Dann linken Arm gestreckt in Richtung linkes Ohr ziehen; Kopf drehen, nach oben blicken (nicht bei Nackenproblemen!). Atmen. Seitenwechsel.

Mudras: Finger-Yoga für Faule

Schönheit, die schnell von der Hand geht. Dank Mudras. Diese so symbolischen wie mystischen Fingerfiguren (beispielsweise von Buddha-Statuen bekannt) werden im Hatha-Yoga eingesetzt, um das Wohlbefinden zu verstärken.

Auf die Spitze getrieben

Mudra heißt wörtlich „Geste". Die Arbeit mit den Fingern kann man gut vor dem Aufstehen oder vor dem Schlafengehen machen. Dazu möglichst in einem stillen, gut durchlüfteten Raum bequem sitzen. Bei allen Übungen ist der Rücken aufgerichtet, die Augen blicken geradeaus. Mudras sind so wirksam, weil an einer einzigen Fingerspitze etwa 4000 Nervenfasern enden, die in Kontakt mit den Körper- und Sinnesorganen sowie dem Stoffwechsel stehen. Zudem werden bei dieser Art von Reflexzonentherapie Akupunkturpunkte stimuliert. Spürbar ist eine feine, sanft fließende Energie.

HAUT WIE SAMT UND SEIDE

Glänzendes Haar, ein reines, zartes Hautbild, kräftige Knochen und stabile Nägel – dafür sorgt das Prithivi-Mudra (Erd-Mudra). Es energetisiert das Wurzel-Chakra (Energiezentrum) und hat zugleich eine seelische Komponente, indem es Halt gibt und das Selbstvertrauen stärkt. Dazu jeweils die Spitzen von Daumen und Ringfinger beider Hände aneinander legen. Zeige-, Mittel- und kleiner Finger werden gestreckt – als Kur täglich drei Prithivi-Mudras (nie mehr!) fünf bis zehn Minuten lang.

HORMON-HIGH

Auch Hormone brauchen Zuwendung. Das Ushaas-Mudra harmonisiert ihre Produktion, bringt neue Lust und frische Impulse ins Leben: Finger wie beim Beten ineinander verschränken, sodass der rechte über dem linken Daumen liegt. Den linken Daumen leicht mit dem rechten drücken. Höchstens dreimal über den Tag verteilt wiederholen.

BEAUTY AUF DEN ERSTEN BLICK

Nach außen wirken die strahlenden Augen, der offene Blick; im Innern spürt man Zentriertheit, die Klarheit des Geistes. Das Prana-Mudra (Lebensmudra) verhilft dazu: Spitzen von Daumen, Ring- und kleinem Finger von beiden Händen aneinander legen, Mittel- und Zeigefinger strecken (fünf Minuten sind ausreichend).

SAUBER!

Das Apan-Mudra reinigt, entschlackt und schleust Gifte aus dem Körper. Damit die Vitalstoffe ihre verschönernde Wirkung entfalten können: Daumen-, Mittel- und Ringfingerspitzen von beiden Händen jeweils aneinander legen. Kleiner Finger und Zeigefinger bleiben gestreckt. Höchstens drei Minuten in dieser Haltung verharren.

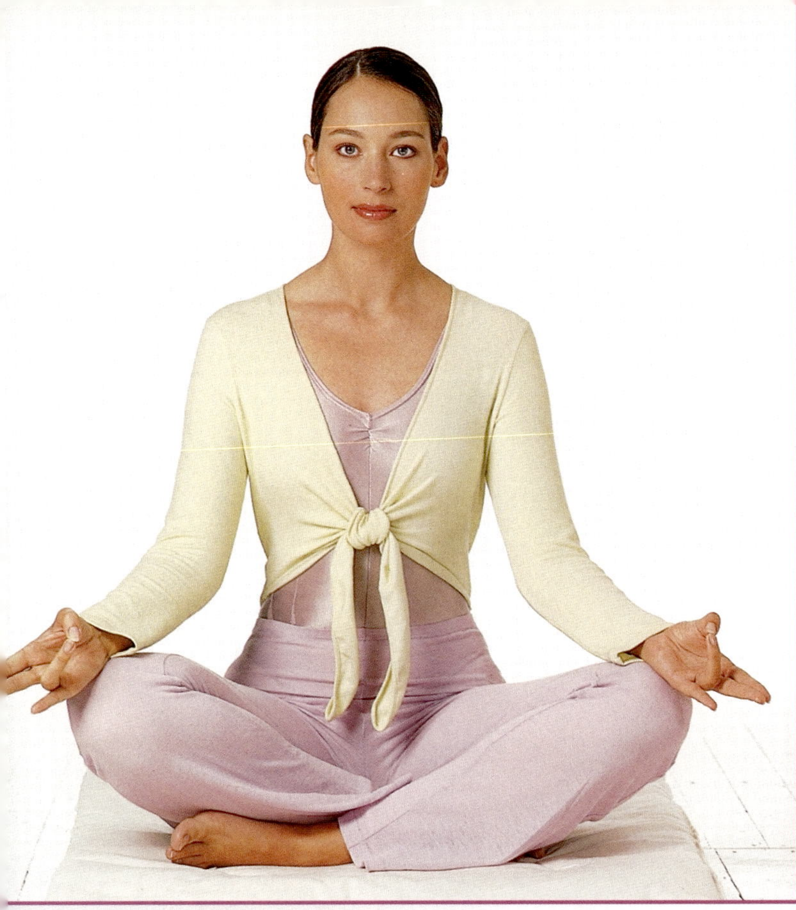
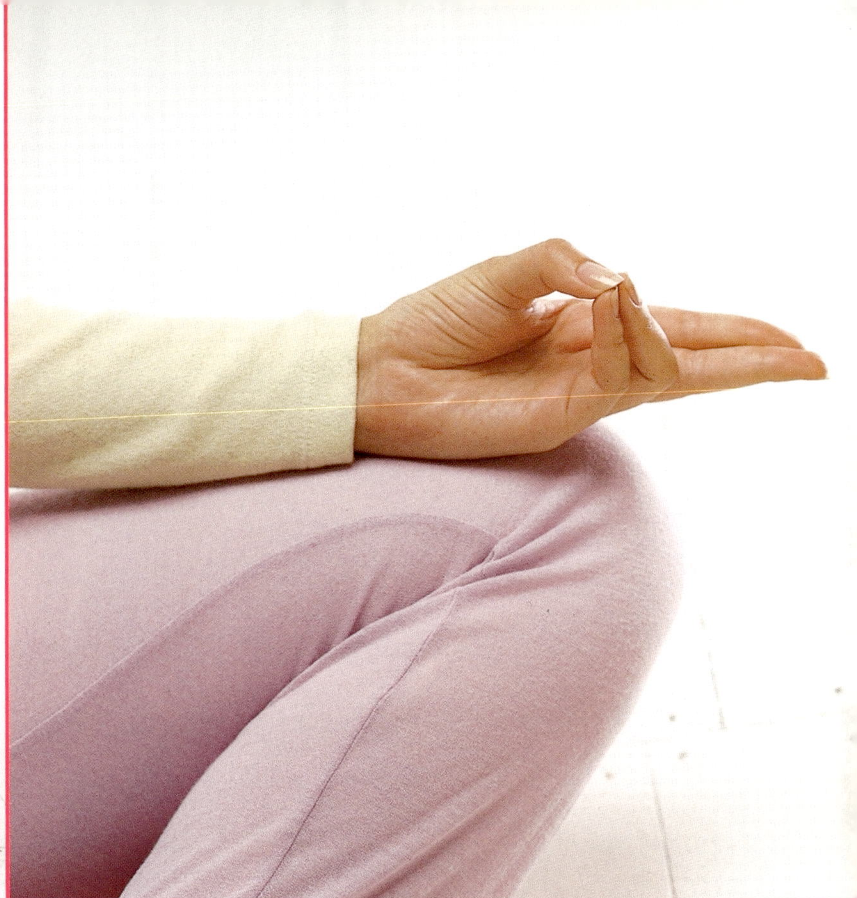
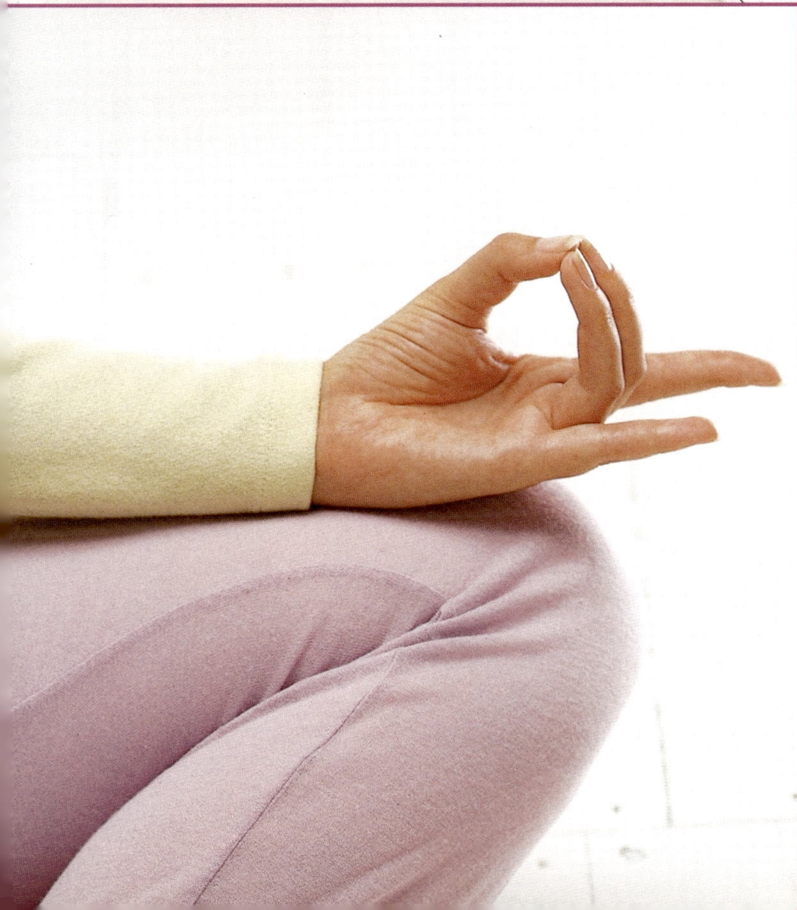
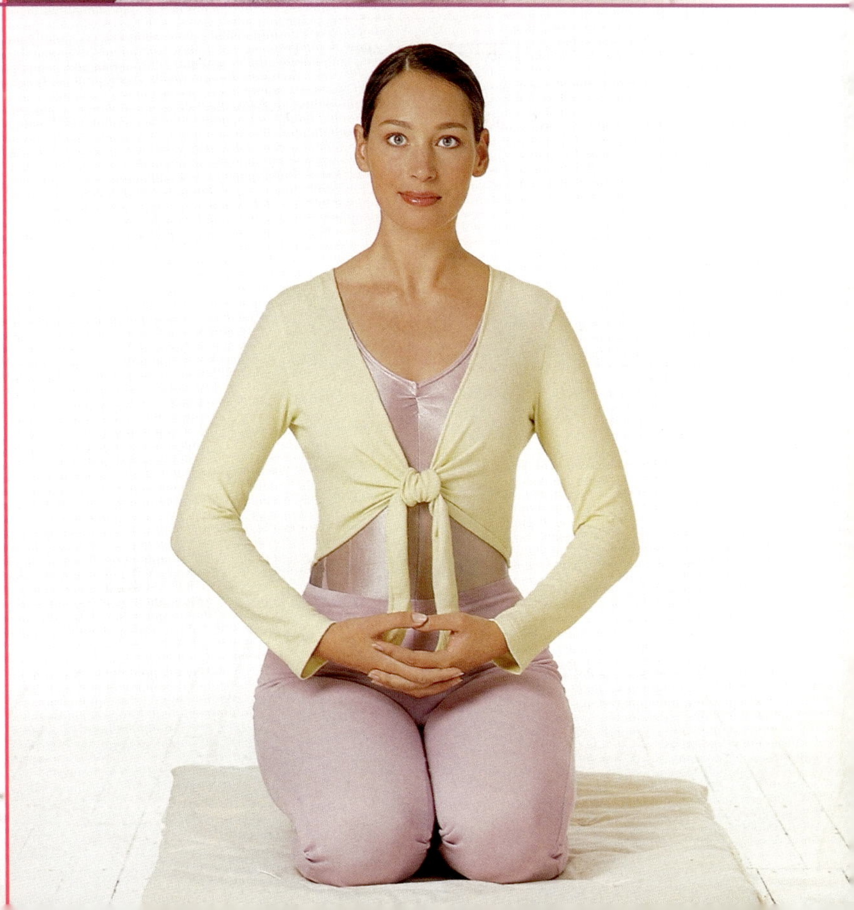

Ein ebenmäßiger Teint, eine verführerische Lippenfarbe und Haar, dem es glänzend geht, verwandeln Sie in eine strahlende Schönheit. Mit 50, so meinte Coco Chanel, ist eine Frau für ihr Gesicht selbst verantwortlich. Doch bei all den Pflege- und Make-up-Geheimnissen sollten Sie auch Gesichtsmassagen nicht vergessen!

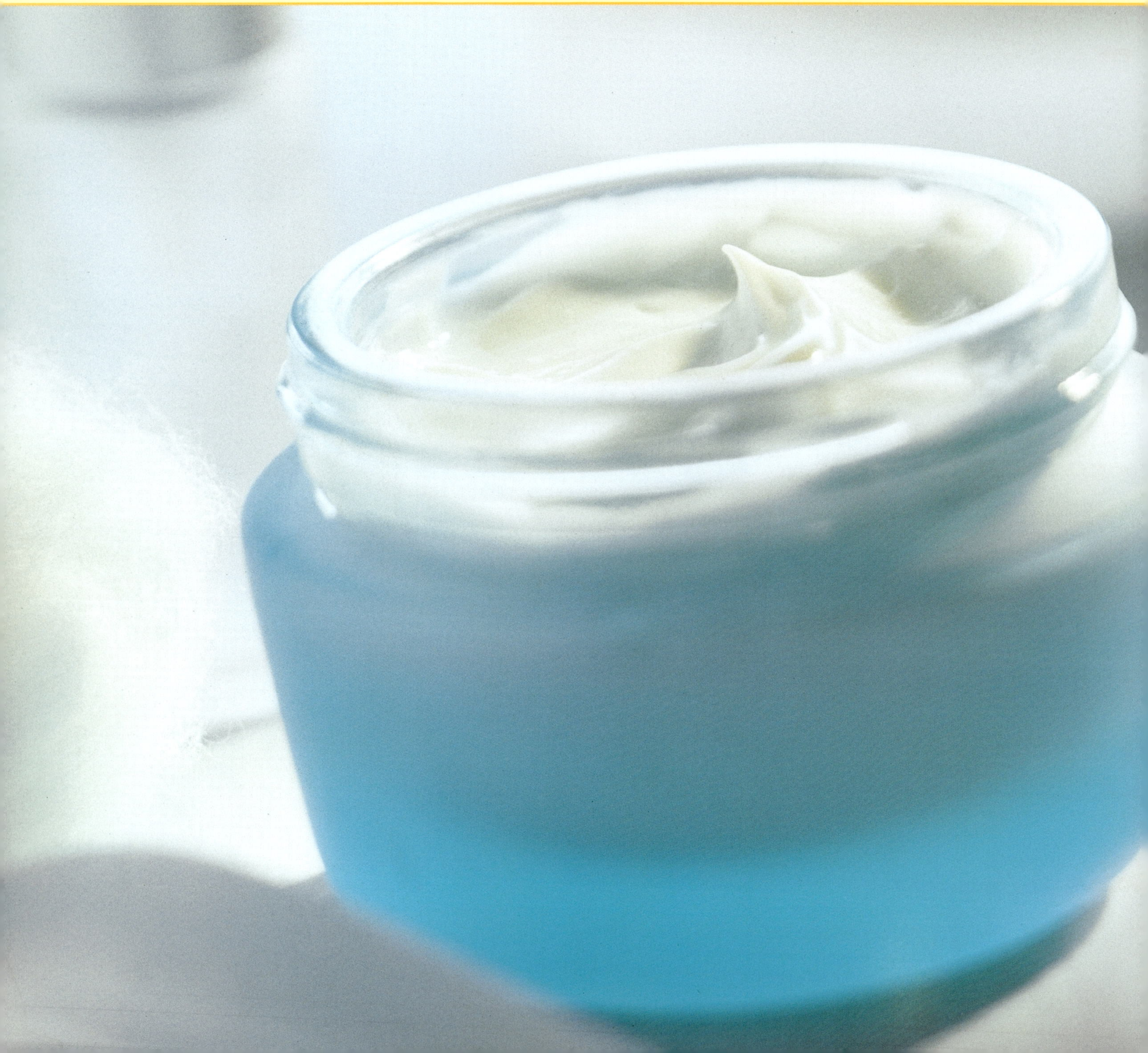

VERLIEBT IN HAUT UND HAAR

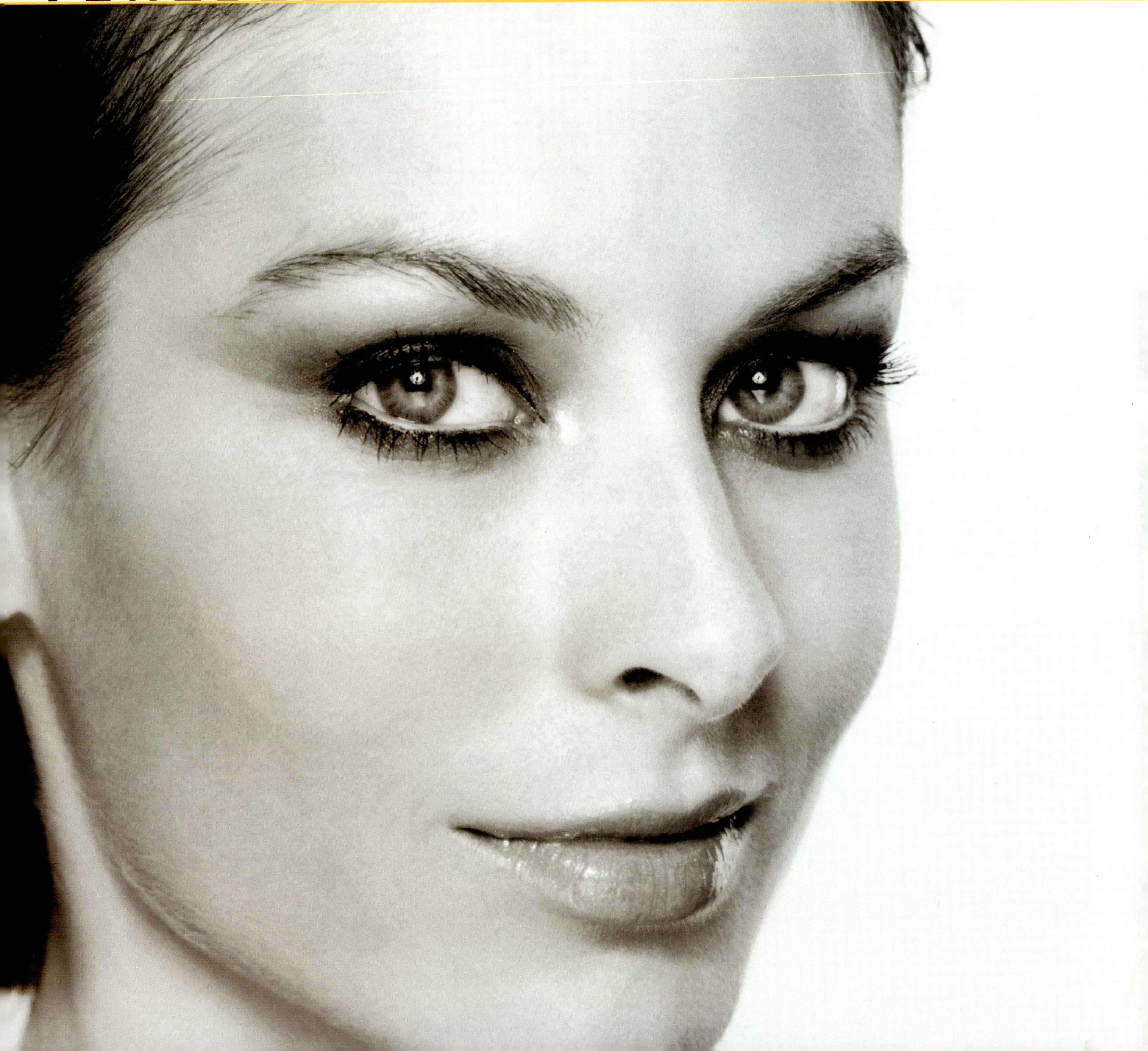

Makelloser Pfirsichteint

Kosmetikprodukte und Pflegeprogramme gibt es so viele wie Kühe in Bayern. Doch was nützt wirklich, welche Creme ist die richtige? Dass kein Beauty-Produkt der Welt Wunder bewirken kann, haben Sie sich sicher schon gedacht. Wie es dennoch für Sie glatt geht, erfahren Sie hier ungeschminkt und hautnah mit den besten Infos und Tipps. Und dem nötigen Know-how.

Amor und Psyche

Ob wir vor Glück strahlen oder blass vor Schreck werden, rot vor Scham oder gelb vor Neid – die Haut ist ein offenes Buch, in dem man jede Seelenregung lesen kann. Eine Reaktion, die nicht kontrollierbar ist, weil sie vom vegetativen Nervensystem gesteuert wird. Ernährungssünden, zu wenig Schlaf, Stress, Trauer und Angst führen zu einer angespannten Mimik, zudem wird die Haut fahl und bekommt ein ungesundes Aussehen.

Auf der anderen Seite haben positive Gefühle, Glück und Sex einen Langzeiteffekt: Der Teint wird rosig, weil die Durchblutung selbst kleinste Kapillargefäße der Haut mit Sauer- und Nährstoffen versorgt. Dadurch ausgeschüttete Glückshormone, die Endorphine, lassen das Gesicht selbst dann noch strahlen, wenn der Endorphinspiegel längst wieder gesunken ist. Der Grund: Die körpereigenen Opiate mit ihrem Langzeit-High sind in der Lage, verkrampfte Mimikmuskeln zu lösen.

Perfektes Teamwork

Ob Schutzhülle oder Warnsystem, Selbsterneuerin oder erogene Zone, Seelenspiegel oder Visitenkarte – die Haut ist ein Wunderwerk. Um herauszufinden, ob und auf welcher Basis eine Creme wirkt, muss man wissen, wie sie funktioniert – denn eine normale Feuchtigkeitscreme beispielsweise tut nichts anderes, als die Oberfläche zu glätten. Der therapeutische Effekt mit möglicher Tiefenwirkung ist gleich null.

Wichtig ist bei der Haut das Zusammenspiel von drei Schichten. Die Epidermis, die äußere Schicht, ist etwa zwei Zehntel Millimeter dick; eine Hornschicht bildet in der Mitte einen Schutzwall und die Lederhaut darunter enthält die Aufbauproteine Kollagen und Elastin, die ein stützendes Netz bilden und für Festigkeit und Flexibilität sorgen. An ihrem unteren Rand befinden sich die Basalzellen, die eine Art Zellfabrik bilden, in der sich die Zellen ständig teilen und dann nach oben an die Oberfläche wandern. Jede Zelle beginnt als weiches, rundes Baby (mit einem Wasseranteil von 80 Prozent) und endet als eine Art flaches Minifrisbee (mit 20 Prozent Wasseranteil). Wenn sie endlich an der Hautoberfläche angelangt sind (das dauert etwa 28 Tage), sind die Zellen tot und werden als Verschuppungen abgestoßen (kleben diese einfach auf unserer Hautoberfläche, verhindern sie einen klaren Teint).

Mit 30 Jahren schaltet der Zellstoffwechsel auf eine langsamere Gangart, die gewebestützenden Substanzen werden nun in größeren Abständen produziert. Im Alter weist die Haut einen um 40 Prozent geringeren Fettanteil auf, auch der Sauerstoffgehalt nimmt um die Hälfte ab. Ihre Unterhaut besteht hauptsächlich aus Fettzellen. Dort liegt auch der Entstehungsort von Cellulite. Was bedeutet: Oberflächliche Behandlungsmethoden sind so wirksam wie der Versuch, einen Pudding an die Wand zu nageln.

Sonnige Aussichten

Nicht nur südliche Urlaubssonne, sondern auch die permanente UV-Strahlung im Alltag lässt die Haut frühzeitig schrumpeln. Zwei Drittel aller Frauen unter 30 bemerken bereits Fältchen. Essenziell: Nie ohne UV-Schutz aus dem Haus gehen (mindestens LSF 15). Ab 25 verträgt die Haut eine Pflege mit dem Zellschutzvitamin C. Zum Mitrechnen: Benutzt man eine Tagescreme mit dem LSF 20 und ein Make-up mit LSF 8, so ergibt sich ein Schutzfaktor von 14 (den Mittelwert errechnen, nicht die einzelnen Werte addieren)! Die meisten LSF-Produkte schützen vor UVB-Strahlen (Sonnenbrand) und vor UVA-Strahlen (Alterungsfaktor). Übrigens neigen Nikotin-Junkies fünfmal häufiger zu Fältchen als Nichtraucherinnen. Ein Grund: Die Bildung von bestimmten Proteinabkömmlingen wird angeregt, die wie kleine Scheren lustig das Kollagen zerschneiden.

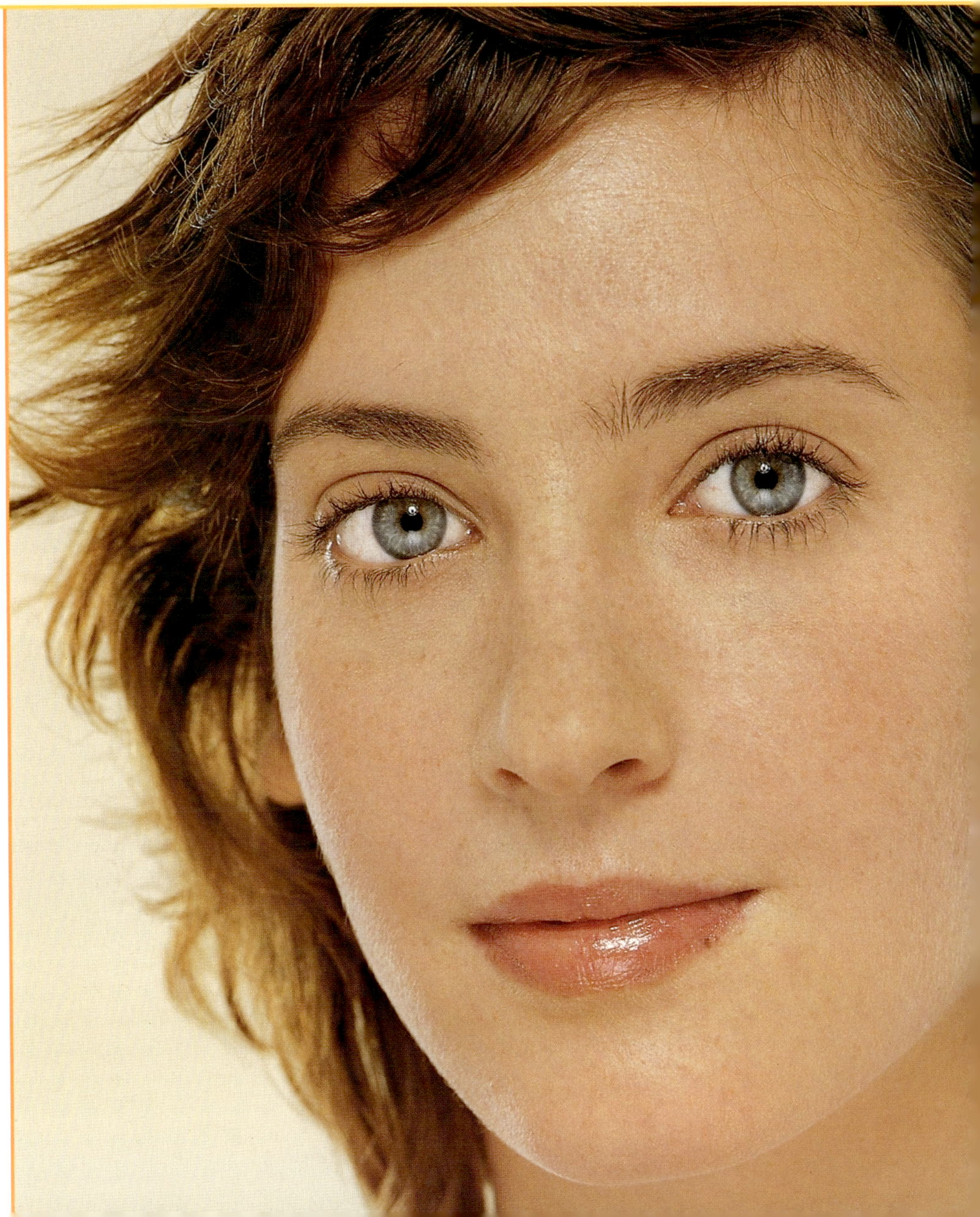

Pflegeprogramm nach Maß

Es gibt zwei Lebensphasen, in denen Frauen besonders gern nach einer Gesichtspflege greifen: im Alter zwischen 17 und 34 sowie zwischen 45 und 54. Wie auch immer – der Master-Plan lautet, dass die Pflege individuell maßgeschneidert sein muss.

Typsache Teint

Wie reichhaltig der Teint gepampert werden sollte, das ist in erster Linie eine Frage des Hauttyps. Neuerdings gibt es einen Minicomputer, der bei einem schnellen Check anzeigt, ob die Haut Fett oder Feuchtigkeit braucht („Pera Skin Care Analyzer" von Tanita). Wer auf Nummer Sicher gehen möchte, kann seinen Hauttyp vom Dermatologen testen lassen. Es geht aber auch so: Morgens die Haut nur sanft reinigen und bis zum Nachmittag „nackt" lassen und sehen, wie sie reagiert:

➤ **Trockene Haut** neigt zu Spannungsgefühlen, ist feuchtigkeitsarm, zart und feinporig. Feuchtigkeitsbindende Substanzen (z. B. Urea, Aloe Vera) sind ein Muss; nachts und im Winter braucht sie mehr Fett.

➤ **Normale Haut** ist rosig, frei von Unreinheiten und Spannungsgefühlen. Fett und Feuchtigkeit sind in Balance. UV-Schutz, die Vitamine A und C sowie ein wöchentliches Peeling sind ausreichend.

➤ **Empfindliche Haut** neigt zu Rötungen und Irritationen. Das Sensibelchen braucht viel Schutz; ebenso sollte die Pflege wenig Inhaltsstoffe enthalten, um die Haut nicht zusätzlich zu reizen. Auch mit Peelings vorsichtig umgehen.

➤ **Fettige Haut** produziert zu viel Talg und Fettsäuren; Pusteln, Pickel, Mitesser und Glanz entstehen. Ölige Haut sollte zwar sanft entfettet werden, braucht aber dennoch jede Menge Feuchtigkeit, um straff und glatt auszusehen. Feuchtigkeitsarme und zugleich fettige Haut (erkennbar am Spannungsgefühl) benötigt leichte Hydrogels bzw. fettfreie Feuchtigkeitsfluids.

Zeitstrategien

Der Zustand der Haut wird durch Gene, Umwelt und Lifestyle, aber auch durch das Alter bestimmt. Zu unterschiedlichen Zeiten kann der Teint unterschiedliche Ansprüche haben. Und braucht deshalb andere Produkte.

DIE HAUT MIT 20 ...

Ist in der Regel frisch und prall, hat einen rosigen Schimmer und elastisches Gewebe. Ab etwa 25 beginnt der Organismus, die Produktion von Kollagen, Elastin und Talg zu drosseln. Nach und nach verliert die Haut die Fähigkeit, Feuchtigkeit zu binden. Jetzt werden die Weichen gestellt, den Teint so lange wie möglich jung zu halten. Die beste Garantie, um das Altern hinauszuzögern: Keine Sonnenbäder nehmen und immer UV-Schutz auftragen! Feuchtigkeit tut gut, auch öliger Haut. Trick: Abends in die Creme etwas Selbstbräuner mischen.

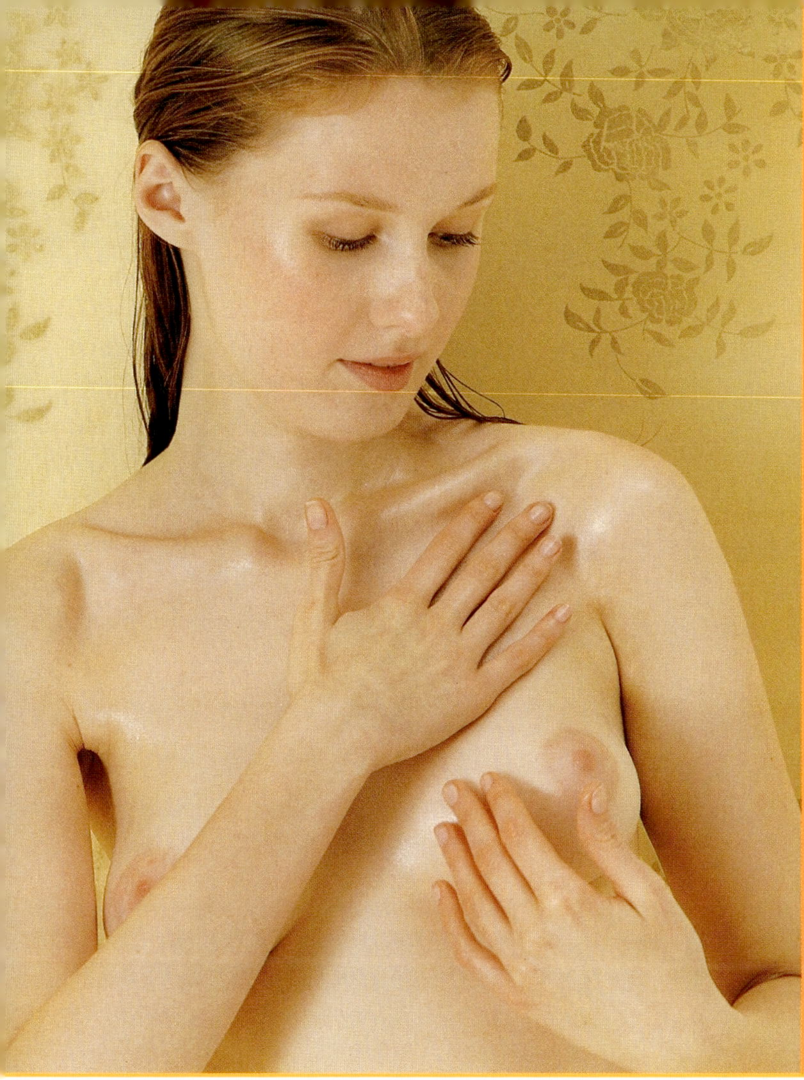

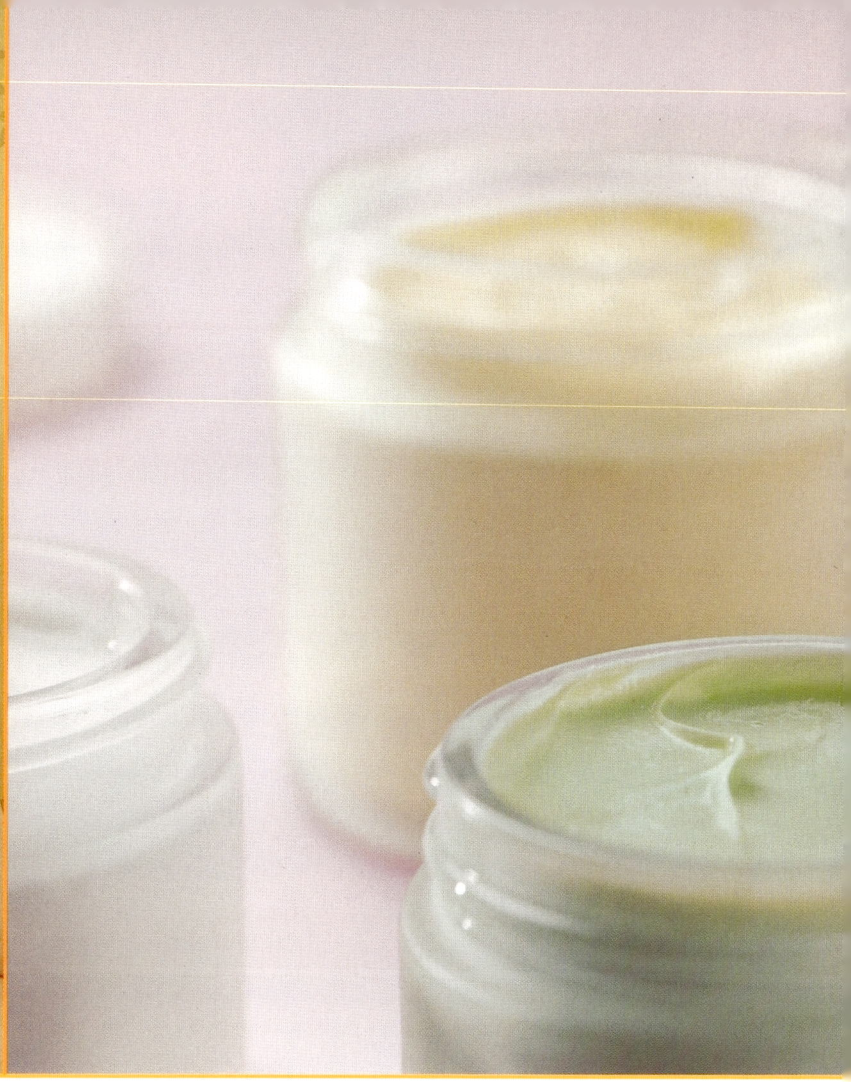

DIE HAUT MIT 30 ...

Produziert 30 Prozent weniger Fett, die Zellerneuerung verlangsamt sich – statt 28 Tage dauert es jetzt 40 Tage. Ausreichend Schlaf ist für die Regeneration deshalb besonders wichtig. Pflichtprogramm: Feuchtigkeitspflege mit Antioxidantien und UV-Filter; eine Augencreme für die ersten Fältchen; abends eine regenerierende Nachtcreme mit Vitaminen und/oder Enzymen benutzen und zweimal wöchentlich ein supersanftes Peeling. In Stressphasen unbedingt entspannende und feuchtigkeitsbindende Augen- und Gesichtsmasken auftragen.

DIE HAUT MIT 40 ...

Braucht ein Plus an Pflege! Schützen, reparieren und die Energieproduktion der Zellen anregen – das sollte Kosmetik nun leisten. Denn die Kittsubstanz (Ceramide) zwischen den Zellen nimmt rapide ab, die Hornschicht wird mürbe, Irritationen (wie Couperose) können zunehmen und Fältchen graben sich immer tiefer ein. Jetzt gefragt: eine Tages- und Nachtpflege mit Anti-Aging-Wirkstoffen (energiespendendes Q-10, stimulierende Proteine, Antioxidantien, Retinol). Nährende Lifting-Seren oder Ampullen tun ebenfalls gut.

DIE HAUT AB 50 ...

Verliert an Dichte und Elastizität, weil sich das Kollagen immer weiter abbaut. In der Folge werden die Konturen schlaffer. Über 60 Prozent aller Frauen haben in diesem Alter Nasolabialfalten. Pflege-Musts: Anti-Aging-Produkte mit Liposomen oder Nanosphären, die Wirkstoffe in tiefere Hautschichten einschleusen können, Fruchtsäuren oder Retinol (bleichen Pigmentflecke und lassen fahle Haut frischer wirken), nährende Stoffe wie Weizenkeimöl, dessen hoher Anteil an ungesättigten Fettsäuren kaputte Zellwände kitten kann.

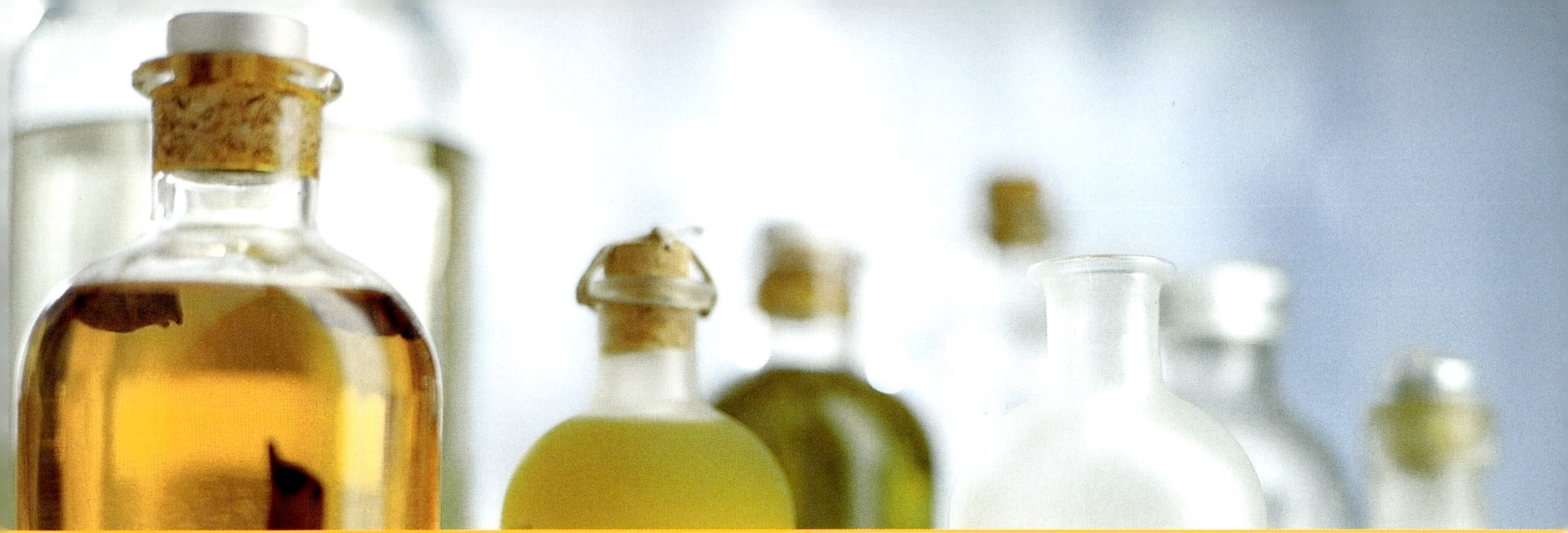

TIPP

Für Rotbäckchen

- Kaffee, Nikotin, Alkohol, Zucker und scharfe Speisen sind für Couperose (rote gedehnte Äderchen) so zuträglich wie Schokolade für Zahnweh. Hirse, Rutin (siehe Vitamine, Seite 32) und Bindegewebsmassagen (siehe Mimo-Gymnastik, Seite 87) sind hingegen Liebeserklärungen an die Haut.
- Beruhigend und gefäßverengend wirken auch Kompressen aus Malvenblüten (zwei Esslöffel auf eine Tasse Wasser aufbrühen, die Blüten abgekühlt auflegen) sowie nach unseren eigenen Erfahrungen die „Hautkur Sensitiv" von Dr. Hauschka, die man einen Hauterneuerungszyklus lang – also mindestens 28 Tage – benutzt.
- Wenn alles nichts nützt: Die roten Äderchen mit einem Laser beseitigen lassen. Dermatologen verwenden Versapulse-KTP-Laser (ziept ein wenig) oder gepulste Farbstoff-Laser (kann unter Umständen blaue Flecke hinterlassen). Preis: je nach Ausmaß zwischen 100 und 1000 €.

Das „S"-Geheimnis

Der größte Beauty-Killer ist Stress. 90 Prozent der Symptome einer müden Haut sind hausgemacht. Sagen Forscher.
In Taipeh, Taiwans Hauptstadt, sind die Frauen nahezu porentief glücklich. „Nur" 62,8 Prozent hadern mit ihrer Haut. Überall woanders auf der Welt sieht's düster aus: Am frustriertesten über ihren Teint ist die Pariserin (95 Prozent), gefolgt von der Mailänderin (93 Prozent), der New Yorkerin (88 Prozent) und der Münchnerin (86 Prozent). Die Hauptursache dafür, so fand das japanische Forschungsinstitut der Kosmetikfirma Shiseido heraus, liegt im Stress begründet. Wir lernen: Der individuelle Lebensstil ist Auslöser für die Destabilisierung der Haut, weniger die genetische Disposition. Zu fast 90 Prozent tritt die frühzeitige Alterung durch die Attacke freier Radikale und UV-Strahlen ein! Das bedeutet: Genau gegen diese 90 Prozent lässt sich etwas tun. Die Wohltäter sind dabei die vier „S" – Sonnenschutz, Schlaf, Sport und Sex – sowie eine milde Reinigung und der richtige Fett-/Feuchtigkeitsgehalt bei Pflegeprodukten.

Butter bei die Fische!

Die Gretchenfrage: Kann Kosmetik wirklich bewirken, was die Werbung oft verspricht? Antwort: Theoretisch schon. Praktisch eher ein Jein mit Tendenz zu einem fröhlichen „No way, José!". Keine Kosmetik der Welt kann Falten wie von Zauberhand verschwinden lassen. Würde Kosmetik dergestalt in den Organismus eingreifen (können), müsste sie als Medizin deklariert werden und fiele somit unter das Arzneimittelgesetz (wie z. B. verschreibungspflichtige Hormoncremes).

Weitere Wahrheiten:

➤ Es gibt in der Kosmetik wunderbare Stoffe, wie etwa Silikone, die äußerlich einen Aufbaueffekt vorgaukeln, die Hautoberfläche polstern, zugleich aber nichts „Verschönerndes" auf Zellebene bewirken können.

➤ Wenn man in Tests liest, dass bewiesen wurde, ein bestimmter Wirkstoff könne die Faltentiefe um 50 Prozent reduzieren, so wird die entsprechende Kosmetikfirma gewiss nicht lügen. Man bedenke aber: Bei einer Epidermisdicke von 0,2 Millimeter sind 0,1 Millimeter kaum augenscheinlich.

➤ Wirkstoffe müssen von ihrer Molekularstruktur her so winzig sein, dass sie tatsächlich in die Haut wandern können. Ölmoleküle sind beispielsweise zu groß dafür.

➤ Die Haut kann für Wirkstoffe kein Depot anlegen. Hyaluronsäure z. B. wird nur circa sechs Stunden gespeichert; deshalb muss man dererlei Produkte morgens und abends anwenden.

➤ Kosmetik wirkt nur so lange, wie man sie benutzt. Sie hat keinen Heileffekt wie eine Arznei. Stoppt man das Produkt, stellt sich der ursprüngliche Zustand wieder ein.

HOCHPROZENTIG?

Wenn der Prozentanteil der Wirkstoffe nicht auf der Packung steht oder im Beipackzettel – wir werden es wohl nie erfahren, wie viel von den Supersubstanzen in der Creme ist. Logisch, dass Vitamin C als hochprozentiger Zusatz (etwa 10 Prozent) anders wirkt als eine homöopathische Dosis davon. Sicher ist nur eines: Die Inhaltsstoffe, von denen am meisten im Produkt vorhanden sind, stehen am Anfang der Liste. Je weiter ein Wirkstoff am Ende verzeichnet ist, desto weniger ist von ihm enthalten.

CHECKLISTE

Für Ihren nächsten Shopping-Trip – damit Kosmetika wirklich wirken, sollten sie:

➤ eine Trägersubstanz enthalten, die die Inhaltsstoffe tatsächlich zu einem hohen Prozentsatz in tiefere Hautschichten transportiert (z. B. Liposome, Nanosphären).

➤ die eigene Feuchtigkeitsproduktion der Haut nicht unterdrücken, sodass man sie nicht wie eine Süchtige mehr und mehr eincremen muss. Fachkosmetikerin Ute Braack: „Gönnen Sie der Haut ab und zu einen freien Tag oder eine Nacht ohne Creme. Das hilft gegen Überfütterung, unterstützt den Entgiftungsprozess und trainiert den Teint."

➤ schnell einziehen, keinen Film hinterlassen und im Bereich der Oberhaut nicht zu einer Verklebung der Kollagene führen.

➤ antioxidative Kapazitäten besitzen, die in die Zellen gelangen.

➤ die Fibroblasten anregen, sich zu vermehren, und die Kollagenbildung stimulieren. „Bei diesem Aspekt", so der Anti-Aging-Experte Dr. Michael Klentze, „hört die Wirkung normaler Kosmetik meist auf, denn dazu benötigt man Hormone."

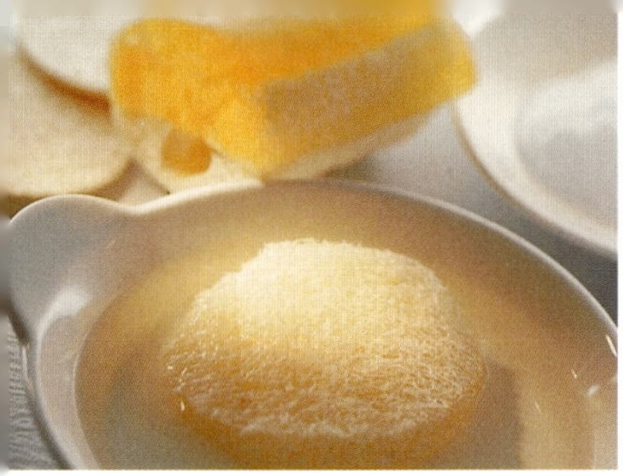
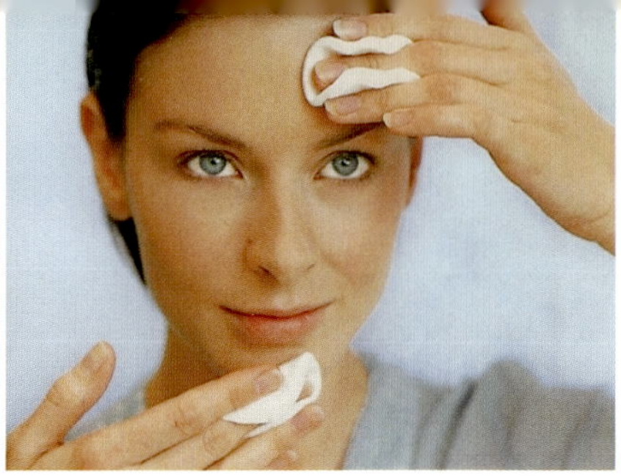
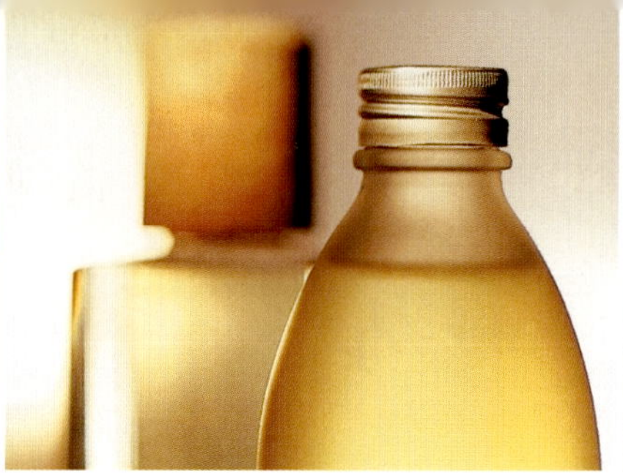
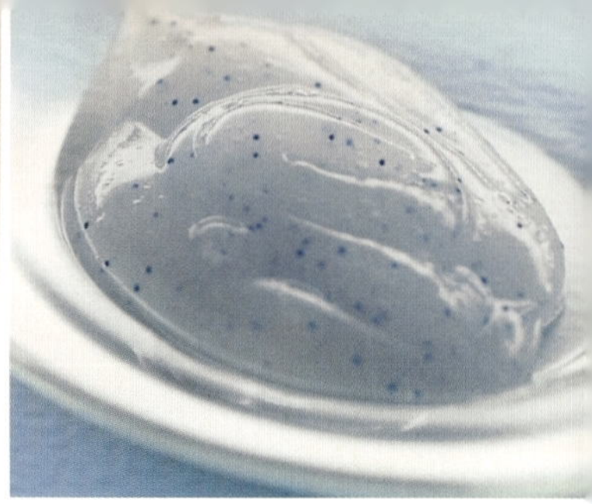

Basics

Schön eingeseift!

„Wenn es Wasser nicht gäbe, müsste ich es für die Kosmetik erfinden." Dr. Erno Lazslo, legendärer ungarischer Dermatologe, machte die richtige Reinigung zur Basis, ja zur Bedingung seines berühmten Pflegerituals. Wir wissen heute: Mangelhafte Reinigung beschleunigt den Alterungsprozess! Denn erst auf porentief reiner Haut können Cremes ihre Wirkung entfalten.

Sauber-Zauber

Richtig reinigen ist eine Sache der Balance. Wer mit harschen, scharfen Sachen zu Werke geht, zerstört den Säuremantel der Haut. Andererseits: Werden abgestorbene Hornschüppchen, Schmutz, Schadstoffe, Sebum und Puderreste nicht richtig entfernt, ist die nachfolgende Pflege nicht wirksam genug. In beiden Fällen gilt: Der Regenerationsprozess der Haut wird gestört. Die Produkte müssen deshalb genau auf den Hauttyp abgestimmt sein. Eine Faustregel für jeden Typ hat die New Yorker Dermatologin Dr. Marsha Gordon aufgestellt: „Die Produkte dürfen keinen Alkohol enthalten. Reinigen Sie sanft. Was Sie Ihrem zarten Lieblingsporzellan nicht antun würden, sollten Sie erst recht nicht Ihrer Haut zumuten."

Gel oder Öl?

Wer zu trockener und empfindlicher Haut neigt, sollte eine reinigende Creme oder Milch verwenden. Creme-Cleanser sind besonders reichhaltig und hinterlassen einen leichten, befeuchteten Film auf der Haut. Aufgetragen werden sie immer auf der trockenen Haut, am besten mit den Fingerspitzen mit kreisenden Bewegungen einmassieren und mindestens eine halbe Minute einwirken lassen. Die überflüssigen Substanzen anschließend mit einem angefeuchteten Wattepad oder einem warmen und nassen Waschlappen entfernen, mit lauwarmem Wasser nachspülen.

Bei normaler Haut ist ein Reinigungsgel ideal. Das Gel wird in der Hand mit etwas Wasser aufgeschäumt und auf die leicht angefeuchtete Haut appliziert. Wer den Säuberungseffekt noch intensivieren möchte, massiert die schaumige Substanz mit einem Gesichtsbürstchen so lange ein, bis keine Rückstände mehr zu sehen sind. Wer zu Couperose neigt, sollte auf diese Technik verzichten, da die Gefahr droht, dass noch mehr rote Äderchen entstehen. Anschließend mit viel Wasser abspülen.

Fettige Haut braucht einen Schaumreiniger, um die öligen Substanzen von der Haut zu lösen. Wichtig bei diesem Hauttyp ist der

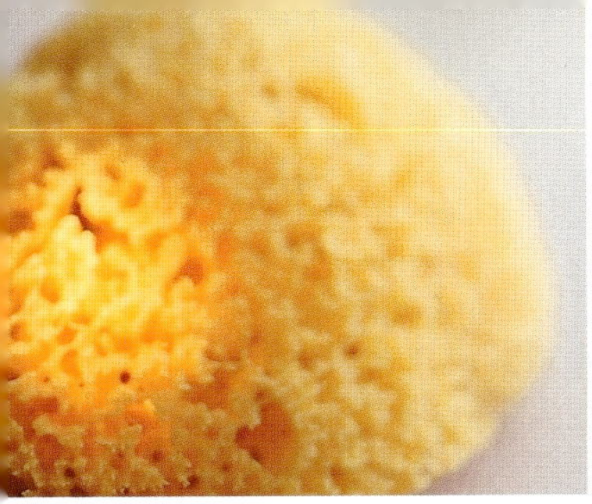
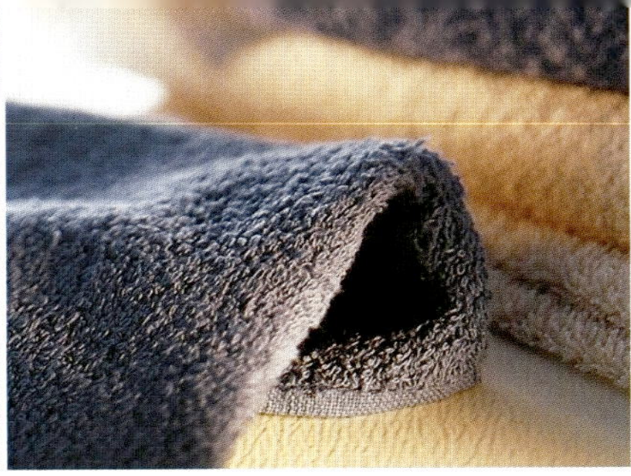
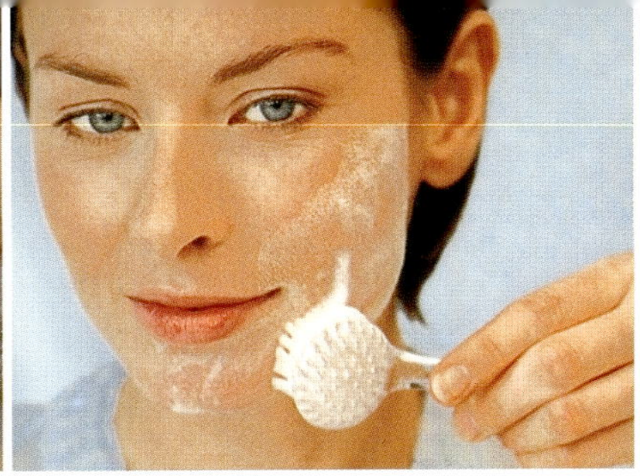
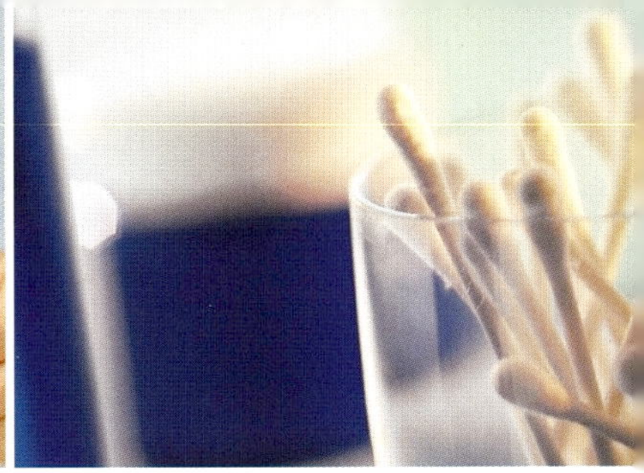

genaue Blick in den Spiegel. Wenn sich über Nacht auf dem Gesicht Sebum gebildet hat, sollte bei der morgendlichen Wäsche nur ein Reinigungsprodukt angewendet werden. Glänzt die Haut nicht und fühlt sie sich eher trocken an, dann reicht das Abwischen mit einem warmen, feuchten Waschlappen aus. Frauen, die viel Make-up auflegen, sollten ein Reinigungsöl ausprobieren. Es nimmt die Farbe von Lippen, Augen und Haut besonders sanft und unkompliziert vom Gesicht. Aufgetragen wird das Öl auf die trockene Haut, ebenfalls gut einmassieren und mit einem feuchten Kosmetiktuch abnehmen. Wer seinem Teint noch einen zusätzlichen Genuss bereiten möchte, klärt die Haut mit einem Gesichtsreiniger.

Wenn die Haut blüht

Schon lange jenseits der Pubertät und immer noch Pickel? Wenn die perfekteste Reinigung nicht hilft, dann können die Anzeichen einer schlechten Haut auch auf einen Zinkmangel hinweisen (in einem solchen Fall helfen entsprechende Tabletten aus der Apotheke). Auf eine unreine Haut niemals eine reinigende Rubbelmaske auftragen – die darin enthaltenen Schleifpartikelchen irritieren und verletzen sie möglicherweise sogar. Zum Exfoliieren eignen sich wasserlösliche Granulate. Auch Syndets sind bei unreiner Haut oft besser als Seifen (einzige Ausnahme: milde Babyseifen), da sie einen neutralen pH-Wert haben.

Splash!

Schönheiten wie die Garbo, Audrey Hepburn, die Monroe und selbst Jackie Kennedy vertrauten ihm: Dr. Erno Lazslo. Der legendäre Dermatologe aus Ungarn schwor auf die Wirkungskraft von Wasser und erfand in den 30er Jahren sein berühmtes Splash-Ritual: Mit einem auf den Hauttyp abgestimmten Reinigungsöl und einem Syndet wird der Teint emulgiert. Danach „splashen“(abspritzen)! 20-mal mit heißem Wasser aus dem Waschbecken, anschließend 10-mal mit fließendem heißen Wasser. Dadurch wird die Kollagenproduktion angeregt, die Kapillargefäße werden trainiert und gestärkt, Schadstoffe aus der Epidermis gespült. Die Haut ist nun aufnahmebereit für die Pflege.

Fein-Tuning

Wer keine Probleme mit der Haut hat, kann ihr mit einem Waschpeeling einen Frischekick geben, sie so richtig rosig aufmöbeln. Dieses Peeling besteht aus einer Waschcreme mit mechanisch wirkenden Schleifkörnchen. Es existieren auch Peelingmasken, die auf chemischem Wege reinigen und mittels der Salicylsäure den Abschälungsprozess der Haut beschleunigen und durch Allantoin beruhigend reagieren. Zusätzlich entfetten Tenside die Haut und Tonerde hat einen heilenden Effekt. Kleie- und Sandpeelings sind überhaupt nichts für Gesichtsmimosen – nur bei einer stark verhornten Haut, beispielsweise am Ellbogen, sind sie empfehlenswert. Sie sollten besser zarte Peel-Off-Masken verwenden, die man nach dem Trocknen abziehen kann. Es gibt auch Masken zum Ausradieren: Das Peelingprodukt auf die trockene Haut auftragen, dann mit den Fingerspitzen abrubbeln.

➤ **Service-Tipp:** Bierhefe mit Wasser vermengt gibt solch einen Radier-Mix. Gut für schlecht durchblutete, großporige Haut.

Enzym-Liebling

Eines der Lieblingsprodukte von Beauty-Journalistinnen ist das „Silk Peeling Powder“ von Kanebo. Enzymtechnologie und Seidenextrakte sind das Geheimnis, das die Haut verfeinert, glättet und strahlen lässt. Reibungsfrei und ohne Schleifpartikel werden beim Aufschäumen des Peelings Enzyme aktiviert, die Lipide und abgestorbene Zellen sanft entfernen.

Inhaltsstoffe: Content is King

Vitamine und Enzyme, Honig und Weizenkeimöl – was dient wozu und bewirkt was? Ein kleiner Leitfaden durch die aktuellen Wirkstofftrends.

Im Schlaraffenland

Revival für Cleopatras Wunderwaffen: Badete sie in Milch und Honig (auf zwei Liter Milch gab sie eine Tasse Honig hinzu; alternativ: drei Liter Buttermilch und eine Massage mit Weizenkeimöl), um mit seidenweicher Haut zu verführen, werden diese natürlichen Elixiere jetzt von der Kosmetikindustrie wiederentdeckt. Molkeproteine finden aufgrund ihrer elastin- und kollagenproduzierenden Wirkung vermehrt Einsatz in Cremes, ebenso wie Milchfette, die Feuchtigkeit binden. Honig, Powerstoff im Ayurveda, enthält nicht nur Spurenelemente und antibakterielle Substanzen, sondern auch Pollenöstrogene, die wie alle Phytoöstrogene hautstraffend wirken.

Läuft wie geschmiert

Vitamine sind der antioxidative Renner in allen Tuben und Tiegeln. Als Komplex verwöhnen sie am besten: Vitamin C braucht man nicht nur zur Kollagenbildung, es steigert auch die Wirkung von Vitamin E als Radikalfänger, Vitamin A regt die Zellteilung an, B_5 verbessert die Hautstruktur, B_9 (Folsäure) neutralisiert Schadstoffe und verbessert die Stoffwechselreaktionen. Vitamin F schützt und verhindert das Austrocknen der Haut.

Plan B: A-Säure

Manche Hautärzte schwören auf Retinolcremes, wohl auch deshalb, weil sie nachweislich wirken. Bei diesen Schönmachern wird reines Vitamin A im Körper zu Vitamin-A-Säure verwandelt, die wiederum die Faltentiefe reduziert und für einen Neuaufbau von Kollagen unterhalb der Oberhaut sorgt. Großer Beliebtheit erfreut sich das Produkt „Renova“ aus den USA, das eine 0,025-prozentige Konzentration an Vitamin-A-Säure enthält (auch in internationalen Apotheken erhältlich). Retinolcreme ist im Allgemeinen gut verträglich, jedoch nicht bei extrem sensibler Haut. Sie wird direkt auf die Haut aufgetragen, vorzugsweise als Nachtpflege, da Vitamin A lichtempfindlich ist. Keinesfalls sollte man Retinol zusammen mit Frucht- oder Milchsäuren einsetzen: Die Wirkstoffe können in Kombination zu Irritationen führen.

Wundersame Helferlein

Der Haut helfen, sich selbst zu helfen: Das ist einer der Ansätze der Enzymtechnologie in der Kosmetik. Enzyme sind biologische Reaktionsbeschleuniger, die Stoffwechselprozesse anregen. Beauty-Cracks raten, nur pflanzliche Enzyme (z. B. aus Soja oder Hefe) zu nehmen, weil diese die körpereigene Kollagenbildung stimulieren. (Wir favorisieren „Rejuven Q 10“ von Juvena und die Kosmetik von Clé de Peau Beauté.)

Natürlich gewickelt

Eine der häufigsten Pflegepleiten: Man konzentriert sich so sehr auf den Teint, dass man vergisst, Hals und Dekolleté ins Verwöhnprogramm mit einzubeziehen. Normalerweise ist eine eigene Halscreme so überflüssig, nun ja, wie ein Kropf. Die normale Nachtcreme tut es auch. Wichtig ist nur, dass die tägliche Pflegeroutine nicht an der Kinnspitze aufhört. Ab 35 sollte man sich ab und an einen Ölwickel gönnen: Mandel-, Avocado-, Weizenkeim- oder Olivenöl mit flüssigem Honig mischen (je drei Teelöffel), mit einem Maskenpinsel auf Hals und Dekolleté auftragen. Mit einem warmen feuchten Baumwolltuch und einem trockenen Frotteetuch abdecken und 30 Minuten einwirken lassen.

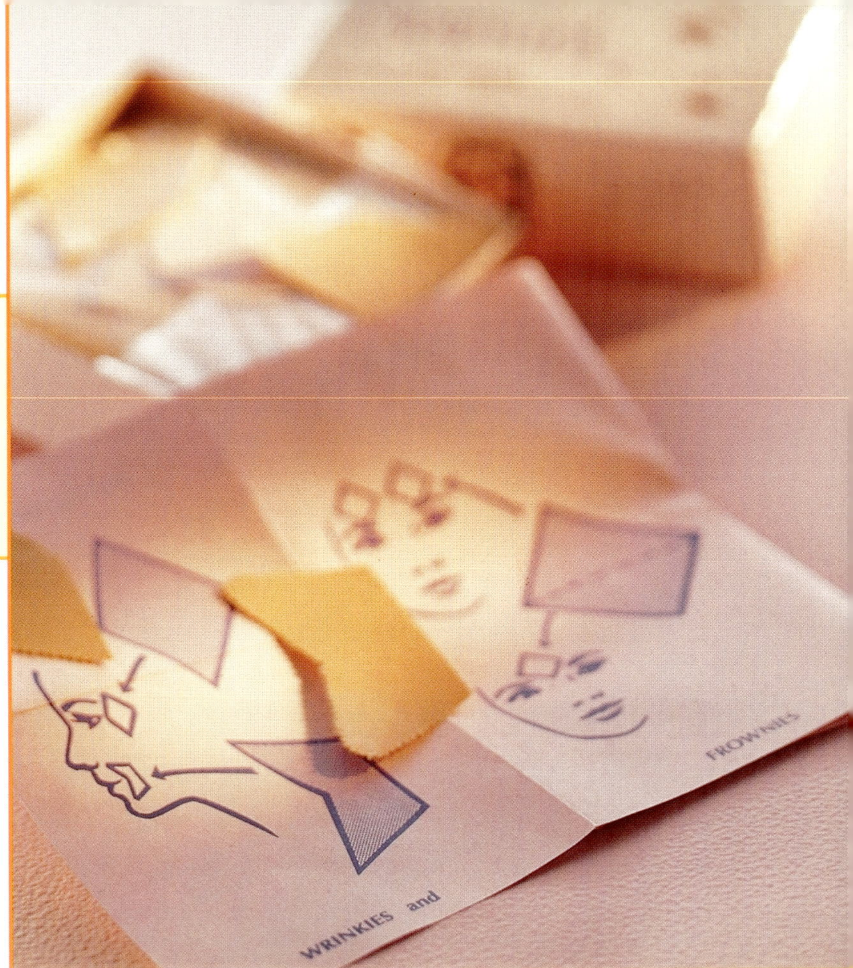

TIPP

Bügeleisen gegen Falten

➤ Klingt wie ein Spielzeug der Teletubbies, ist aber die kleine Wunderwaffe der New Yorker Society Ladies: „Wrinkies“ und „Frownies“ sind stabile Klebepflaster, die man sich für ein paar Stunden vor dem großen Auftritt auf seine Lieblings-verschwinde!-Falte appliziert, um sie quasi glatt zu bügeln. Ihre Funktionsweise ist rein mechanisch; nach dem Abziehen der Pflaster hält der Effekt ungefähr einen Abend lang. Frownies (*to frown* = Stirn runzeln) eignen sich für Zornesfalten, Wrinkies (*to wrinkle* = knittern) sind für Krähenfüße und Mundfalten gedacht.

Volle Konzentration: Ampullen & Co.

Der SOS-Reparaturservice für gestresste Haut: Ampullen mit hoch konzentrierten Wirkstoffen, Masken und Seren – ganz gleich, ob als Instant-Erholung oder als mehrwöchige Kur.

Message in a bottle

Wer zu viel Sonne im Sommer abbekommen hat, dem permanenten Wechsel von Heizungsluft und Kälte im Winter ausgesetzt ist, unter Anspannungen steht oder ständig auf längeren (Flug-)Reisen ist, braucht dringend eine Kur mit Ampullen oder einem Repair-Serum. Ob mit Algenextrakten, Vitaminen, Lipiden oder Ceramiden, der hoch konzentrierte Mix baut auf, entspannt und lindert eventuelle Hautprobleme. Empfohlen wird, eine Ampullenkur anstelle der üblichen Nachtpflege anzuwenden, am besten über einen Zeitraum von zehn Tagen hinweg. Ampullen werden nach einer sorgfältigen Reinigung aufgetragen.

Wer schnelle Erfolge sehen will: Ampullen in Verbindung mit Sauerstoff sollen für einen Instant-Kick sorgen. „Sauerstoff-Fresh-up" heißt die Methode, bei der nach einem Mikropeeling und dem Auftragen des Serums die Haut mit reinem Sauerstoff bepustet wird, sodass die Wirkstoffe besser eindringen können (nur von Kosmetikerinnen anwenden lassen). Als Geheimtipp gilt auch QMS (Quick Medic Skin), eine Kollagenbehandlung der Haut, die nur von Fachleuten vorgenommen werden sollte. Dabei wird die Hornschicht mit Fruchtsäure behandelt, sodass sie sich auf der Oberfläche „auflöst", um kollagenreiches Gel in die Haut schleusen zu können.

Maskerade

Masken sind schnelle Schönmacher, quasi die kleinen Schwestern von Ampullen. Ihr hoher Feuchtigkeitsgehalt lässt die Zellen aufquellen, sodass die Haut sofort praller, frischer und glatter erscheint. Auch sind die Inhaltsstoffe konzentrierter als bei Lotionen oder Reinigungsprodukten. Tragen Sie eine Gesichtsmaske immer nur nach der Reinigung auf. Wer Lust zum Improvisieren hat: Ein Baumwollvlies mit einer Feuchtigkeitslotion tränken und zehn Minuten aufs Gesicht legen. Absolut erfrischend und aufbauend: eine 15-minütige Augenmaske. Wer vor dem Auftragen der Maske ein sanftes Gesichtspeeling macht, optimiert die Aufnahme der Wirkstoffe. Noch besser: die Maske bei einem wohligen Wannenbad – wenn die Poren sich schön öffnen – einwirken lassen.

➤ **Der Insider-Tipp:** Beauty-Fans schwören auf die „Hydra Therapy Skin Vitality Treatment"-Maske von Erno Lazslo, die in Modelkreisen auch „Hochzeitsmaske" genannt wird. Nicht weil sie beim Mixen so schön rosa wird, sondern weil man nach 20 Minuten so strahlend aussieht wie eine Braut nach zehn Tagen Honeymoon.

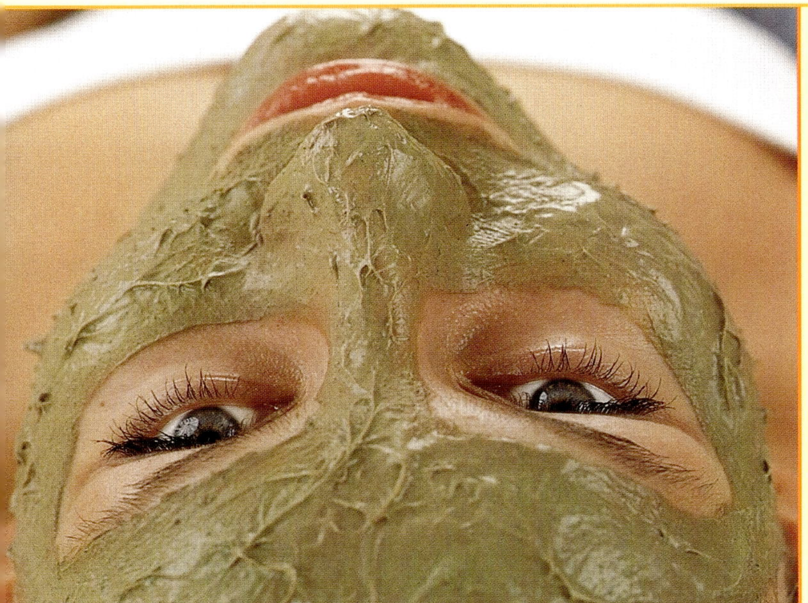

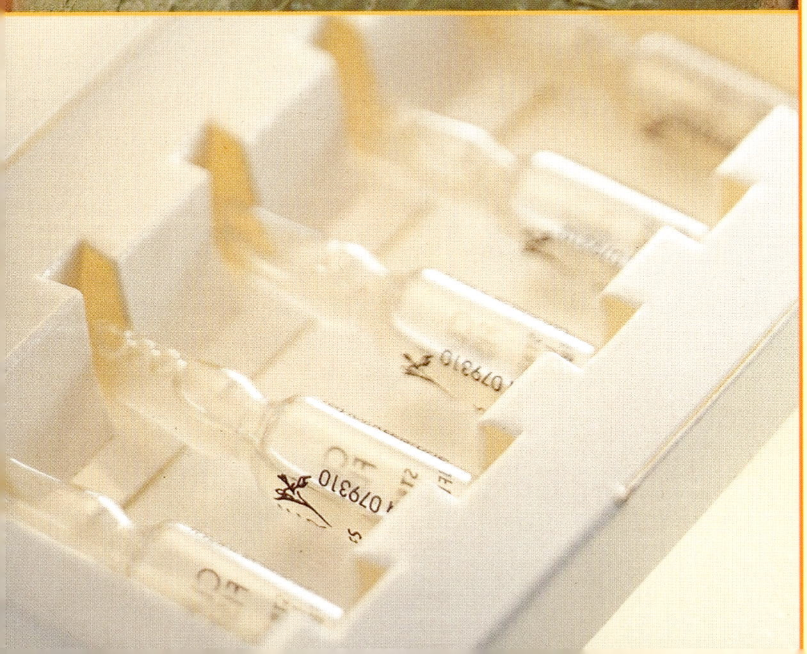

TIPP

Für Meerjungfrauen

➤ Kollagen ist eine heikle Sache: Müffeliges Rinderserum steht heute ebenso hoch im Kurs wie Aktien vom Neuen Markt. Die Alternative: Kollagene marinen Ursprungs. Einer spanischen Firma ist es gelungen, Kollagenmoleküle bei gleichmäßigen 30 Grad Celsius aufzuspalten, sodass sie ihre regenerative Wirkung behalten und zugleich in der Lage sind, in die tieferen Schichten der Haut einzudringen. Der Geheimtipp sowohl für ein Quick-Lifting als auch für eine längere Kur: „Day and Night"-Ampullen von Bio-Col Marine mit hoch konzentriertem Meereskollagen, Hyaluronsäure, Vitamin E und Seetang (nicht geeignet für Personen mit Kollagen- oder Fischallergien).

Das perfekte Make-up

Kein Wimpernaufschlag, kein Lippenstift der Welt wirkt sexy, wenn die Haut fleckig oder schuppig daherkommt. Ein absolutes Muss ist die richtige Grundierung des Teints. Sie gleicht Hautunreinheiten aus, schenkt Leuchtkraft und Transparenz. Dann erst sollten Sie mit den anderen Schönheitsarbeiten beginnen, bei denen Sie nach Lust und Laune in den Malkasten greifen können.

Die Leichtigkeit des Tons

Das A und O: Foundation

Angeblich benutzt in Deutschland jede zweite Frau einen Lippenstift, aber nur jede fünfte eine Foundation, gemeinhin Make-up genannt. Ist es die Angst, dann angemalt und zugekleistert auszusehen? Völlig unbegründet. Denn nie waren Grundierungen feiner, zarter, leistungsstärker und zugleich „unsichtbarer" als heute. Die richtige Foundation ebnet den Teint und kaschiert Schatten und Unreinheiten. Mehr noch, sie schenkt der Haut, was sie dringend braucht: Licht (denn die Haut absorbiert 70 Prozent der auf sie fallenden Lichtstrahlen) und somit Leuchtkraft und Transparenz. Grundierungen gibt es in flüssiger Form und als Creme- oder Kompakt-Make-up mit unterschiedlichen Puderanteilen. Die pudrigen Varianten eignen sich für eine normale Haut; wer einen trockenen Teint hat, sollte die cremigeren Produkte ausprobieren.

GANZ OHNE? VERGESSEN SIE'S!

„Natürlichkeit ist auch nur eine Pose. Und zwar die aufreizendste, die ich kenne", witzelte Oscar Wilde. Diesen natürlichen Reiz kriegen Sie ganz einfach hin: Mit einem Concealer (Abdeckstift) werden Augenringe, Pigmentflecken, Aknenarben, rote Äderchen und Irritationen abgedeckt. Das Make-up muss zum Hautton passen und dem Hauttyp entsprechen: Trockene Haut braucht eine Grundierung mit Feuchtigkeit, fette Haut eine ölfreie Foundation (wenn sie zudem spannt, auf zusätzliche Feuchtigkeit achten), eine gleichmäßig normale Haut kommt auch mit einer getönten Tagescreme aus. Vertrauen Sie Ihren Fingern – die Hände sind die Werkzeuge der Beauty-Königinnen: Tupfen Sie die Grundierung aufs Gesicht und verstreichen Sie diese. Bei großporiger Haut empfehlen Experten ein Schwämmchen, mit dem das Make-up eingeklopft, nicht verrieben wird. Auf die Übergänge wie Haaransatz, Wangenknochen, Ohren und Halspartie achten – schließlich will man ja nicht wie eine venezianische Karnevalsmaske wirken. Gekrönt wird das Make-up abschließend mit einem fixierenden Puder.

Make-up macht Mode

Plaudern wir aus dem Schminkkästchen: Sich zu verschönern ist ein Ritual, ein herrliches und ein äußerst weibliches. Der geschminkte Auftritt ist eine Kommunikationsform, bei der man zwischen „einfach nur schön sein" und „Fashion-Statement" oszillieren kann. In den letzten Jahren sind deshalb auch Visagisten zu den heimlichen Stars auf den Modeschauen in Mailand, Paris, London und New York avanciert. Bestes Beispiel: die kanadischen Profischminker von M.A.C. Das Beauty-Label stieg Mitte der 90er zur hippsten Kosmetik auf und ist mittlerweile mit Beauty-Studios auf der ganzen Welt vertreten. Oder Bobbi

Brown, ebenfalls Visagistin, die heute eine der besten und professionellsten Make-up-Linien verkauft. Ihr Verdienst: Sie brachte uns bei, Foundations mit einem hohen Anteil von Gelbpigmenten zu verwenden, statt der Rosavarianten, die uns farblich in die Nähe von Miss Piggy rückten.

Mund-Propaganda

Make-up für die Lippen? Beim Film nennt man das Special Effects. Tragen Sie dazu eine dünne Linie Foundation mittels eines Wattestäbchens rund um den Mund auf. Das betont die natürlichen Konturen. Wer seinen Amorbogen unterstreichen möchte: Mit einem teintfarbenen Korrekturstift, mit dem man sonst kleine Unebenheiten oder auch rote Äderchen abdeckt, geht dies ganz hervorragend. Für den 3-D-Effekt einfach die Kontur außerhalb der Oberlippe nachziehen und anschließend die Übergänge verwischen.

Die Tricks der Profis

Warum sehen Stars und Supermodels immer so makellos aus? Antwort: a) weil sie besondere Wesen sind, b) weil alle Fotos von ihnen retuschiert sind, c) weil sie hervorragende Visagisten haben. Wir verraten einige ihrer Tricks:

WEICHZEICHNER

„Benutzen Sie Make-up wie Kaviar", meint Tom Pechéux. „Ganz vorsichtig. Je leichter die Konsistenz erscheint, desto bekömmlicher ist sie." Der Make-up-Createur der Beauty-Marke Shiseido hat jahrelang Stars wie Nicole Kidman, Madonna und Kim Basinger geschminkt. Sein Credo: Es geht nur darum, das Licht auf der Haut richtig einzusetzen. Genau dafür gibt es eine ganze Generation neuer Foundations, die das Licht diffundieren und mit einer Art Weichzeichner-Pigmenten ausgestattet sind (z. B. Kieselerdepartikel, Nylonkügelchen, Pearl-

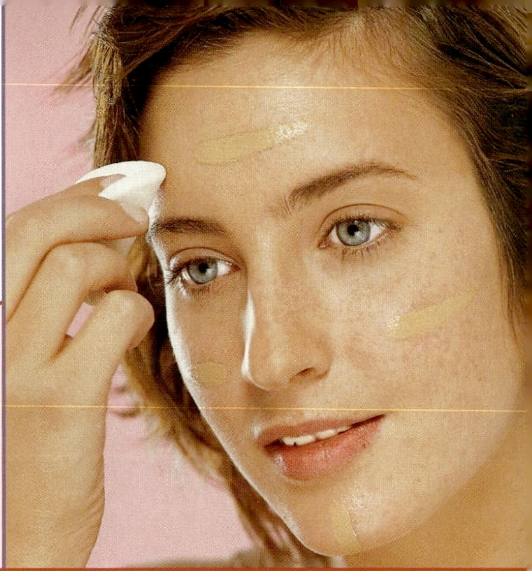

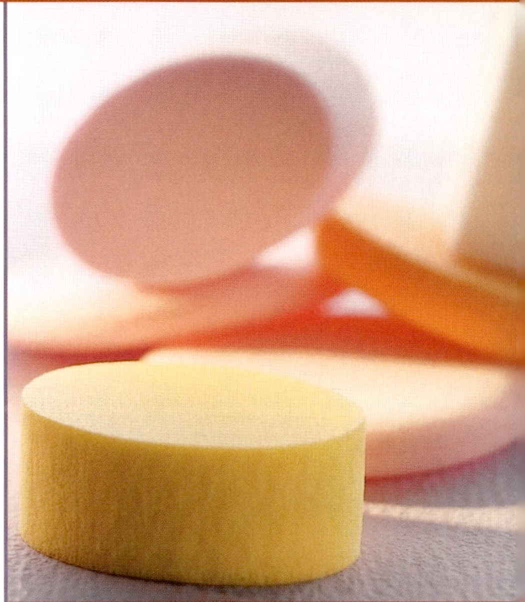

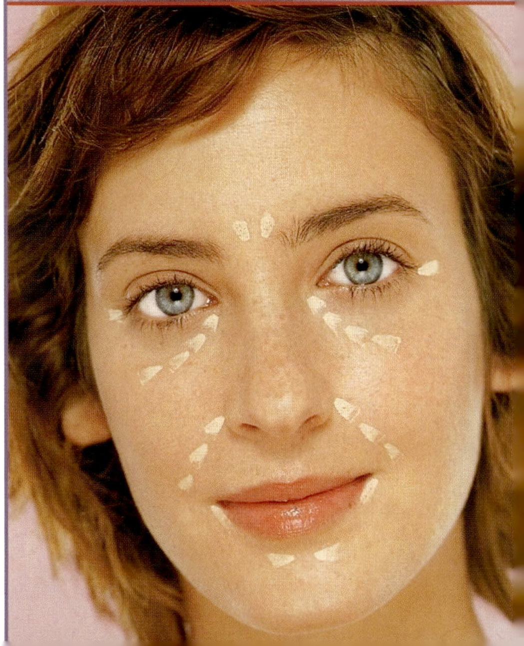

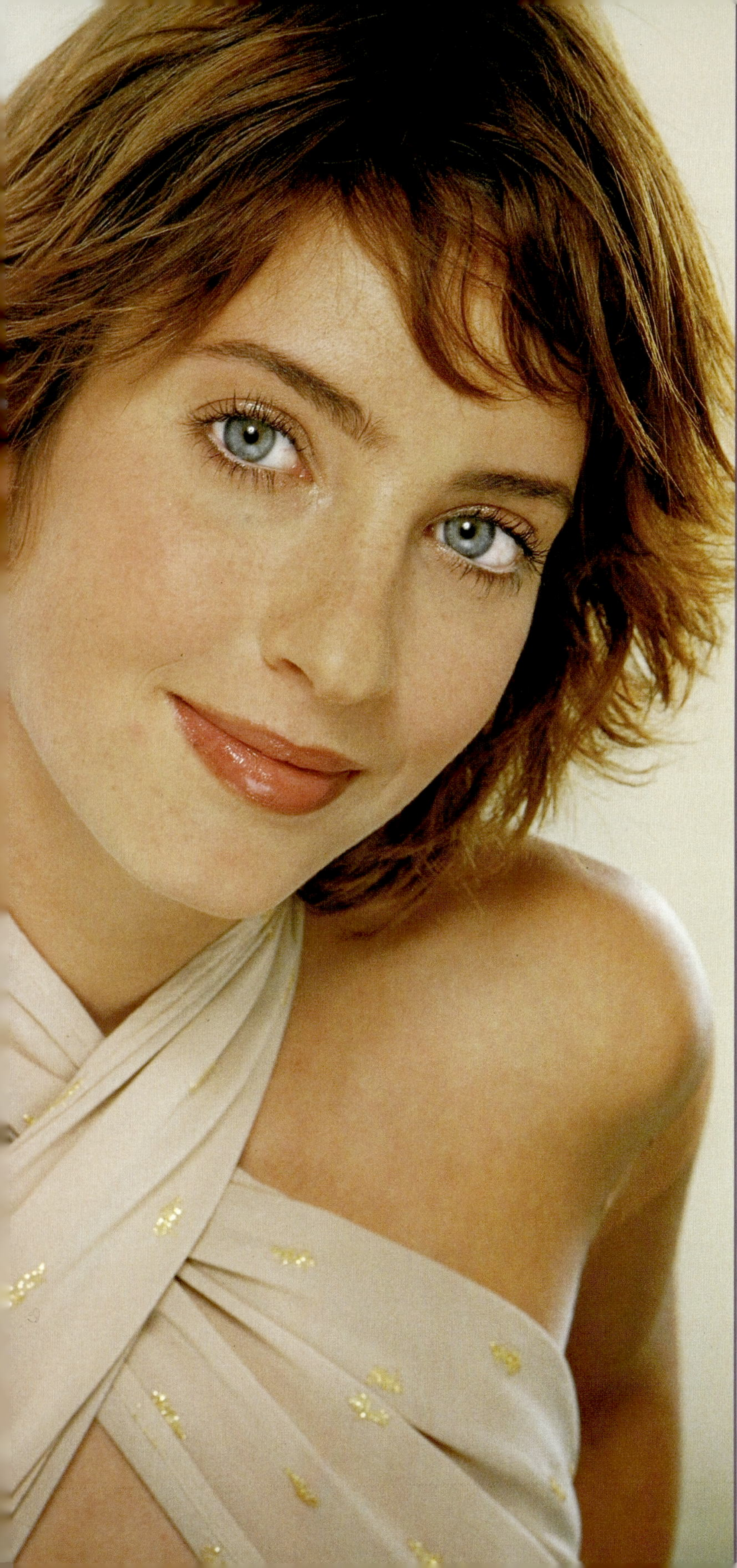

Effekte). Ihre Wirkung: Das Licht wird in der Gesichtsmitte stärker, an den Seitenpartien schwächer reflektiert. Große Poren und feine Linien verschwinden optisch, dunkle Augenschatten werden aufgehellt.

STRAMME LEISTUNG

Moderne Make-ups sind Multitalente. Einige sind ähnlich wie Pflegecremes mit besonderen Wirkstoffen gefüttert. Foundations mit Lifting-Wirkung enthalten beispielsweise UV-Filter, feuchtigkeitsspendende Wirkstoffe und Vitamine. Zum Ausprobieren: Die Visagisten bei M.A.C. haben eine besondere Variante beim Auftragen von pudrigen Grundierungen entwickelt. Dazu die Foundation auf den Handrücken geben, von dort mit einem (sauberen) Rougepinsel aufnehmen und anschließend kreisförmig von der Gesichtsmitte aus auf dem Teint verteilen.

LICHTSPIELE

Nicolas Degennes, Make-up-Künstler von Givenchy, benutzt allerdings nichts anderes als seine Hände. Während die linke Hand als Palette dient, führt die rechte die Malarbeiten aus. Sein Trick: Den Fond de Teint vor dem Auftragen in der Hand leicht aufwärmen. So verteilt er sich besser und wirkt transparenter. Ein Tipp von Chanels Chefvisagistin Heidi Morawetz: „Man sollte sich stets in dem Licht schminken, in dem man sich aufhalten wird." Womit nicht gemeint ist, dass man im Dunklen grundiert, nur weil man in einen Nachtclub geht. Vielmehr lautet die Frage: Kunstlicht? Neonlicht? Sonne? Wer sich beispielsweise bei Neonlicht pudert und danach ins Tageslicht geht, könnte leicht zum Kabuki-Künstler mutieren: Neonlicht schluckt nämlich Farbe.

FARBE BEKENNEN

Wenn Sie eine neue Foundation kaufen wollen: Nicht auf der Hand, sondern im Gesicht ausprobieren! Also: ungeschminkt shoppen gehen. Ideal ist der Ton des Fond de Teint, wenn er ungefähr 15 Minuten nach dem Auftragen quasi in der Haut verschwunden ist. Tipp von Tom Pechéux: Am besten man hat zwei Foundations, eine für den Sommer- und eine für den Winterteint. Aus den beiden lassen sich die jeweils angemessenen Farben für die Übergangszeiten mischen.

TIPP

SOS-Werkzeuge

Zum Abdecken von roten Äderchen verwenden manche Visagisten einen grünen Concealer, der unter der Foundation aufgetragen wird. Ein gelber Concealer neutralisiert dunkle Augenringe und blaue Flecke. War Camouflage-Make-up (zum Abdecken von Besenreisern, Muttermalen, Feuermalen und Narben) einst monströs pastös, gibt es heute Profi-Foundation von „Make up For Ever", das aufgrund seiner Perfektion seit Jahren bei Film- und Fotoaufnahmen eingesetzt wird. Bevor sie die Augen schminken, geben manche Spezialisten eine Extraschicht Puder auf Lider und Wimpern. Falls die Mascara kleckst oder der Lidschatten daneben geht, kann das Missgeschick durch die Puderdecke einfacher weggekehrt werden. Schneller und makellos geht's alternativ mit einem „Eraser Pencil". Dieser Radierstift beseitigt Patzer in Sekundenschnelle (gibt es von Shiseido).

Die zarte Versuchung: Puder

Puder fixiert das Make-up, mattiert, hilft, die Feuchtigkeit in der Haut zu halten. Das Schönste: Puder mögen auch Frauen, die sonst kein Make-up verwenden.

HAUTSCHMEICHLER

„Das Geheimnis der Schönheit ist ein T. LeClerc-Puder“, schwärmt Schauspielerin Isabella Rossellini. Und mit ihr viele andere Stars wie Jennifer Lopez, Demi Moore, Madonna und Claudia Schiffer. Der Puder aus der nostalgischen Silberdose war einer der ersten, der in einem zarten Gelb angeboten wurde, auch bekannt als der legendäre „Bananen-Puder“. Als Besonderheit erkannte der Erfinder Théophile LeClerc im vorletzten Jahrhundert: Gelb – und nicht Rosa – entspricht dem Unterton fast aller hellen Hauttypen. Bei einem dunklen Teint hat ein Puder in Apricot die gleiche samtige Wirkung. Die Bedeutung der Farbe Gelb bei der Grundierung hat die US-Visagistin Bobbi Brown entdeckt.

PRISMA-POWER

Puder kommt in einer Palette von Farben daher. Wenn man geschickt damit umgeht, erreicht man ungeahnte Effekte. Beige gilt als der Camouflage-Spezialist, Gelb gibt Charisma und reflektiert natürliches Licht. Rosa bringt die Haut zum Strahlen und macht frisch – ist aber keinesfalls bei Couperose geeignet, weil es die Rötungen unterstreicht. Blau zieht Licht an und reflektiert es ebenfalls – gut für einen müden, fahlen Teint. Grün ist der Couperose-Freund, der unter einem neutralen Beige verwendet wird. Braun modelliert und Aprikose, Pfirsich und Orange erwecken einen Dornröschenteint zu neuem Leben.

KLEINE FEINHEITEN

Mit raffiniertem Know-how werden Sie selbst zum Profi im Pudern:

➤ Statt transparentem sollte man weißen Puder als Finish nach dem Rouge probieren; er hellt das Gesicht besser auf. Keine Angst: Sie sehen hinterher nicht aus, als wären sie in ein Mehlfass gefallen. Die Kunst des weißen Puders besteht darin, viel Licht aufs Gesicht zu zaubern. Um die Augenpartie herum verwendet, vergrößert er die Augen.

➤ Es gibt einen Transparentpuder („Magic Liquid Powder“), der zu 70 Prozent aus Wasser besteht und trotz dieses Feuchtigkeitsgehalts das Make-up perfekt fixiert (von Prescriptives – die Beauty-Marke gibt es leider nicht mehr in Deutschland, sondern nur noch in Amerika und Asien).

➤ Puder sollte man – wie die Foundation – nach der eigenen Hautfarbe aussuchen.

➤ Loser Puder mit Glanzpartikeln empfiehlt sich nur bei Nacht. Bei Tag betont er zu sehr Fältchen und Poren. Als Highlight auf Wangen, Schläfen, Brauenbogen und Dekolleté auftragen.

➤ Eine perfekte Verbindung mit dem Make-up geht der Puder ein, wenn man ihn statt mit Quaste oder Pinsel mit einem feuchten Schwämmchen einklopft.

➤ Schmink-Einmaleins für die Foundation-Rouge-Verbindung: Puder auf Puder, Creme nur auf Creme auftragen – sonst kann das Resultat scheckig aussehen.

➤ Immer in Wuchsrichtung der Flaumhärchen, also von der Stirn abwärts, pudern!

SANFT ERRÖTEN

„Sehe ich genügend nach Kabuki-Maske aus?", pflegte Diane Vreeland selbstironisch zu fragen. Die amerikanische Stilikone hatte eine legendäre Vorliebe für kräftige Rottöne. Wenn man nicht unbedingt so auftrumpfen muss wie die Vreeland, ist Rouge die beste Möglichkeit, erholt und frisch auszusehen. Alles ist bei diesem Beauty-Produkt eine Frage der richtigen Platzierung. Der beste Trick: Vor dem Spiegel ein leicht übertriebenes Apfelbäckchenlächeln aufsetzen; der höchste Punkt der Wange ist der, an dem man den Rougepinsel oder die Finger mit dem Cremerouge ansetzt. Dann in Richtung Jochbogen streichen und nach unten Übergänge verwischen. Der Doppel-Whopper: Besonders natürlich wirkt Puderrouge, wenn man es nochmals mit dem normalen Puder fixiert. Doch niemals die Highlights überpudern: Sie wirken sonst grau und fleckig. Am schönsten und natürlichsten erscheinen warme, helle irisierende Rouge-Töne wie Apricot, Koralle oder Bronze.

SCHWAMM DRÜBER

Wer schnell sein Make-up auffrischen will und keine Zeit oder Gelegenheit hat, sich abzuschminken, kann einfach ein Thermalwasserspray (z. B. von Vichy) übersprühen, anschließend den Teint mit Kleenex zart abtupfen. Für unterwegs sind Kompaktpuder gedacht (im Gegensatz zu losem Puder, der als Basisstation zu Hause dient): Mit einem Wattepad Puder aufnehmen, dann auf Stirn, Nase und Kinn tupfen. Puderblättchen für die Handtasche haben den gleichen Effekt (gibt es von Chanel und Kanebo).

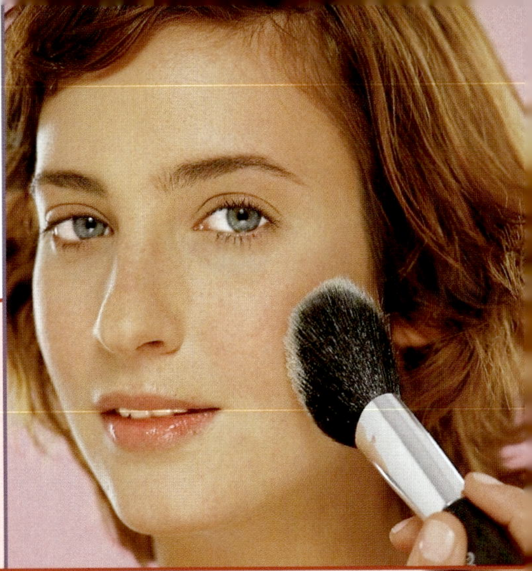

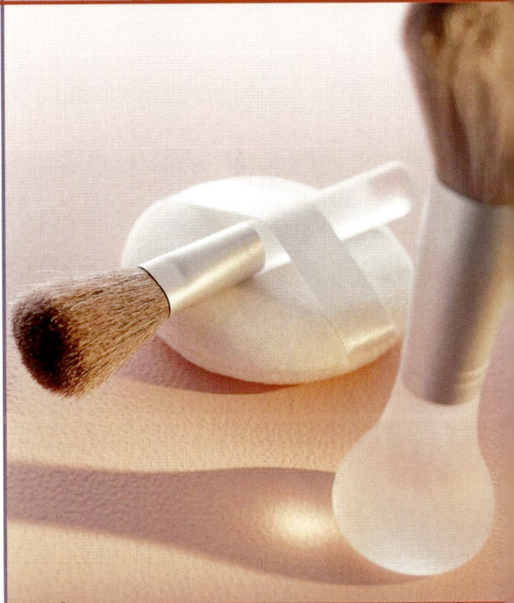

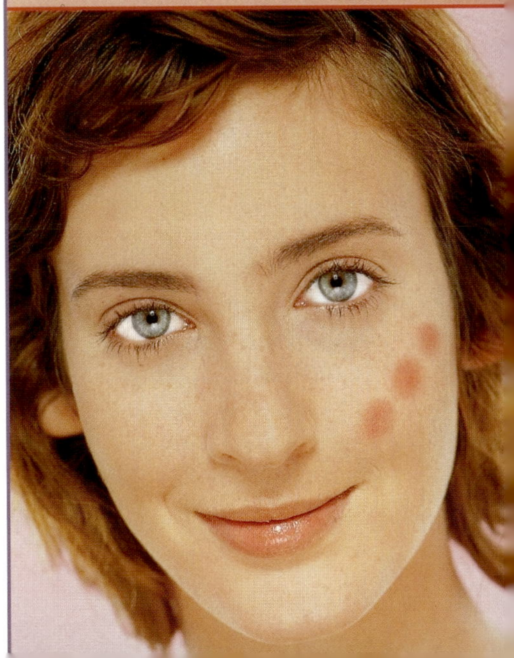

Lippen – zum Küssen schön

Man kann die Lippen schürzen oder spitzen, einen Schmollmund oder eine Schnute ziehen. Lippen lachen, weinen, verlocken.

DER UNTERSCHIED MACHT'S

Was kommt uns da eigentlich jeden Tag so auf bzw. über die Lippen? Jedenfalls nichts, was nicht auch „verzehrfähig" ist, weshalb der Lippenstift unter anderem der Lebensmittelkontrolle unterliegt. Der Beauty-Bestseller (circa 36 Millionen Lippenstifte gehen jährlich hierzulande über den Ladentisch) besteht aus natürlichen Wachsen (wie Bienenwachs), Ölen und Farbpigmenten. Da das alles nicht besonders lecker ist, kommen für den guten Geschmack auch noch ätherische Öle wie z. B. Rosenöl hinzu. Ganz individuell mixt jeder Hersteller noch pflegende Wirkstoffe hinein. Um einen bestimmten Farbton zu kreieren, werden bis zu neun unterschiedliche Pigmentsorten miteinander vermischt. Je nach Farbintensität sind im Lippenstift bis zu 20 Prozent Pigmente enthalten. Der erste Lippenstift in Stäbchenform wurde 1883 auf der Amsterdamer Weltausstellung vorgestellt. Vom Prinzip her unterschieden sich diese „saucisses" (etwa: rote Würstchen) wenig von den modernen Drehstiften. Lediglich die Leistung ist gestiegen: Sie pflegen und schützen besser denn je. Zudem sind die Farbpigmente weitgehend synthetisch hergestellt. Weder Blut von Läusen noch der Farbstoff der Purpurschnecke werden verwendet; auch gemahlene Fischschuppen, um einen Glimmereffekt zu erzielen, sind durch Mineralien ersetzt worden.

KEIN BISSCHEN SPRÖDE

Die richtige Pflege kann man von den Lippen ablesen: Etwa 15 000 Bewegungen macht man täglich mit dem Mund. Und weil das Gewebe der Lippenhaut nahezu ohne Hornschicht auskommen muss, kaum einen Wasser-Fett-Film oder Talg zum Schutz absondert und unzählige Nervenenden in der sensiblen Oberfläche enden (das Lippenrot wird durch die Blutgefäße gebildet), sind Ober- und Unterlippe zart besaitet. Deshalb ist eine Basispflege absolut notwendig: Gegen rissige Lippen hilft eine regelmäßige, supersanfte Exfoliation. Am besten, man rubbelt die Lippen mit einer weichen Zahnbürste oder einem Frotteehandtuch ab. Alternative: der Tesa-Trick. Einen Streifen Tesafilm auf die feuchten Lippen legen, andrücken, ganz vorsichtig abziehen. Danach braucht der Mund eine Extraportion Pflege. Hervorragend: Bienenhonig auf die Lippen auftragen, zehn Minuten einwirken lassen, dann ablecken.

MUND-SCHUTZ

Neben Honig als süßer Lippenpflege gibt es noch einen Pflegeklassiker aus der Trickkiste der Models: Die „Eight Hour Cream" von Elizabeth Arden. Diese Honigsalbe hatte die Pferdenärrin ursprünglich erfunden, um kleinere Hautverletzungen ihrer Lieblinge zu heilen. Bis sie herausfand, dass es kaum einen besseren Schutz auch für die Haut der Reiterinnen gab. Einfach auftragen und zehn Minuten einwirken lassen.

DAS BAUT AUF

Neben den traditionellen Inhaltsstoffen wie Rizinus-, Avocado-, Jojobaöl oder fettlöslichem Vitamin E kommen immer mehr hochwirksame Wirkstoffe in Lippenstiften zum Einsatz. Beispielsweise: Rosskastanienextrakt, der für die Durchblutung der Lippen sorgt, aufpolsterndes Traubenkernöl oder ein spezieller Phosphor-Wirkstoff, der ebenfalls zu einem Push-up-Effekt führt. Ähnlich magisch wirken auch Aprikosenkernöl, Weizenproteine und Hefemoleküle (diese Wirkstoffe sind beispielsweise in den Lippenstiften von Juvena oder Yves Saint Laurent enthalten). In manchen Lippengels befindet sich auch Retinol, das den Kollagenverlust ersetzen soll, sowie Baumharz von der Lärche, das für mehr Fülle sorgt.

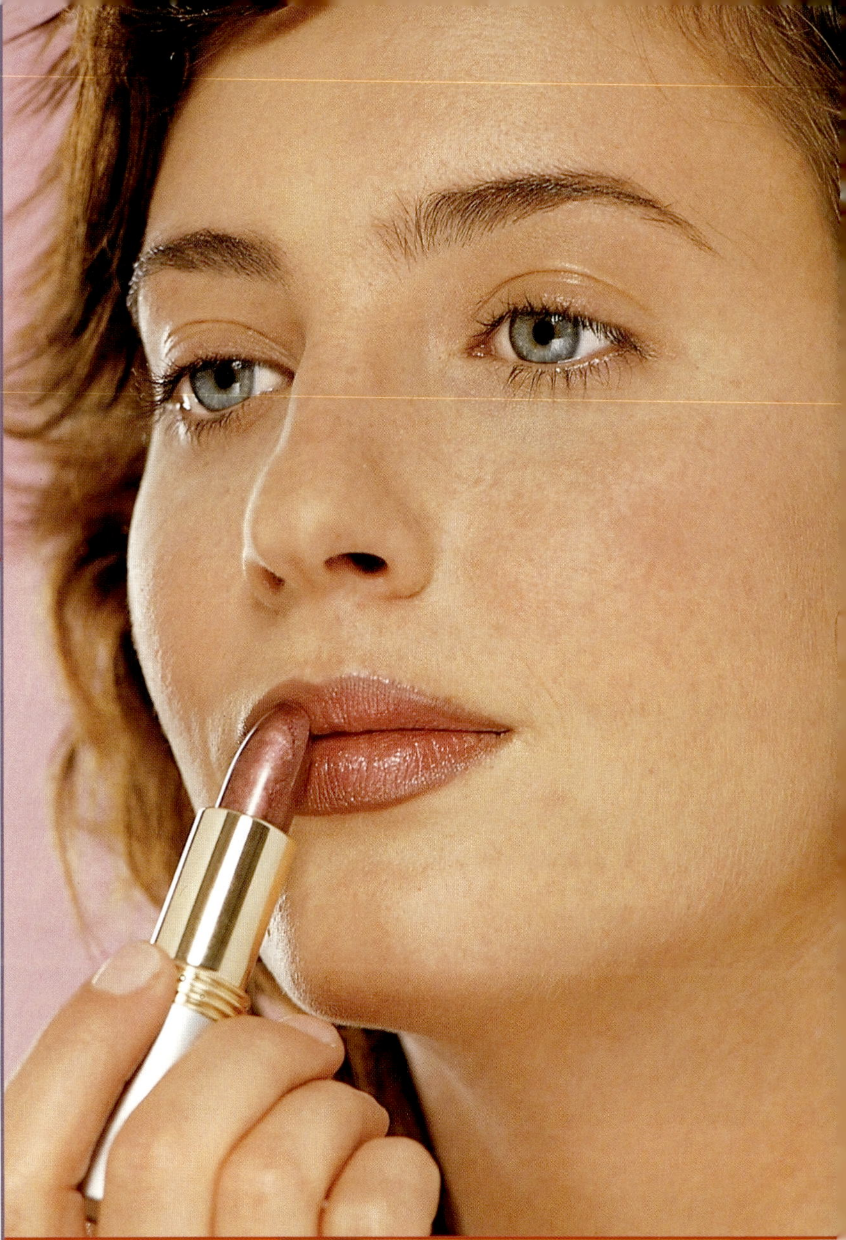

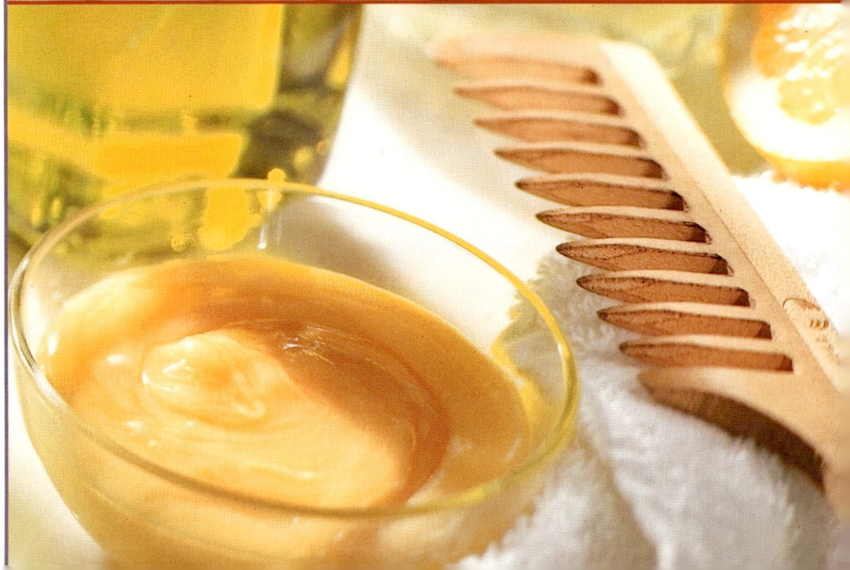

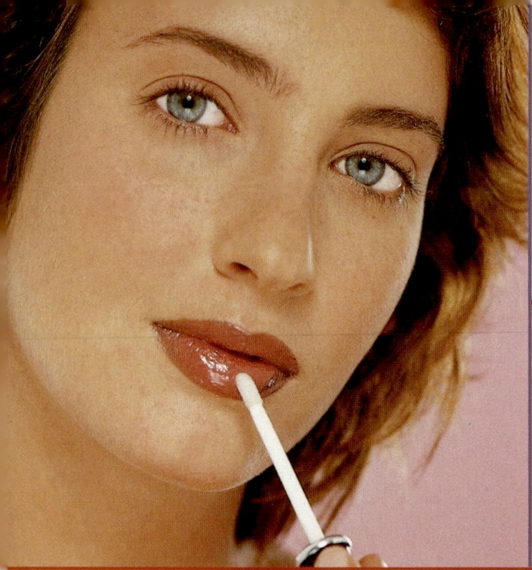

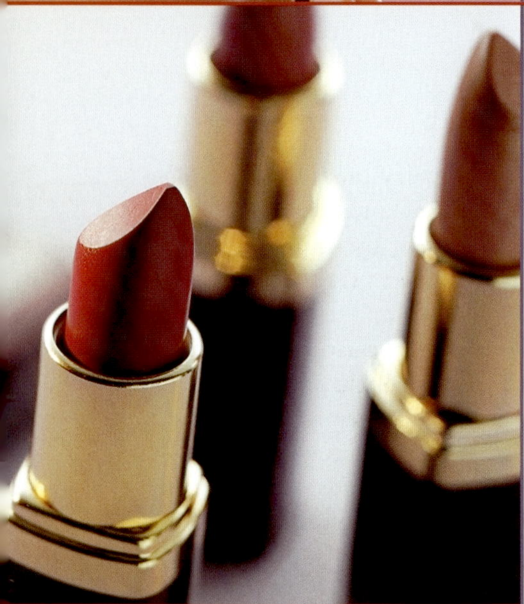

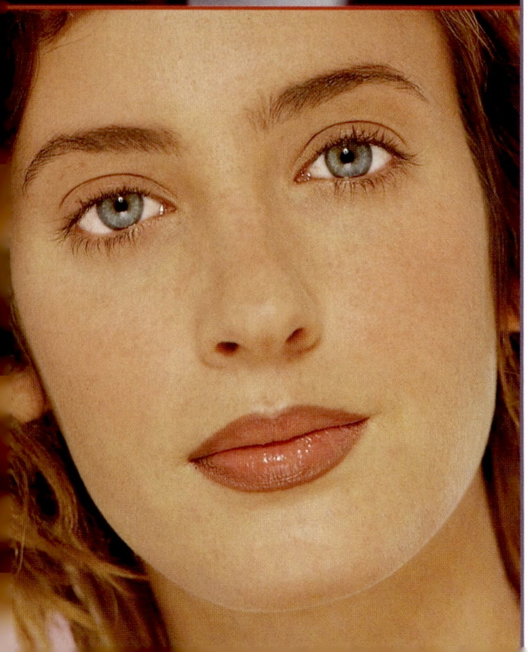

Alarmstufe rot

Lächeln bitte! Denn jetzt können Sie's bunt treiben und dick auftragen. Mit den besten Schminktipps rund um den Mund.

UNITED COLOURS

Hätten Sie's gewusst? In Russland ist karminroter Lippenstift der Renner, in England sind die Frauen wild nach einem soften Lila. Pink bevorzugt man in Taiwan, in Spanien ist Koralle der Favorit, in den USA ein rotbrauner Ton. Leidenschaftlich küsst man in Brasilien mit ochsenblutrotem Lippenstift. Und in Deutschland? Die meistverkaufte Farbe hierzulande ist Kupfer.

DER RICHTIGE TON

Ein kühnes Mauve oder ein mädchenhaftes Muschelrosa? Die Farbe der Lippen ist nicht nur eine Modeentscheidung, sondern sie sollte zum Hautton passen. So treffen Sie den Ton: Zu einem kühlen Teint passen blaustichige Flieder- oder Pinktöne, zu einem warmen Teint (mit einem leichten Gelbstich) Farben wie Apricot, Korallenrot oder Orange (Vorsicht bei gelblichen Zähnen!). Generell gilt: Neue Lippenstiftfarben nie auf dem Handrücken, sondern immer auf den Lippen probieren.

MISCHEN POSSIBLE

Eine Farbe, die sonst keine Frau hat? Einfach verschiedene Lippenstifte mischen. Sie brauchen nur ein wenig Fantasie. Und etwas Know-how: Ein beigemischtes Weiß gibt jeder Leuchtfarbe einen pastelligen Charakter, Beige dämpft knallige Farben und ein Schokobraun verzaubert ein klares, mattes Rot in eine geheimnisvolle Abendfarbe. Übrigens: Damit Stifte mit Glitzereffekten besser halten, die Lippen vorher mit süßem Mandelöl einreiben.

KUSSECHT

Das Dilemma bei der Fertigung von Lippenstiften: Will man haltbare Farben, braucht man dazu zähflüssige Öle und Wachse. Die aber pflegen wiederum nicht besonders gut. Möchte man den Pflegeaspekt betonen, werden leichtere Wachse und Öle verwendet, die cremiger im Auftrag sind. Leider aber weniger toll halten. Die Lösung für ein kussfestes Erlebnis: Zuerst eine leichte Foundation auftragen, da auf dieser Grundlage die Farbe besser haftet. Nach dem ersten Auftragen der Lippenfarbe ein Kosmetiktuch zwischen die Lippen pressen, bis dieses das Fett aufgesogen hat und nur noch Farbe aufliegt. Dann etwas losen Puder über die Lippen stäuben. Jetzt kommt nochmals eine Schicht Farbe drüber. Auch helfen neue Produkte mit raffinierten Techniken weiter: Damit der Lippenstift keine Spuren hinterlässt, gibt es eine Art Farbversiegelung (wir empfehlen „Magic Fix“ von ArtDeco). Ebenso soll der Wirkstoff Permatone die Farbe über acht Stunden hinweg auf dem Mund bewahren („LipFinity“ von Ellen Betrix).

SCHEIN ODER NICHT-SCHEIN

Mit einer matten Lieblingsfarbe einen lackierten Glamour-Mund zu zaubern ist einfach: Lippenstift plus Gloss heißt die Formel. Der Effekt funktioniert aber auch umgekehrt, wenn es z. B. den (momentanen) Favoriten nur als Glanzvariante gibt. Man trägt den glossigen Stift auf, nimmt eine Lage vom zweilagigen Kosmetiktuch und legt diese auf die Lippen: Dann leicht darüber pudern, sodass nur ein Hauch davon durch den Kleenex-Filter über die Lippen kommt.

FORMVOLLENDET

Fast 60 Prozent aller Frauen wollen nur das eine: volle Lippen. Sollte die Natur Sie nicht so reichlich beschenkt haben, hilft nur eines: Fake it! Mit optischen Tricks. Dunkle, intensive Farben, die sofort ins Auge fallen, verkleinern den Mund. Vorteilhafter sind also helle Töne. Ein Tupfer Gloss auf die Mitte der Lippen lässt sie ebenfalls voller erscheinen. Oder Gloss mit einem feinen Pinsel auf die obere Lippenlinie applizieren.

DAS DRUMHERUM

Konturenstifte geben dem Mund den richtigen Rahmen und verhindern vor allem, dass das Lippenrot „ausblutet“ und sich in die kleinen Fältchen rund um die Lippen einnistet. Der Vorteil: Konturenstifte bestehen aus festeren Wachsen und enthalten eine höhere Dosis an Farbpigmenten. Der Killer jeder Lippenfarbe ist ein Konturenstift, der dunkler ist als der Lippenton. Die harten Ränder sind nicht nur eine Stilmischung von Las Vegas und Reeperbahn, sondern sie machen auch alt.
Bei schmalen oder asymmetrischen Lippen den äußeren Rand der Lippenkontur mit einem Konturenstift nachzeichnen. Anschließend die Lippenfarbe mit einem Pinsel auftragen, zum Schluss die Konturen mit etwas Puder mattieren. Bei nach unten gezogenen Mundwinkeln: Keep smiling! Außerdem die Konturen kurz vor den Mundwinkeln enden lassen. Oder die Lippenecken mit einem Concealer abdecken und mit dem Lipliner eine aufwärts führende Kontur malen.

MUNDPROPAGANDA

Damit Sie beim Flirten lächelnd die Zähne zeigen können: Eine professionelle Zahnreinigung (zweimal im Jahr) ist Pflichtprogramm. Aufhellende Zahncremes (z. B. „Rembrandt“) immer nur eine Woche lang benutzen, weil sie sonst den Zahnschmelz angreifen können. Bei der Zahnpflege die Zunge mit putzen (Silberlöffel), weil sich gerade auf dem hinteren Teil gerne Bakterien und Beläge sammeln. Für einen guten Atem Minze oder Salbei kauen.

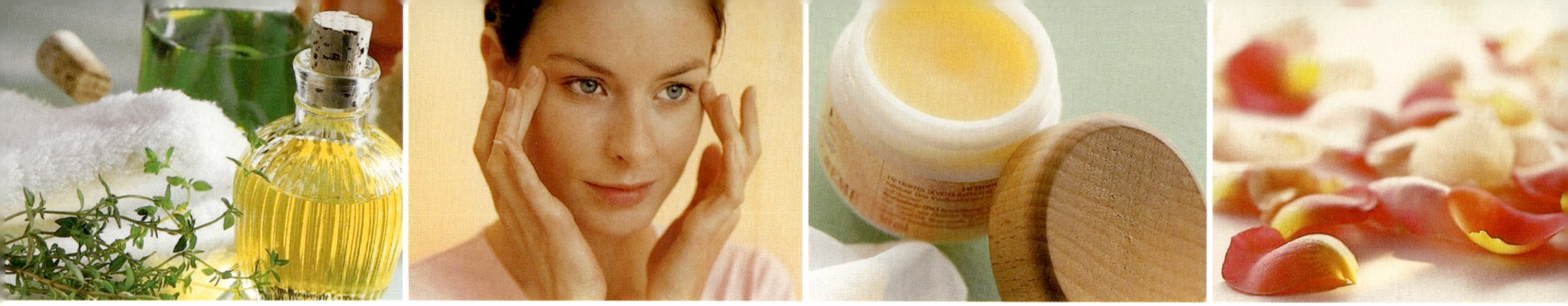

Basics

Natur de Luxe

Früchte, Blüten und Kristalle adeln die neue Naturkosmetik. Die Vitalpflege aus der grünen und blumigen Idylle hat nichts mehr mit den miefigen Produkten vergangener Zeiten zu tun. Der Trend besteht darin, dass in der High-Tech-Kosmetik immer mehr Ingredienzen aus der Natur verarbeitet werden. Trendsetterinnen: Ikonen aus Popmusik und Film, Stars wie Madonna und Julia Roberts.

Star-Qualität

Seit Filmstar Julia Roberts sich kosmetisch outete, gilt Reformhauspflege – vorher als spießig und bieder geschmäht – als Beauty-Kick schlechthin. Die Schauspielerin hatte sich anlässlich ihrer Oscar-gekrönten Rolle als „Erin Brokovich" zu der Rosencreme von Dr. Hauschka bekannt. Kurz darauf schwörten auch Jennifer Aniston und Gatte Brat Pitt auf die Rosencreme. Selbst Jack Nicholson cremt gewaltfrei. Allerdings favorisiert er die Hauschka-Gesichtsmilch. Weitere Trendsetter neben den biologisch-dynamisch angebauten und verarbeiteten Produkten von Dr. Hauschka: Caroline von Monaco, Claudia Schiffer und Isabell Adjani schwören auf die Schönheitsmittel der französischen Firma Nuxe, deren Basis Phytohormone und Aromaöle sind. Naomi Campbell liebt dagegen die Karottencreme von The Body Shop und Sophie Marceau ein Regenerationsblütengel von Annemarie Börlind. Selbst Doris Schröder-Köpf soll im Naturkostladen „Logona"-Handcreme kaufen. Für den Kanzler.

Mama Natur setzt Trends

High Tech versus Natur Pur – das ist keine Frage des Entweder-oder mehr, sondern des Sowohl-als-auch. Immer mehr traditionelle Beauty-Häuser widmen sich der Wissenschaft, die Wirkung natürlicher Ingredienzen intensiver zu erforschen, um sie gezielt in ihren synthetisch hergestellten Kosmetika einzusetzen. Beispiel Dior. Ein Luxus-Label, das nicht gerade das Image hat, bei Mondschein besungene, linksdrehende Kräuterextrakte anzumischen, um diese dann mit magischen Mantras an die Frau bzw. den Mann zu bringen. Dennoch: Die Dior-Labors entwickelten ein kostbares Elixier aus dem Nektar von Kniphofia-Blumen, das nur im Juni und Juli morgens zwischen sechs und acht Uhr abgezapft werden kann. Die damit versehene Pflegeserie „Prestige" soll trockene Haut regenerieren und glätten.

Stein-Reich

Der Kristall ist – aus der Perspektive des New Age betrachtet – eine ideale Kombination aus Vitaminpille und Elefant: Er verleiht dem

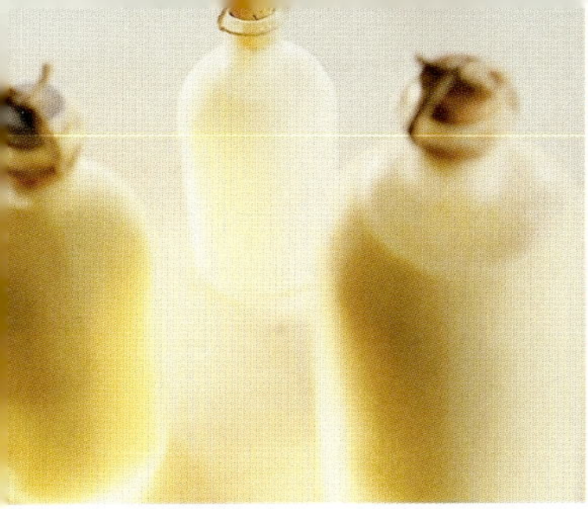
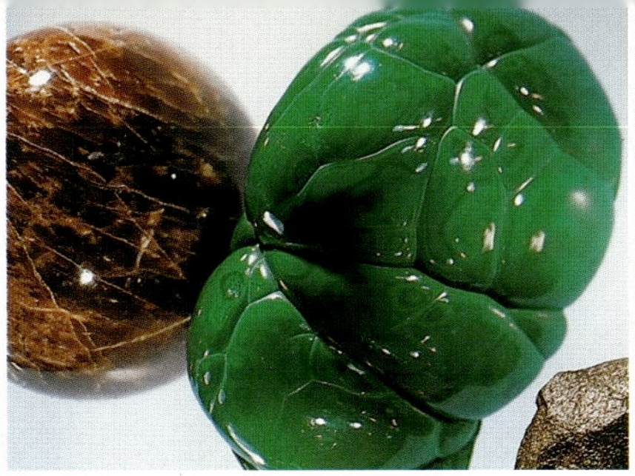
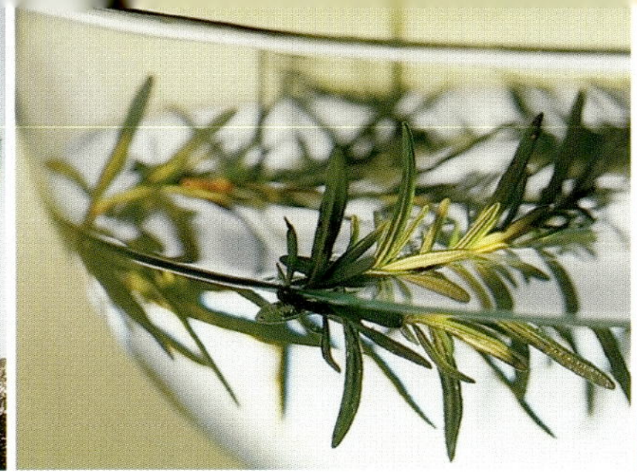
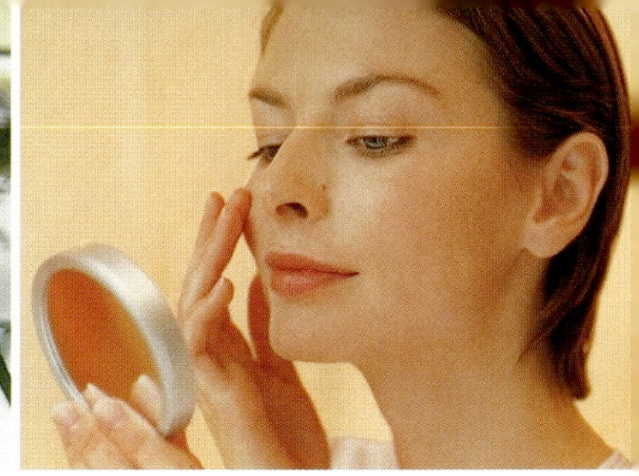

Benutzer Stärke und Schutz. Andere Edelsteine sollen Liebeskraft garantieren (Rosenquarz), Geld geradezu magnetisch anziehen (Pyrit) oder Prozac für die Psyche (Aquamarin) sein.

Die energetischen Kräfte von Edelsteinen sind esoterischer Schnokus für die einen, der Stein des Weisen für die anderen. Das Letztere neuerdings auch für die Kosmetikindustrie. Man hat nämlich herausgefunden, dass manche Mineralien wie ein winziger Mikrochip in einem Computer wirken, der diesen mit Power versorgt. Turmalin zum Beispiel. „Die Mineralien dieses Steins", so erklärt Peter Matravers von der Forschungsabteilung der Kosmetikmarke Aveda, „eingeschleust in eine Gesichtscreme, stimulieren andere Inhaltsstoffe in ihrer Wirkkraft. Wir haben festgestellt, dass der Teint anschließend noch mehr strahlt." Unsere Aveda-Hits: „Tourmaline Charged Hydrating" und die „Eye Cream".

Diese elektrizitätsleitende Eigenschaft von Turmalin macht sich auch die US-Kultmarke La Mer zunutze. Besonders favorisiert wird von uns der „Eye Balm". Doch noch nicht genug Luxus – eine andere Goldmine für glatte Haut heißt Malachit. Der brasilianische Edelstein absorbiert Lichtenergie, die ebenfalls die Wirkung anderer Ingredienzen intensiviert.

Boulevard Bio

Ein kleiner Streifzug durch die Bio-, Natur-, Öko- und Phytowirkstoffe: Aloe Vera beruhigt, Arnika wirkt entzündungshemmend (ist aber, wie nachgewiesen wurde, mit einem erhöhten Allergierisiko verbunden!), Gurke durchfeuchtet und bleicht die Haut, Malve sorgt für Elastizität. Andere Heilpflanzen festigen (wie Schachtelhalmextrakt) und schützen die Haut (Shiitake-Pilze). Rosen erfrischen, Johannisbeerkernöl und Silberbirke glätten, Ginkgo vitalisiert.

Allergie-ABC

High Tech oder Naturkosmetik? Immer mehr Frauen vertragen keine Produkte, die petrochemische Beimischungen haben. Andererseits reagieren Allergikerinnen beispielsweise auf Soja oder Arnika. Generell gilt: Die Allergiegefahren bei beiden Produktrichtungen sind in etwa gleich groß. Natürlich sollte, wer eine Erdbeerallergie hat, die Finger von dem (ayurvedischen) Tipp lassen, die Zähne mit dem Essen von Walderdbeeren aufzuhellen. Dennoch sollen allgemein einheimische Pflanzen besser verträglich sein als Exoten (z. B. Cremes mit Ananas- oder Papayaextrakten). Lösung: Bei Unsicherheiten unbedingt eine Hautanalyse beim Dermatologen machen lassen. Übrigens ist bei herkömmlichen Konservierungsmitteln das Allergierisiko geringer als bei ätherischen Ölen. Darin enthaltene Terpene können allergieauslösend sein. Faustregel: Je schlichter die Rezeptur, desto weniger Risiko. Auch wichtig: Die Haut nicht ständig durch eine Veränderung der Pflege irritieren.

Für Kontroll-Freaks

Ist das Apfel-Lipgloss mineralölfrei? Die Karottencreme auf biologischer Basis hergestellt? Um dem Verbraucher mehr Sicherheit zu geben, dass „Natur" im Tiegel drin ist, wenn's drauf steht, hat der BDIH (siehe Adresse im Anhang) das Gütesiegel „Kontrollierte Natur-Kosmetik" entwickelt, das über 300 Hersteller und Vertreiber von Naturkosmetik verwenden dürfen. Danach müssen folgende Kriterien erfüllt werden:

- Die pflanzlichen Rohstoffe haben „soweit als möglich" aus kontrolliert biologischem Anbau zu stammen.
- Tierische Rohstoffe dürfen nur dann eingesetzt werden, wenn sie vom lebenden Tier gewonnen werden (z. B. Wollfett).
- Bewusst verzichtet wird auf synthetische Farb- und Duftstoffe, Silikone, Paraffine und andere Erdölprodukte.
- Genmanipulationen werden abgelehnt.

Magische Augenblicke

Die Augen liefern 40 Prozent aller Sinneseindrücke und sind empfindlichstes Sinnesorgan. Hier die besten Eyecatcher für den verführerischen Blick.

Der perfekte Rahmen

Die Augenpartie ist besonders zart, weil die Haut hier drei- bis fünfmal dünner ist als im übrigen Gesicht. Deshalb braucht sie besondere Zuwendung und Schutz. Eine Augencreme ist (ab Mitte 20) obligatorisch, einmal wöchentlich eine Maske pampert den Augenbereich zusätzlich. Beim Auftragen einer Augencreme oder eines Augengels (gut bei Kontaktlinsen) ist die Technik wichtig: Auf dem Oberlid immer von innen nach außen streichen; unter dem Unterlid von außen nach innen sanft einklopfen.

➤ **Quick-Tipp** vor dem Auftragen des Make-ups: Eine mit Lavendel und Flachssamen gefüllte Stoffmaske (gibt es bei The Body Shop) wirkt nach fünf Minuten entspannend. Einfach nur auf die Augen legen! Kühlmasken, die mit Kügelchen oder Gel ausstaffiert sind, sollten immer dann im Eisschrank aufbewahrt werden, wenn die Nacht länger werden könnte: Gekühlt auf die geschwollenen Augen gelegt, erfrischen sie sofort und ziehen das Wasser aus den Augensäcken ab.

➤ **Model-Tipp**: Vor Fotoshootings sind die „Anti-Falten-Augen-Pads“ von Diadermine hoch im Kurs.

Augenweide

Nichts verändert den Gesichtsausdruck stärker als die Form der Augenbrauen. Schon eine winzige Korrektur kann den Typ einer Frau komplett verwandeln. Der Visagist Tom Pechéux ist davon überzeugt, dass „schöne Augenbrauen so wichtig sind wie eine gute Maniküre“. Denn gerade mit zunehmendem Alter werden die Flaumhärchen am Ende der Braue im Schläfenbereich dicker und dunkler, wodurch ein leicht ungepflegter Eindruck entstehen könnte. Also – weg mit den Härchen. Das öffnet sofort den Blick und lässt jünger erscheinen.

ZUPFEN – SO GEHT'S

Um Ihre klassische Brauenlinie zu ermitteln, hier der Profi-Bleistift-Trick:

1. Ein Stift, senkrecht am Nasenflügel angelegt, markiert den Anfang der Braue.
2. Um den höchsten Punkt des Brauenbogens zu ermitteln, müssen Sie den Stift in diagonaler Linie von der Oberlippenmitte über den Nasenflügel zur Iris legen. Die Schnittstelle der Braue markiert die Spitze.
3. Enden sollte die Braue in der Verlängerung des Stiftes der Achse Oberlippenmitte und äußerer Augenwinkel.

Zupfen Sie am besten nach einer heißen Dusche, dann lassen sich die störrischen Härchen einfacher aus den Wurzeln lösen. Danach Aloe Vera auftragen oder mit Eiswürfeln kühlen.

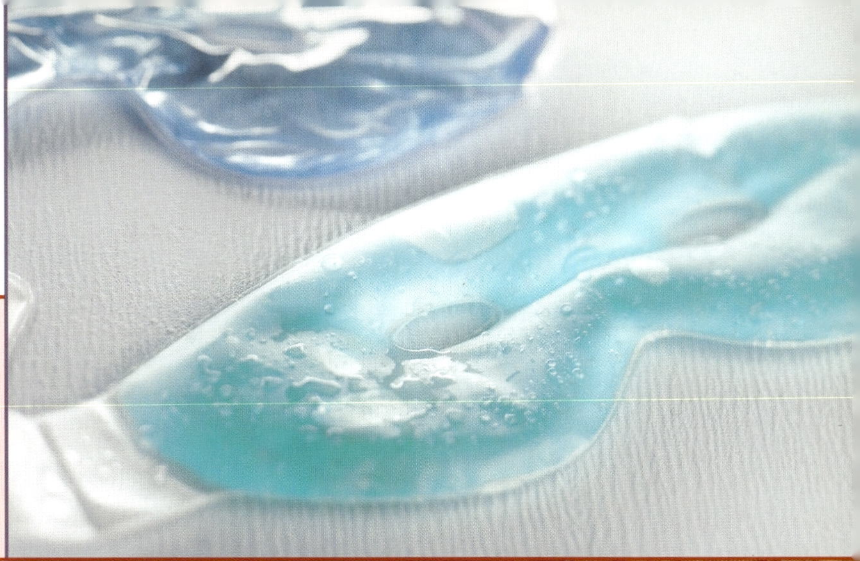

DEN BOGEN RAUS

Nicht jede Frau hat einen dichten Brauenbogen, oftmals weist die Anordnung der Härchen winzige Lücken auf. Der Expertentrick von Chanels Chefvisagistin Heidi Morawetz: „Zunächst die Brauen nach unten kämmen, dann mit einem Brauenstift exakte Linien stricheln. Ist der Brauenstift etwas dunkler als die natürliche Brauenfarbe, bekommt der Boden mehr Ausdruck. Eine hellere Nuance öffnet die Augenpartie insgesamt. Anschließend die Brauen nach oben und außen striegeln und mit einer farblosen Mascara oder etwas Haargel fixieren."

STAR-LOOK

Für bestimmte Augenblicke im Leben den Look von Cindy Crawford oder Audrey Hepburn? Die richtige Augenbrauenform ist nur einen Mausklick entfernt: Unter www.eyebrowz.com gibt's Schablonen von Promi-Augenbrauen (ungefähr 60 Modelle) – zum Nacharbeiten.

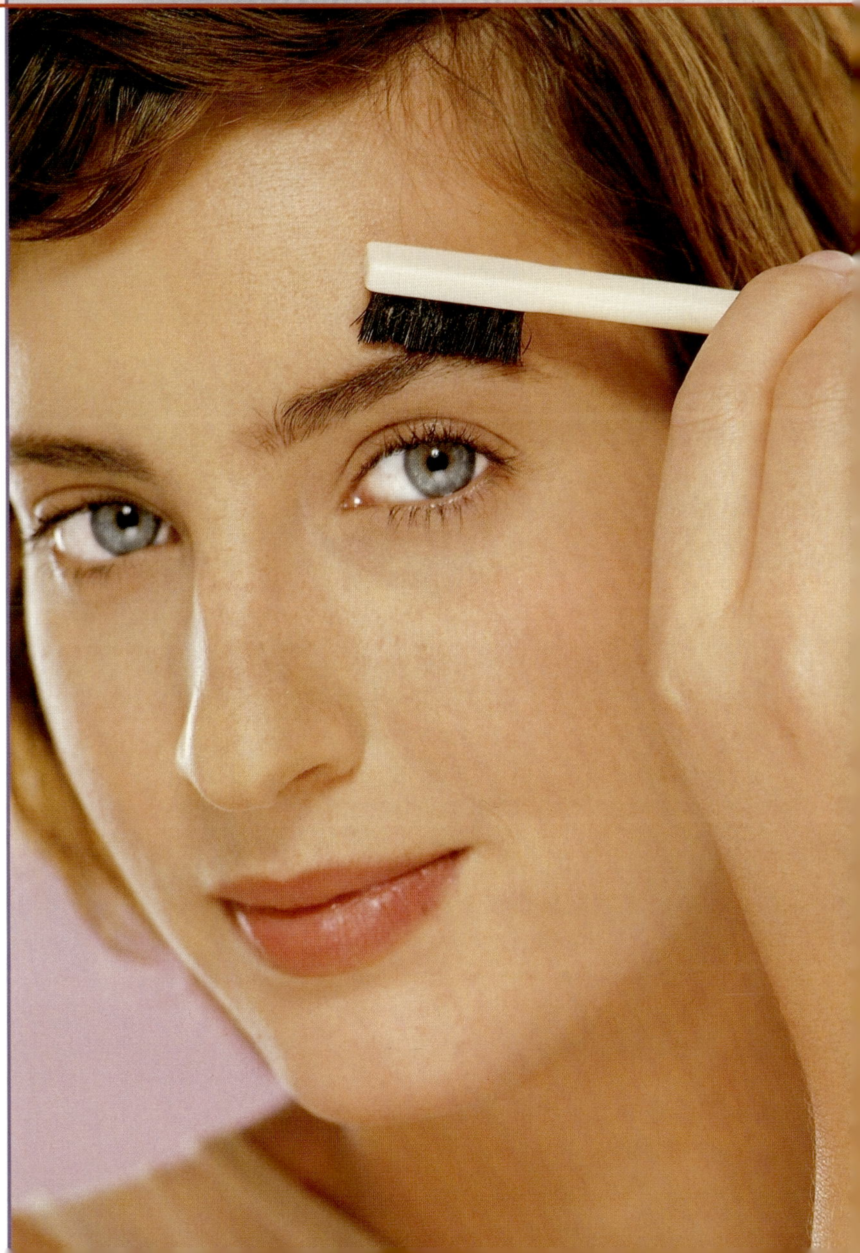

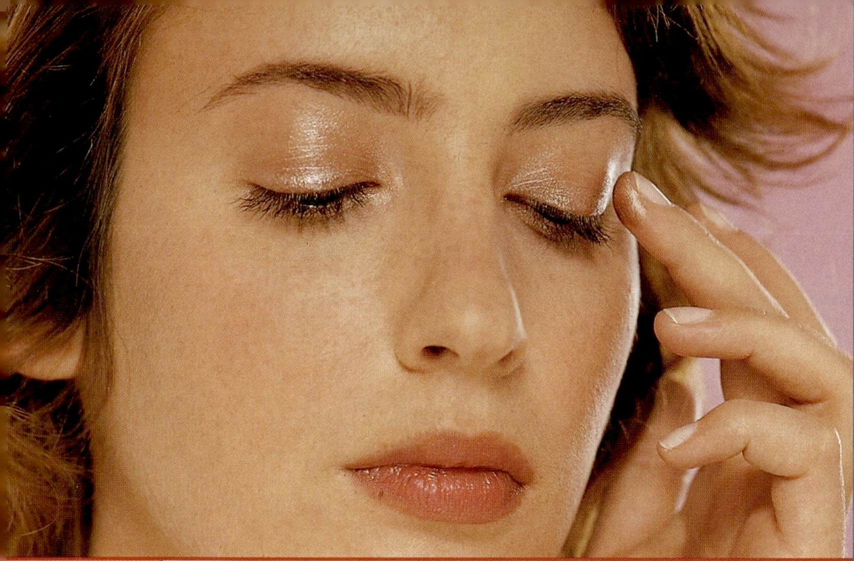

TIPP

Tricks zum Liebäugeln

- Augen nie im Vergrößerungsspiegel schminken !
- Hausmittel für schönere Wimpern und Brauen: Abends regelmäßig mit Rizinusöl oder „Lipocils“ (von Talika) bürsten.
- Heißer Tipp aus der Transvestitenszene: (Zusammenziehende) Hämorrhoidensalbe soll gegen dicke Augen und Tränensäcke helfen. Vorsicht bei Kontaktlinsen; am besten nachts ausprobieren, weil die Fette ins Auge kriechen können.
- Für Brillenträgerinnen: Kurzsichtige können ein dramatischeres Augen-Make-up vertragen, weil die Gläser die Augen verkleinern. Brillen für Weitsichtige und Bifocal-Brillen vergrößern dagegen die Augen: Deshalb auf grelle Effekte verzichten und sanfte, neutrale Töne bevorzugen.
- Nicht jeder kann mit einer Wimpernzange umgehen. Für einen schönen Schwung gibt’s auch eine Dauerwelle für Wimpern (nur von einer Kosmetikerin ausführen lassen) oder ein batteriebetriebenes Bürstchen: „Elegant Eyes“ von Jolie Lash.

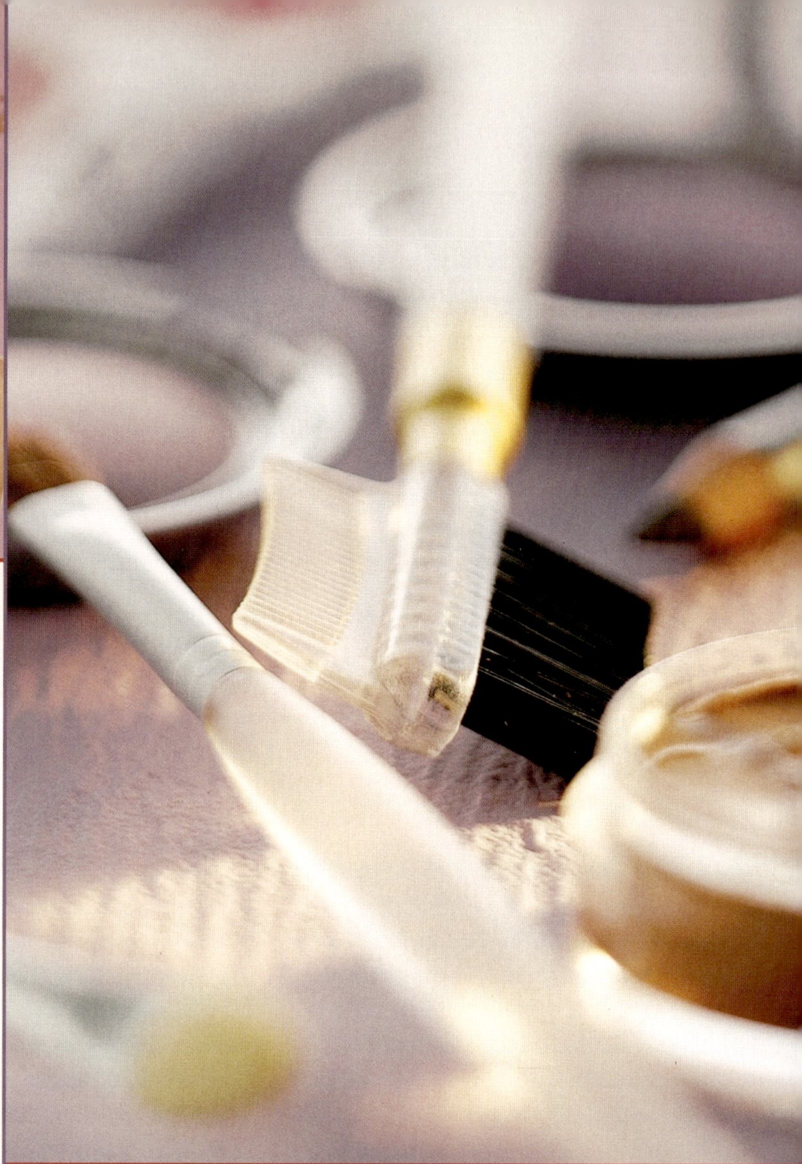

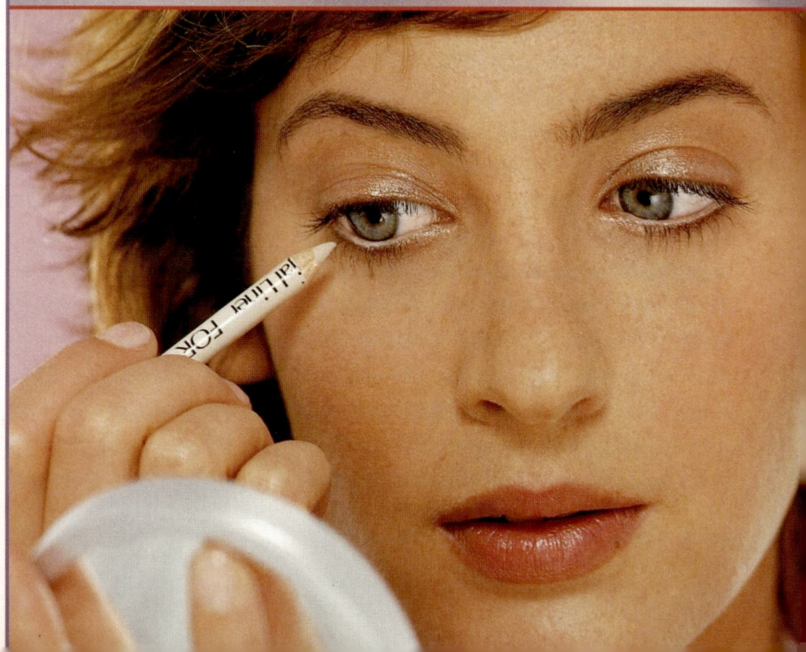

MANCHE MÖGEN'S ZART

Flüssiger Eyeliner liegt im Trend, doch er braucht eine ruhige Hand. Oder wollen Sie etwa wie Morticia Addams unter Starkstrom aussehen? Wie es am besten klappt, erklärt Kristin Dey, Visagistin in Berlin: „Vor einem senkrechten (!) Spiegel den Kopf nach hinten beugen (etwa 45 Grad). Dann den Strich in der kleinen Rille zwischen Wimpern und Lid von innen nach außen ziehen." So gelingen auch feine Linien und eine helle Lücke zwischen Wimpern und Eyeliner kann gar nicht erst entstehen. Zieht man nur einen oberen Lidstrich, wirkt das Auge offener und ausdrucksvoller. Für einen dramatischen Abend-Look können Sie das ganze Auge umranden. Doch aufgepasst, eine schwere Ummalung kann vulgär aussehen. Kohl- und Kajalstifte sind einfacher anzuwenden. Immer mit einer leicht abgestumpften Spitze arbeiten und vor dem Auftragen das Augenlid mit einer speziellen Creme betupfen – so erhalten Sie eine breite Linie, die sich wunderbar verwischen lässt. Ein Trick der Hollywood-Visagisten: Sie erwärmen mit dem Föhn den Kajal, damit er schönere Linien zieht. Bei dunklen Umrahmungen nie auf einen Concealer verzichten: Die Beauty-Branche schwört auf „Touche Eclat" von Yves Saint Laurent.

–

MACH MIR DIE DIVA!

Ein Licht- und Schattenspiel ist die Basis des Diva-Make-ups. Sein besonderes Kennzeichen: der tiefe Blick. Dieser Klassiker ist in einem Akt in fünf Schritten vollbracht (dauert circa acht Minuten).

1. Einen schwarzen Lidstrich am oberen Wimpernrand ziehen; das Ende läuft nach oben aus.

2. Dann einen hellen Lidschatten (gelbliche Töne eignen sich sehr gut) auf das innere Lid und unter dem Brauenbogen auftragen.

3. Jetzt einen dunkleren Lidschatten (in einem Beige- oder Braunton) entlang der Lidfalte bis zum äußeren Augenwinkel applizieren, etwas zarter auf das gesamte Lid verteilen. Mit einem Wattestäbchen den Übergang am Augenwinkel nach außen hin verwischen.

4. Dunkelbraunen Lidschatten mit dem Finger nun entlang der Lidfalte bis zum äußeren Augenwinkel verteilen.

5. Hellen Lidschatten am unteren Wimpernrand auftupfen und verwischen. Den Lidstrich nachzeichnen und Wimpern zweimal kräftig tuschen.

–

AUFSCHLAG MIT RAFFINESSE

Dieses zarte Augen-Make-up steht fast allen Frauen toll: Einen soft schimmernden Cremelidschatten mit den Fingern auf das Lid bis hoch zur Braue verteilen. Dann feinen Lidstrich in Braun (Schwarz wirkt oft sehr hart) ziehen; am inneren Augenwinkel verwischen. Wimpern in zwei Schichten tuschen, die zwischenzeitlich trocknen sollten. Mit einem dicken, abgeschrägten Pinsel pudrigen Lidschatten in einem ähnlich hellen Ton am unteren Lid entlang auftupfen.

Der Drama-Look für Wildkatzen und Nachteulen auf Beutefang: Einen Lidstrich mit einem schwarzen Eyeliner ziehen; unteres inneres Lid mit Kajal ausmalen. Anschließend mit einem feinen Pinsel schwarzen Lidschatten oberhalb des Lidstrichs verteilen und sanft verwischen; mit einem dicken Pinsel schwarzen Puder auf dem ganzen Lid bis in die Falte verteilen. Wimpern mehrmals kräftig tuschen.

So geht Schönheit unter die Haut

Sie stehen uns ins Gesicht geschrieben: Stimmungen, Gefühle, Alter und Gesundheitszustand. Mit der Zeit verliert die Haut an Elastizität, die Muskeln erschlaffen, die Lippen werden schmaler, Falten entstehen. Die Lösung: Lifting light durch Gesichtsmassagen. Credo: Nehmen Sie Ihr Aussehen selbst in die Hand – durch eine energetische wie mechanische Entspannung verkrampfter Muskeln.

Klarer Fall – Sie müssen was tun!

Einsatzort Mund

Die beste Faltentherapie: Küssen! Der Puls steigt dabei auf 150 Herzschläge in der Minute, jede Menge Endorphine – körpereigene Opiate – werden ausgeschüttet, und immerhin sind beim Küssen 34 Gesichtsmuskeln im Spiel. Besonders wichtig für verführerische Lippen ist das Training des *Musculus Orbicularis Oris* – er ist für die O-Stellung des Kussmundes zuständig.

Der Quickie

Das breite innere Lächeln ist eine Übung, die vielleicht albern klingt; besser man lässt sich dabei nicht erwischen, weil man etwas debil dreinschauen könnte. Dazu lächelt man sich selbst – wie auf seinem Lieblingsfoto – zu. In der Folge entspannen sich nach und nach Gesicht, Kiefer und Zunge. Inoffizieller Name dieser Technik: Mach mir die Julia Roberts!

Unendliches Kreiseln

Eine klasse Technik für alle, die unter roten Gesichtsäderchen (Couperose) leiden, ist die Bindegewebsmassage. Sie funktioniert ganz simpel. Mit den Fingern sanft die Haut drücken und auf der Stelle kreisförmig massieren. Die Haut weder zerren noch die Finger verrutschen lassen. Sie können das Kreiseln der Finger an mehreren Punkten hintereinander ausführen. Dies kräftigt die Blutgefäße und das Bindegewebe.

Plastische Massage

Die so genannte plastische Massage setzt dort an, wo auch die ästhetisch-plastische Gesichtschirurgie ihren vornehmlichen Ausgangspunkt hat: bei der lokalen Reduktion der Muskelaktivität. Im Endergebnis hofft man in beiden Fällen auf eine Minimierung der Ausdrucksfalten. Entwickelt wurde die Methode der plastischen Massage von dem Luxus-Beauty-Haus Chanel in Zusammenarbeit mit C.E.R.I.E.S., dem französischen Institut für epidermale und sensorische Forschung. Die Leiterin der klinischen Abteilung, Dr. Frédérique Morizot, erklärt das Vorgehen: „Durch tiefgreifende Kneifbewegungen wird das Bindegewebe gerade in jenen Zonen gestärkt, in denen sich die Ausdrucksfalten eingraben. Zudem kommt es zu einer Anregung des Stoffwechsels. Feine Falten werden dagegen mit oberflächlichen Kniffen bearbeitet.“ Die Firma Chanel bietet für die Massage spezielle Baumwollhandschuhe mit verstärkten Fingerkuppen an, aber sie funktioniert auch ohne. Die Modellierungsmassage stets vor dem Auftragen einer Creme ausführen, damit die Haut deren Inhaltsstoffe besser aufnehmen kann. Alle Kneifbewegungen werden mit Zeigefinger und Daumen symmetrisch ausgeführt, die einzelnen Schritte sind aufeinander abgestimmt. Und so geht's (siehe rechte Seite):

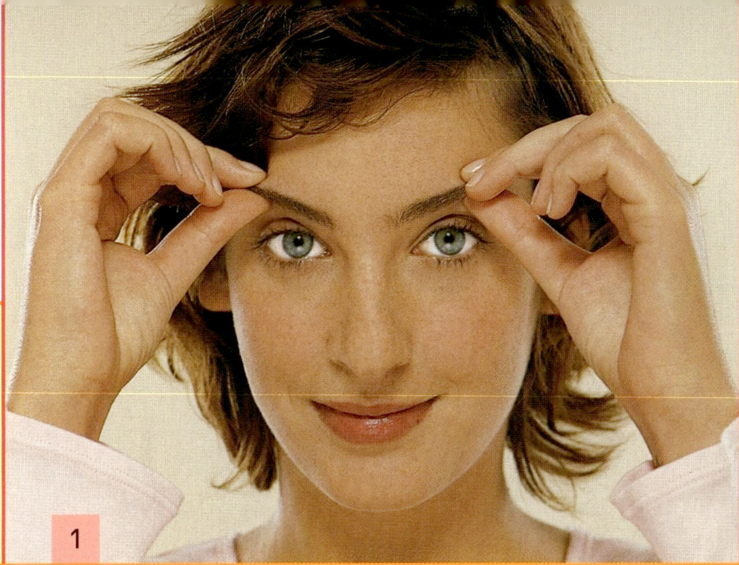

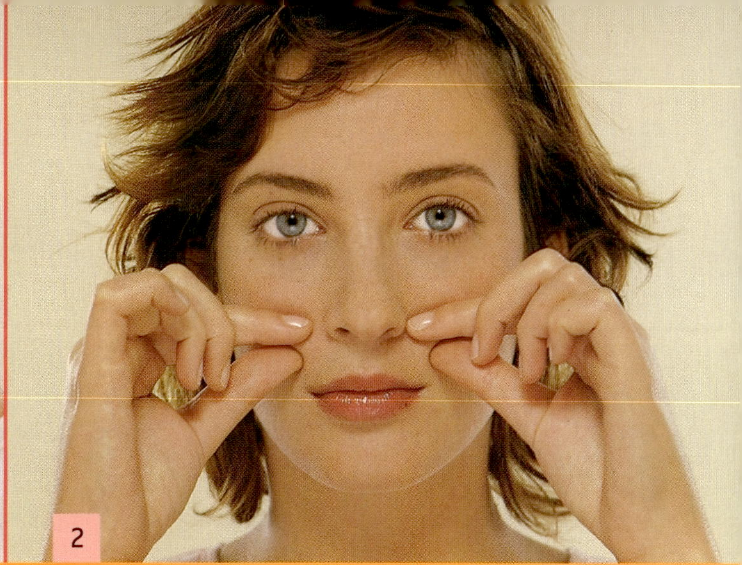

1. Augen und Schläfen
Zur Muskelentspannung in diesem Bereich kneifen Sie die Augenbrauen von innen nach außen.

2. Nasolabialfalte
Zur Entspannung und Reduzierung dieser hartnäckigen Falte empfiehlt es sich, immer im 90-Grad-Winkel quer zur Falte zu kneifen.

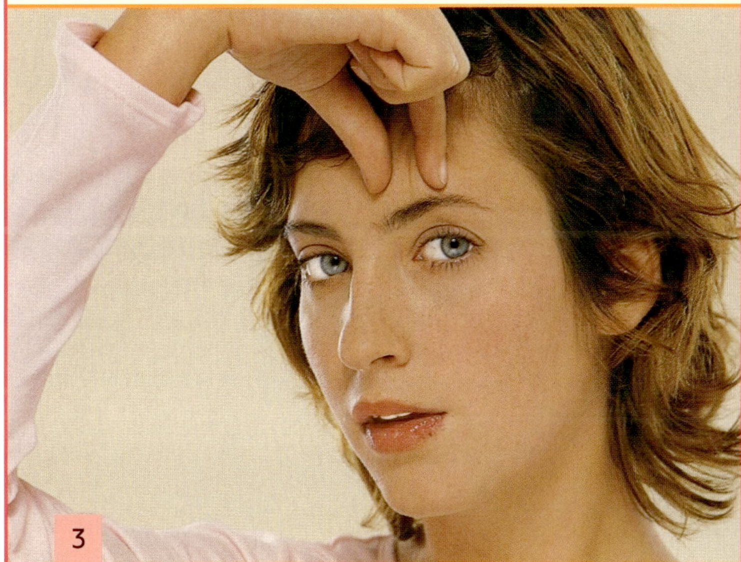

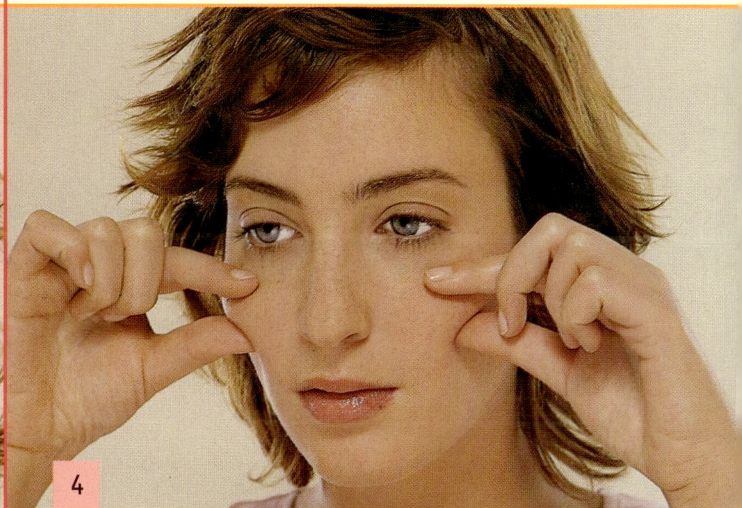

3. Stirnfalten
Um eine Schwächung und Minderung zu erzielen, sollten Sie quer zu diesen Falten kneifen.

4. Wangenpartie
Zur Stimulation der Wangen tiefe Kneifbewegungen immer von innen nach außen ausführen. Achtung: Nicht bei Couperose – da hilft eine Bindegewebsmassage.

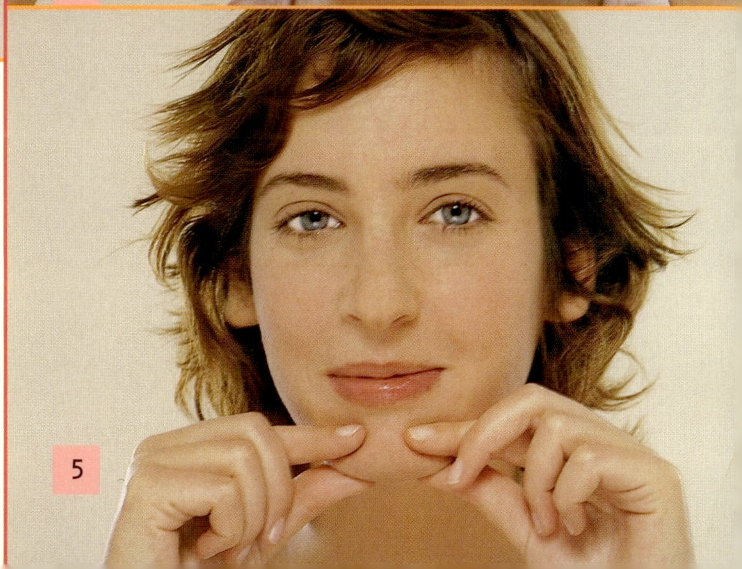

5. Kinn
Zur Festigung der Konturen die Kinnlinie mehrmals kneifen.

1. Stirn
Mit kreisenden Bewegungen von der Mitte der Stirn nach außen massieren; mit leichtem Druck an den Schläfen enden.

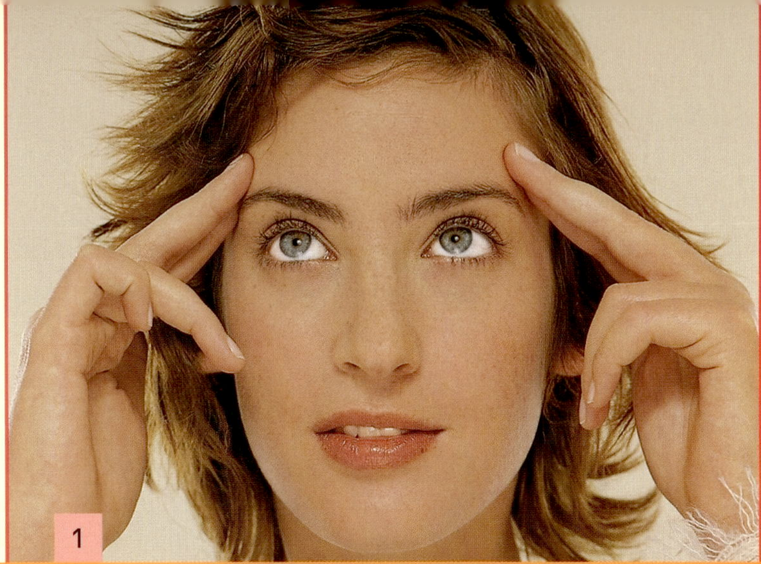
1

2. Nase
Kräftig an beiden Seiten der Nase abwärts streichen; an den Nasenflügeln auf und ab reiben.

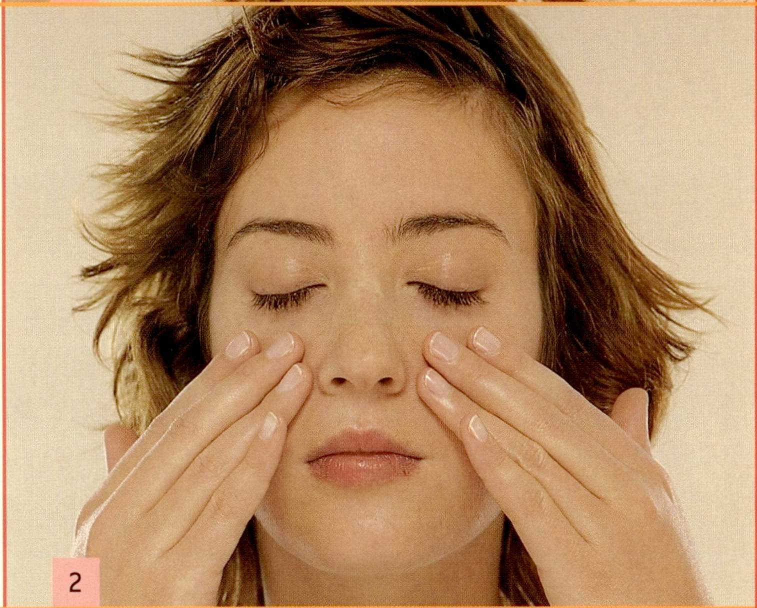
2

3. Mund
Von der Mitte der Unterlippe zu den Mundwinkeln massieren; dabei die Lippenlinie leicht nach oben drücken und die Finger mit einer Vorwärtsbewegung wegschnippen lassen.

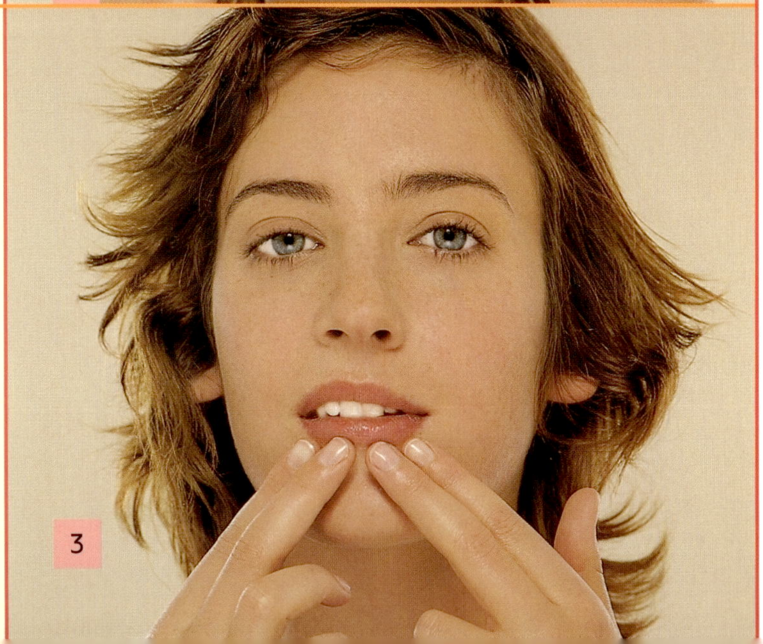
3

Qi-Massage

Eins der traumhaftesten Beauty-Erlebnisse: eine japanische Qi-Massage, die aber leider nur von ausgebildeten Therapeutinnen vorgenommen werden kann. Gute Adressen sind die Shiseido-Beauty-Studios in den Hotels Traube Tonbach im Schwarzwald und Unterfahrt am Tegernsee. Bei dieser Technik müssen etwa 198 verschiedene Handgriffe, die eine Kombination von asiatischen und westlichen Elementen darstellen, beherrscht werden. Stimuliert werden dabei die Tsubos, Akupressurpunkte, die die Nerven der Haut mit den inneren Organen verbinden. Die Qi-Massage stärkt die Blutgefäße, regt den Stoffwechsel an, aktiviert die Spannkraft der kollagenen und elastinen Fasern, entspannt und beeinflusst den Hormonhaushalt. Große Erfolge verzeichnet sie auch bei Akne.

Als Alternative für das luxuriöse Verwöhnprogramm hat die japanische Beauty-Firma Shiseido eine Drei-Minuten-Massage entwickelt, die jeder problemlos bei sich zu Hause machen kann. Bei dieser Massage stets beide Hände einsetzen:

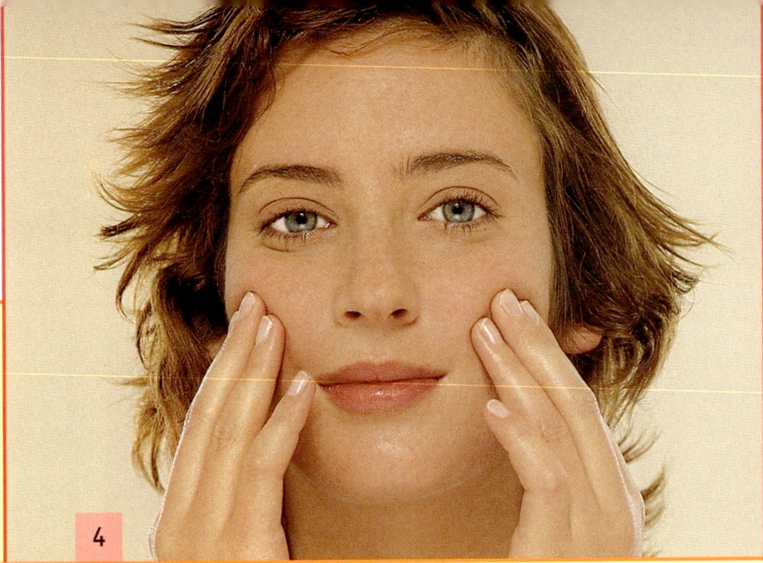

4

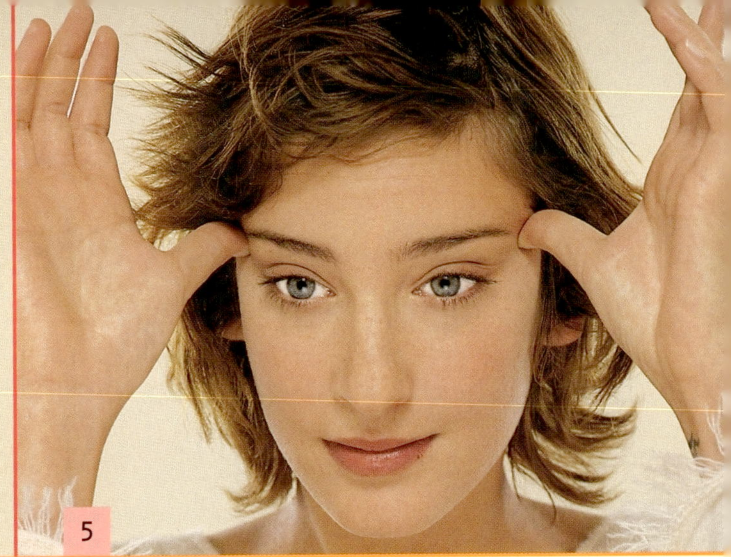

5

4. Wangen

In kreisenden Bewegungen aufwärts und nach außen massieren – mindestens dreimal wiederholen.

5. Augen

Die Augenwinkel unterhalb der Brauen drücken; rund ums Auge streichen und mit leichtem Druck an den Schläfen enden.

6. Kinn

Mit Zeige- und Mittelfinger, die eine Schere bilden sollen, in Richtung Ohr massieren, mit Daumen und Zeigefinger zurückgleiten.

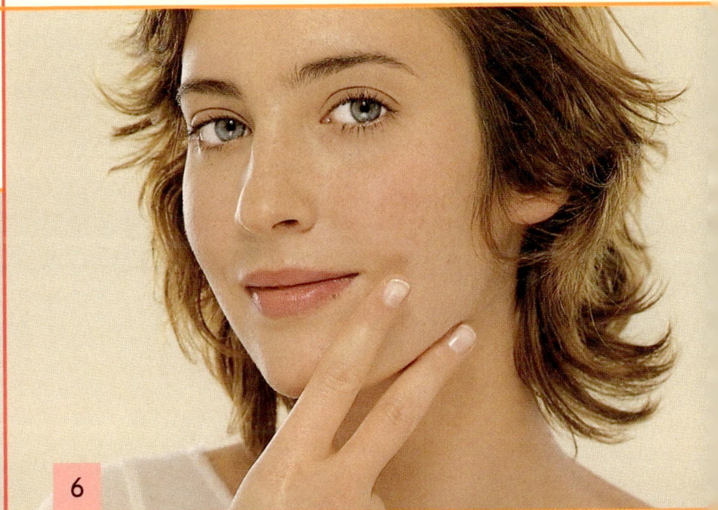

6

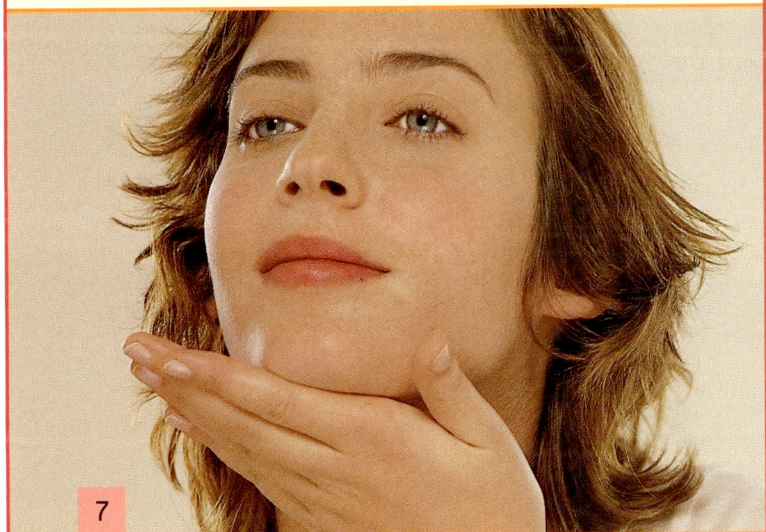

7

7. Hals

Mit beiden Handflächen abwechselnd vom Dekolleté zum Kinn kräftig aufwärts streichen.

8. Ohr

Abschließend mit Daumen und Zeigefinger das Ohr massieren, dann vor der Ohrmuschel mit dem Daumen abwärts streichen.

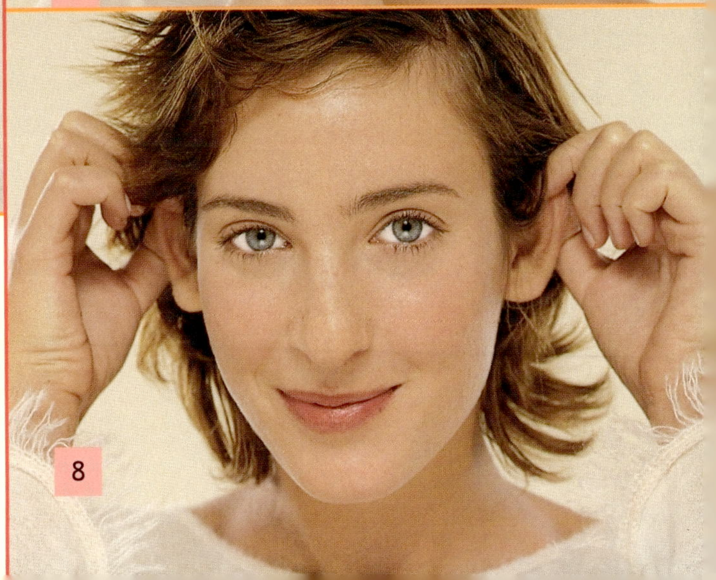

8

INFO

Inside Hollywood

Viele Hollywood-Stars lassen sich für die Oscar-Nacht mit zarten Handgreiflichkeiten verschönern. Ihr Trick: Facial Harmony. Diese ganzheitliche, regenerative Gesichtsmassage, die in Australien entwickelt wurde, basiert auf der Entstehung und Beobachtung unserer Mimikfalten. Facial Harmony, auch Charis Cara genannt, geht davon aus, dass das Gesicht ein Spiegel des Innenlebens ist. Stress, Ängste, Wut, Sorgen und auch deren Unterdrückung finden im Gesicht buchstäblich ihren Ausdruck. Durch eine sanfte und gezielte Fingerarbeit werden Spannungen im Muskelbereich abgebaut und der normale Zustand der Muskelfasern wiederhergestellt. Das Ergebnis dieser Technik ist beeindruckend: volle Lippen, offener Blick, ausgeruhte Gesichtszüge und weniger Falten. Unterstützend können bei dieser Loslass-Lektion Aromaöle und Musik eingesetzt werden. Besonders in Süddeutschland hat Facial Harmony eine große Fan-Gemeinde.

Schönstens im Griff

Das Touch Research Institute in Miami beschäftigt sich ausschließlich mit der Wirkung von Massagen auf den Körper. In seinen Forschungen wurde immer wieder bestätigt: Die Handeinsätze bauen Cortisol und Norepinephrin ab, die Stress- und Angsthormone. Massagen, so ist bewiesen, helfen gegen Spannungen, Müdigkeit und Konzentrationsmangel. Von Wilhelm Reich, einem Schüler von Sigmund Freud, wissen wir: Muskeln drücken Gefühle aus. Oder unterdrücken sie. Wenn zu viel des Guten unterbunden wird, blockiert der Körper in seinen Muskeln Energie. Und genau dies gilt es aufzulösen, sodass die Lebensenergie – im Japanischen wird sie „Qi“ genannt – wieder fließt. Doch kann man einen Porzellanteint nicht über Nacht herbeistreicheln. Deshalb gehören Gesichtsmassagen bei den Japanerinnen zum täglichen Ritual. So rät die Kosmetikerin Ute Braack: „Ganz gleich, welches Schönheitsmittel Sie benutzen, wenn man sich eincremt, sollte man das Produkt nicht einfach auftragen, sondern es wirklich einmassieren.“

1. Wange

Eines der effektivsten Workouts gegen eine schlaffe Wangenpartie und gegen die unangenehme Folge von herunterrutschenden Bäckchen (mittels Schwerkraft) geht ganz einfach: Dazu die Unterlippe über die Oberlippe ziehen. Dann in drei Abstufungen nach oben in die Schläfe hineinlächeln. Die letzte Lächelposition mindestens eine halbe Minute halten. Anschließend geht es wieder in den drei Schritten in die Ausgangsposition zurück. Wichtig ist dabei, dass das rückwärtige Lächeln stets langsam erfolgt – erst dieses Vorgehen garantiert den Effekt. Das Bäckchen-Facebuilding trainiert den Musculus levator labil superioris, *der von der Lippe bis zum Jochbein geht und das Gesicht in Form hält.*

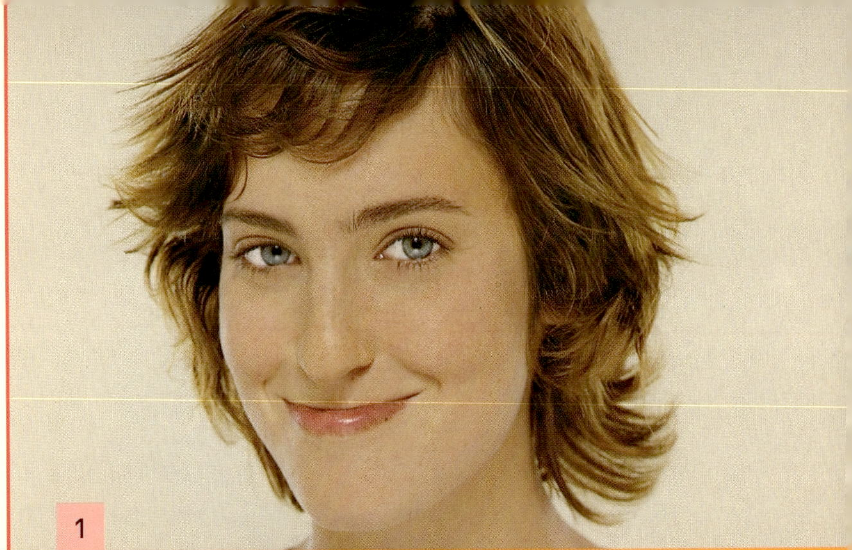

1

Mimo-Gymnastik

Besser, Sie lassen sich bei diesen Übungen nicht von Ihrem Mann oder Lover erwischen. Er könnte jeglichen Respekt vor Ihnen verlieren – man kann dabei nämlich ziemlich dämlich aussehen. Wichtig ist bei diesem Mimiktraining, dass Sie es kontrolliert vor dem Spiegel ausüben. Fangen Sie am besten gleich damit an. Es macht Spaß!

2. Zornesfalten

Um gegen diese hässlichen Falten anzugehen, sollten Sie mehrmals am Tag mit den Fingern die Augenbrauen fixieren und diese nach oben ziehen.

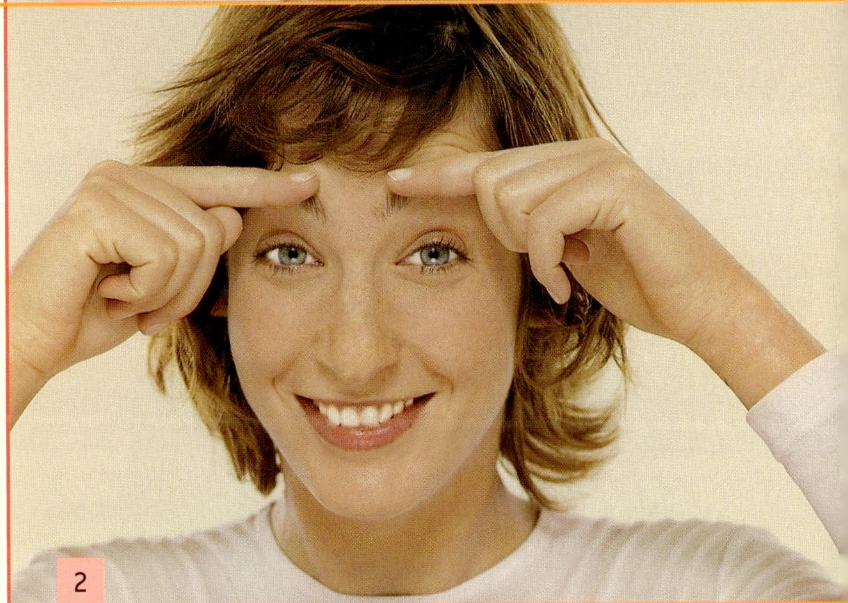

2

3. Nasolabialfalten und tiefe Augenhöhlen

Um gegen diese Störenfriede der Schönheit anzugehen, sollten Sie beide Zeigefinger links und rechts der Nase auf die Haut drücken. Dann die Nasenflügel blähen und die Nase rümpfen. Dabei „iiiih" sagen und die Oberlippe nach oben ziehen. Wieder in drei Schritten diesen Ausdruck bis zum oberen Stirnrand und wieder zurück nach unten wandern lassen. Trainiert den Musculus zygomaticus major, *der fächerförmig bis hoch zum Augenring geht.*

4. Mundpartie (ohne Foto)

Die Lippen aufeinander pressen und Wangen anspannen! Manche sollen davon schon Muskelkater bekommen haben. Aber auch einen entspannteren Lippenbereich und schönere Wangen. Diese Mimo-Gymnastik eignet sich auch hervorragend für unterwegs, wenn's dunkel ist und einen keiner beobachten kann – z. B. im Auto.

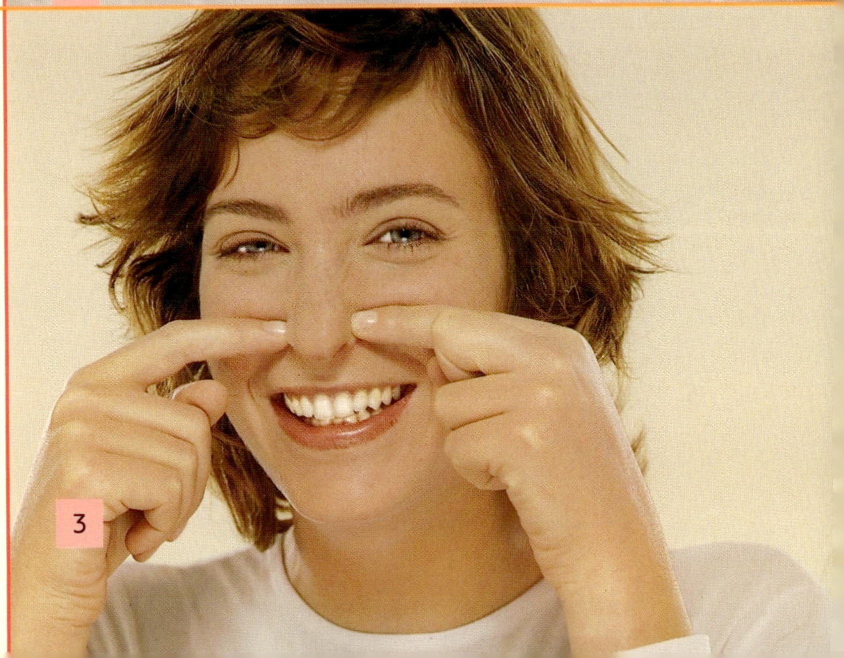

3

Traum-Haar

Auch Haare haben Gefühle. Das sagen wenigstens die Trendköpfe unter den Experten. Deshalb soll man sie verwöhnen. Doch Stress und Umweltverschmutzung, Hormonumstellungen und Veranlagung, Jahreszeiten und Lebensalter machen es einem nicht immer leicht, auf so komplexe Situationen mit der richtigen Strategie zu reagieren. Aber nicht verzweifeln, auch Sie können aus Stroh Gold spinnen.

Flirtfaktor Nr. 1

Psychologen nennen es den „Hair Flip“: Männer strubbeln sich beim Flirten über den Kopf, Frauen streichen sich Strähnchen hinters Ohr. Haare sind nicht nur Zeichen von Individualität, sondern powervolles sexuelles Lockmittel.

Schau mal an!

Keine Haarspaltereien, aber wer es genau wissen will – voilà: Circa 100 000 Haare hat der Mensch durchschnittlich auf dem Kopf, die ungefähr einen Zentimeter pro Monat wachsen. Die Haarstärke kann enorm schwanken: zwischen 0,02 Millimeter (sehr dünn) und 0,07 Millimeter (dick). Zum Aufbau: Geht's dem Haar glänzend, liegen die schindelartig überlappenden Hornschüppchen der äußeren Schutzhülle (Cuticula), eng aneinander geschmiegt – Licht wird reflektiert. Unter der Cuticula befindet sich der Cortex. Diese Faserschicht enthält zudem das Pigment Melanin, das die Haarfarbe bestimmt. Wissenswert: Selbst wenn das Haar glänzt, im Inneren kann es porös sein, ohne dass man die Schädigung sofort sieht. Wenn das Haar sichtbar spröde ist, dann ist auch die Medulla, jene innerste Haarschicht, in der Stärke und Elastizität festgelegt sind, in einem unguten Zustand.

Huch, es lebt!

Wenig charmant bezeichnen Experten das Haar als „totes Hautanhanggebilde“. Wie bei Finger- und Fußnägeln besteht das herausgewachsene, sichtbare Haar überwiegend aus hornartigen Substanzen (Keratin). Unter der Kopfhautoberfläche aber ist das Haar höchst lebendig: In einer der effektivsten Eiweißfabriken der Natur wird es gefertigt, den so genannten Follikeln. Zusammen mit Aminosäuren, den Baustoffen für Eiweiß, bilden und schieben sie die Eiweißfäden glatt oder gekräuselt, brünett oder blond ans Licht der Welt. Rund vier Jahre Lebensdauer hat ein Einzelhaar: Nach seiner Wachstumsphase kommt es in eine Übergangsphase, bei der sich die Zellproduktion verlangsamt. Darauf folgt eine Ruhephase von bis zu sechs Monaten – bis Kamm oder Bürste das Haar von seiner Wurzel trennen.

Nicht sauer werden

Warum Ihnen der pH-Wert des Haares nicht schnuppe sein sollte: Nasses Haar hat wie die Haut einen Messwert im Bereich von 4,5 bis 6. Der pH-Wert (= *potential hydrogen*) bezieht sich auf die Konzentration von Wasserstoffionen in einer Lösung. Er zeigt den Säure- oder Basengrad an: 0 bis 7 ist sauer bis neutral, 8 bis 14 basisch. Viele chemische Prozesse – wie Färben oder sich eine Dauerwelle legen lassen – spielen sich im basischen Bereich zwischen 10 und 14 ab. Um die Cuticula nach einer derartigen Behandlung wieder zu versiegeln, braucht es entsprechende saure Shampoos und Spülungen – deshalb funktioniert der bekannte Trick mit der Zitronen- oder Essigspülung immer hervorragend.

In die Wüste schicken

Ob flusenfein oder mähnenmächtig, generell gilt für jedes Haar: Achtung vor fieser Chemie! Auf keinen Fall sollte man Shampoos und Pflegeprodukte mit folgenden Inhaltsstoffen kaufen und verwenden: Shampoos mit Emulgatoren aus der Gruppe der Polyethylenglycole (PEG). Sie irritieren die Haut und können sie durchlässig für Schadstoffe machen. Parfums, die auf bedenklichen synthetisch hergestellten Duftstoffen basieren, wie polyzyklische Moschusverbindungen, sind ebenfalls tabu; sie reichern sich im Körper an. Der Lichtschutzfilter Oxybenzon ist als starker Allergieauslöser bekannt. Totales NoNo: das Konservierungsmittel Formaldehyd. Es steht im Verdacht, Krebs auszulösen.

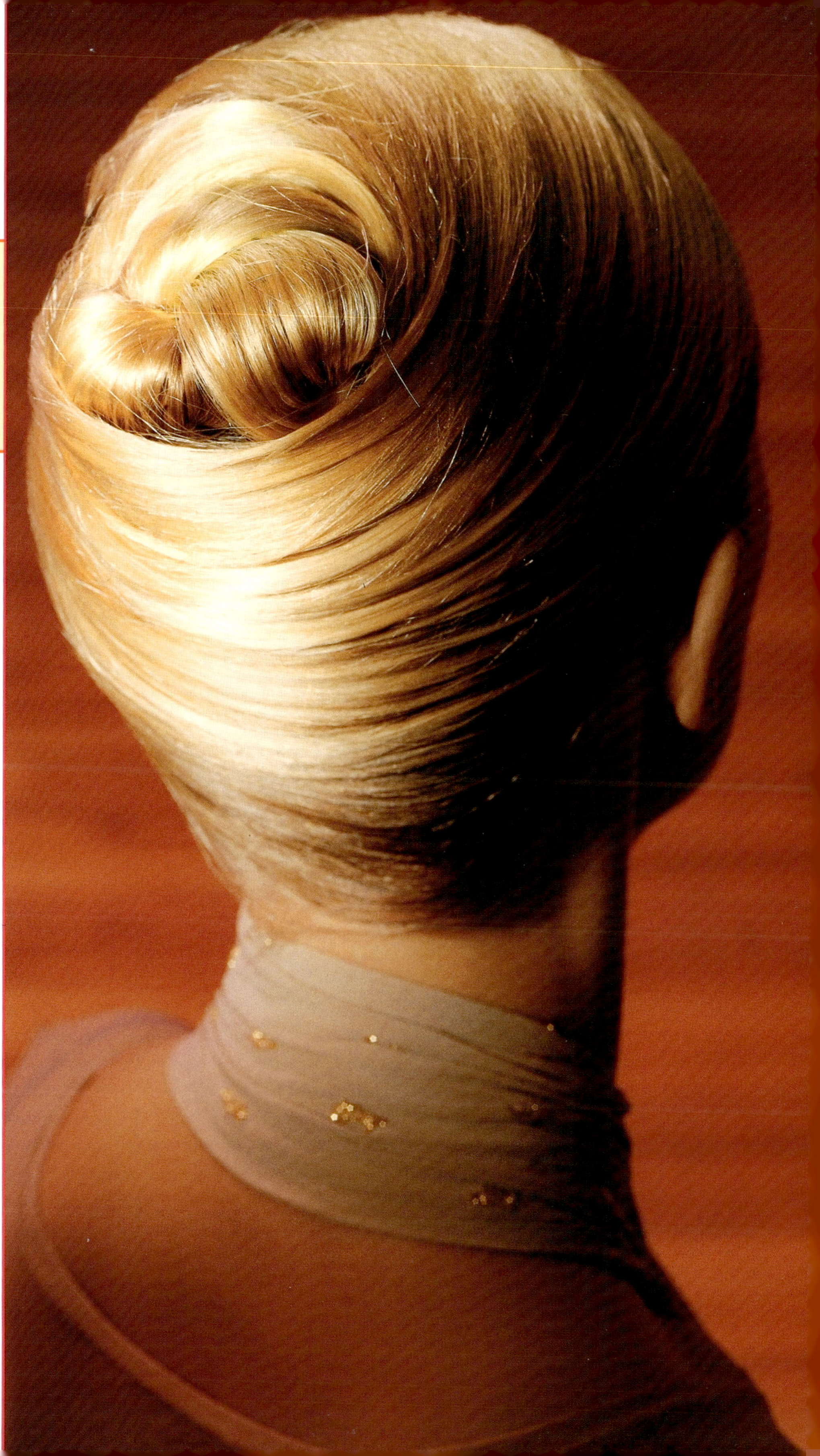

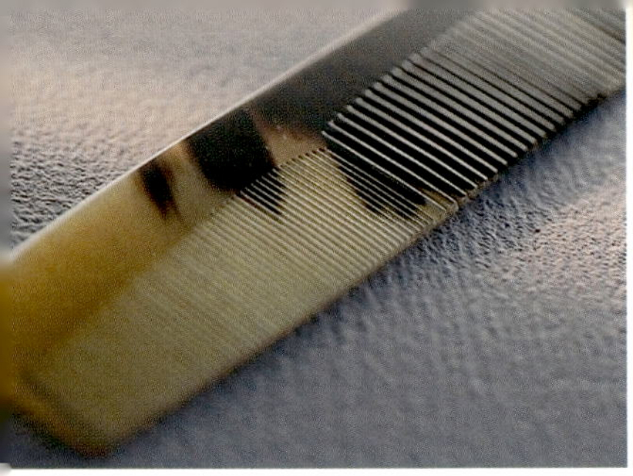
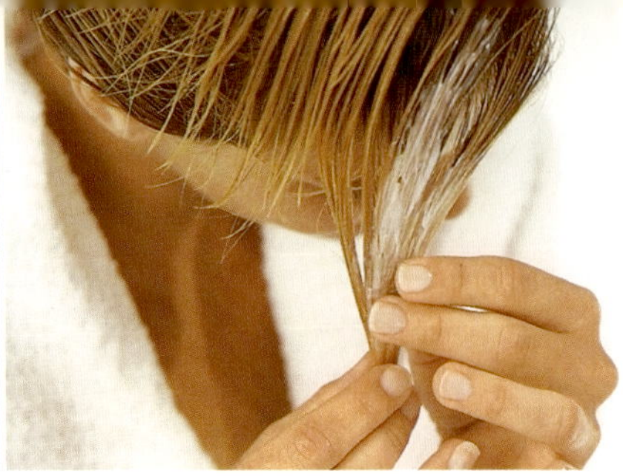
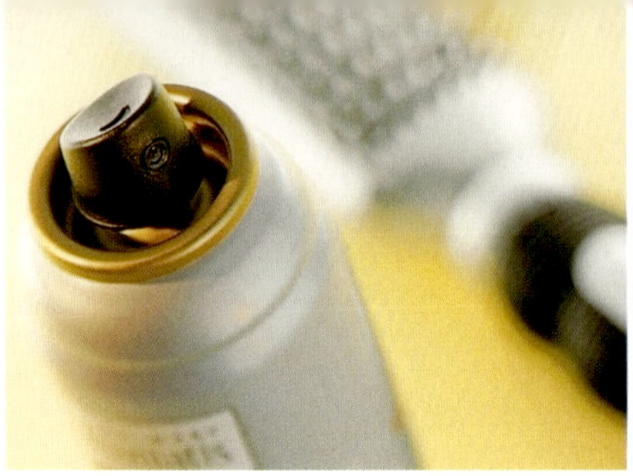
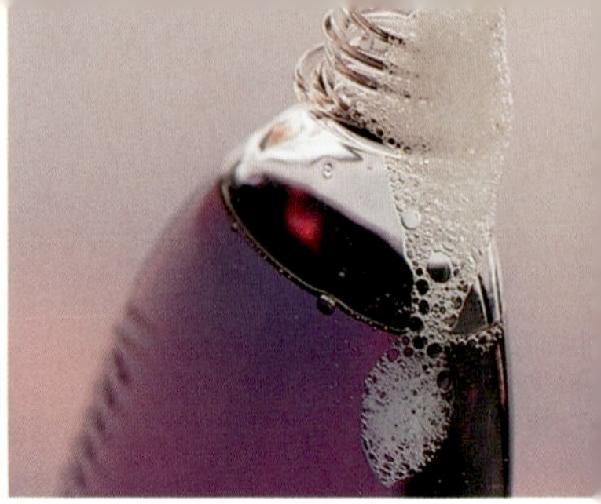

Basics

Den Kopf bewahren

Feine Strähnen? Statt Löwenmähne lausige Locken? Oder gar ein ganzer Fettnapf auf dem Kopf? Gerade heute wollten Sie so richtig klasse aussehen. Kein Problem: Zuerst machen Sie's der Katze nach und dehnen und strecken sich. Davon profitiert auch die Stimmung. Und dann wenden Sie je nach Ihrem Haartyp ein paar Hausmittel- oder High-Tech-Formeln an. Eine magische Wirkung haben sie alle.

Fülle für die Feinen

Fast 20 Prozent aller Frauen finden ihr Haar zu dünn und zu weich. Doch gibt es eine gute Nachricht: Für kaum ein anderes Haarproblem gibt es potentere und vielseitigere Lösungen als für feine Strähnen. Generell gilt: Das Haar sollte nicht länger als bis zur Schulter wachsen. Entscheidend ist der Schnitt. Fransen und Stufen machen die Frisur optisch noch fipsiger, deshalb stumpf schneiden lassen. Die beste Pflege für weiches Haar bietet ein supermildes Shampoo. Für mehr Volumen gibt es viele Tricks – experimentieren Sie, jedes Haar reagiert individuell:

➤ Bayerische Methode: 1/8 Liter Bier ins nasse Haar massieren und trocknen lassen. Oder nach zehn Minuten auswaschen, wenn man befürchtet, wie eine Schnapsleiche zu riechen.

➤ Einen Esslöffel Gelatinepulver zum Shampoo geben, um das Haar zu stärken.

➤ Produkte mit Hafer- oder Weizenproteinen verwenden – die Getreidepartikel legen einen kräftigenden Schutzfilm ums Haar.

➤ Ähnlich wirken Packungen mit Henna (neutral, wenn man keine Färbung wünscht) oder Ghassoul, eine Paste aus gemahlenem Moos, Rosenblüten und Kräutern. Den Trockenmix findet man in Orientläden.

➤ Kuren gehören ausschließlich in die Spitzen, sonst fällt das Haar zu schwer und fettet schneller nach.

➤ Aus der USA-Modelszene: Viele Mannequins mit dünnem Haar schwören auf die Verwendung von Schuppenshampoos.

➤ Modelmania II: Das Nahrungsergänzungsmittel „Viviscal" soll die Haarwurzeln stärken, das Wachstum anregen und sogar Haarausfall stoppen (in Apotheken).

➤ Instant-Pluster-Trick aus der Fashionszene: Bei Fotoshootings wenden einige Hairstylisten den Rubbeltrick an. Ein Volumenspray wird einzelnen Strähnen aufgesprüht; anschließend die Strähnen zwischen zwei Fingern riffeln, ähnlich wie beim Streuen einer Prise Salz.

➤ Gibt Stand und Volumen: Haare über Kopf gegen den Scheitel föhnen. Volumizer erst ins vorgetrocknete Haar einkneten. Nach dem Auskühlen das Haar straff gegen die Wuchsrichtung bürsten. Nur so glänzt das Haar! Haarspray von unten und nur zwischen einzelne Partien verteilen.

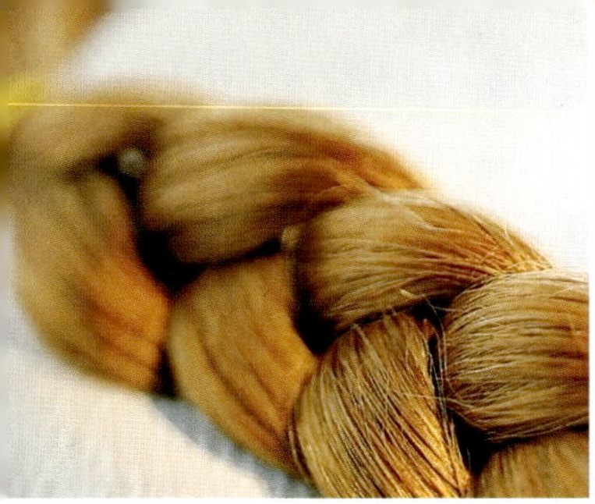
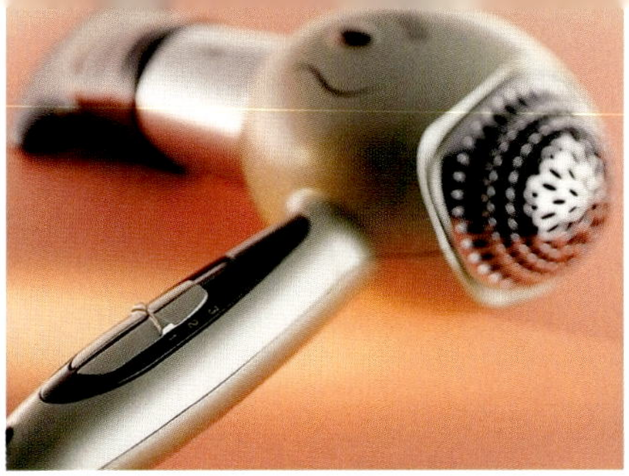
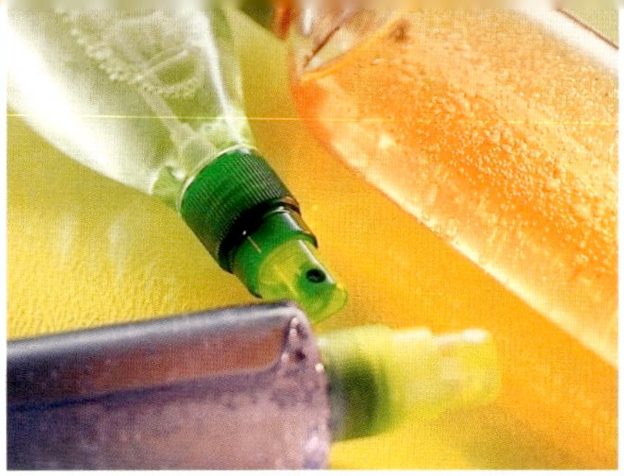
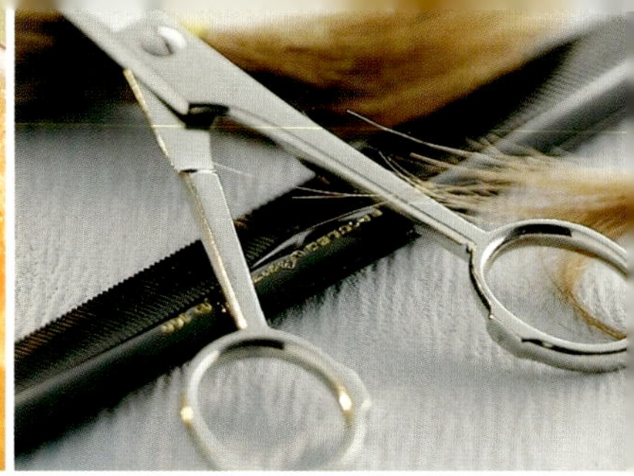

➤ Unser Favorit: „Volumizing Tonic" von Aveda – ein Spray aus Pflanzenauszügen, das feines Haar mächtig aufbauscht.

Extra Dry?

Trocknet das Haar aus, neigt es dazu, sich statisch aufzuladen. Die Soforthilfe gegen fliegendes Haar: der „Nivea-Kuss". Dazu Nivea-Creme zwischen den Handflächen verreiben und sanft übers Haar streichen. Auch Algen- und Meeresmineralien-Produkte durchfeuchten bis in die Spitzen. Trendsetter sind süchtig nach dem „Seaweed"-Shampoo von Bumble and Bumble. Ebenfalls gut gegen fliegendes Haar sind Kämme aus Naturholz oder Horn.

Als eine Art neue Haarhelden gegen poröses Haar werden Ceramide (in Shampoos, Spülungen etc.) gefeiert. Sie legen sich als Schutzhülle um das Haar und bewahren so den Feuchtigkeitsgehalt. Ebenso sorgen Produkte mit Glycerin, Panthenol oder Vitaminen für den glanzvollen Auftritt der Spröden. Experten bezweifeln zwar die Wahrscheinlichkeit, Vitamine könnten während einer kurzen Haarwäsche in die Haarwurzeln gelangen; bewiesen ist aber die wohltuende Wirkung von Vitamin B_5 (Panthenol). Es dringt in den Faserstamm vor und wird deshalb als Strukturverbesserer eingesetzt. Der First-Class-Tipp: Das luxuriöse „White Truffle Moisturizing Shampoo" von Philip B. – der Rolls Royce unter den Shampoos – ist exzellent bei coloriertem, geschädigtem und trockenem Haar. Der Economy-Class-Tipp: Eine Avocadomaske aus einer Avocado, zwei Esslöffeln Sonnenblumenöl und etwas Zitronensaft – 15 Minuten Einwirkzeit.

Strähnen-Alarm

Der beste Liebesdienst, den Sie fettigem Haar angedeihen lassen können: Verwöhnen und verhätscheln Sie es. Unbedingt braucht es ein ganz mildes oder Babyshampoo. Starke Kopfhautmassagen tun ihm nicht gut, weil dadurch die Talgproduktion angeregt wird. Sonderservice: Zwischen den einzelnen Haarwäschen kann man die Kopfhaut mit Gesichtswasser gegen ölige Haut abtupfen. Und beim Kämmen ein Mulltuch in die Borsten der Bürste klemmen, das überschüssiges Sebum aufnimmt. Gibt Superglanz: Nach der Pflege mit Pfefferminztee spülen. Strähnchen haben sich ebenfalls bewährt – sie trocknen, besonders am Ansatz, das Haar aus.

Verlockung

Hairstylisten preisen bei lockigem und krausem Haar das Wunderprodukt „Anti Frizz" von John Frieda, das die Widerspenstigen zähmt, allerdings unter Zuhilfenahme von Silikon. Wer auf Natur pur vertraut, kann folgendes Spray probieren: Eine Tasse Wasser mit einer Hand voll frischem Oregano und einem Teelöffel reinem Vanilleextrakt eine halbe Stunde köcheln lassen; nach dem Abseihen aufsprühen (leere Sprühflaschen gibt's in Drogerien). Gegen Haarknoten hilft: Zitronensaft aufsprühen, fünf Minuten einwirken lassen, mit Wasser ausspülen.

(K)rieselt's?

Etwa alle sechs Wochen erneuert sich die Kopfhaut unter Abstoßung mikroskopisch kleiner Hornzellen. Sichtbar werden diese, wenn viele sich zusammenrotten: Es fallen Schuppen (eine besteht aus 500 bis 1000 verhornten Zellen) auf den schönen Pullover! Das passiert, wenn das Gleichgewicht der Kopfhaut gestört ist, sie zu viel oder zu wenig Fett produziert. Wirksam ist es, eine Mixtur aus je 50 Prozent Wasser und Obstessig nach dem Waschen einzumassieren. Und im letzten Spülwasser vier Esslöffel Meersalz aufzulösen. Alternative bei einem zu trockenen Skalp: Öl (Sesam- oder süßes Mandelöl) mit viel Vitamin E einmassieren. Beide Treatments sollten als Kur über mindestens drei Wochen ausgeführt werden.

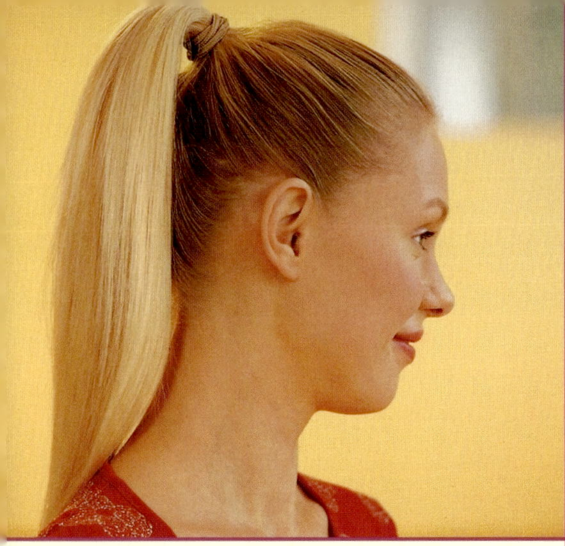

➤ Pferdeschwanz

Die meistgestylte Langhaarfrisur. Auch Audrey Hepburn trug sie. Als Haarspange wird gern ein Pfeifenreiniger empfohlen, der angeblich das Haar nicht kaputtmacht. Nur: Wer will schon aussehen wie ein Kindergarten-Hippie? Besser ist ein schönes Gummiband, das mit **Haarspray** eingesprüht wird – wirkt als **Rubbelschutz** –, außerdem verrutscht dann das Gummiband nicht mehr. Vorsicht: Durch einen permanenten Pferdeschwanz kann das Haar leichter ausfallen.

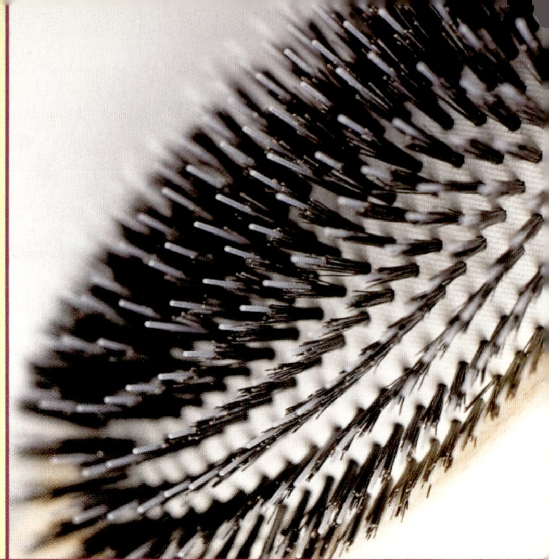

➤ Aspirin-Kur

Marsmännchen-Grün, Grünspan-Grün, fluoreszierendes Grün: ungewollt unschmeichelhafte Nuancen von blondierten Haaren. Der Erste-Hilfe-Tipp gegen **Grünstiche:** Mit einem halben Liter Wasser spülen, in dem zwei „Aspirin plus C" aufgelöst sind. Weiterhin bei Blondierungen: alkoholhaltige Gels mit Missachtung strafen. Und täglich ein Spitzenfluid ins Haar kneten. **Instant-Tipp:** „Awapuhi-Moisture-Mist" (von Paul Mitchell) – ein Hydro-Spray mit Ginseng.

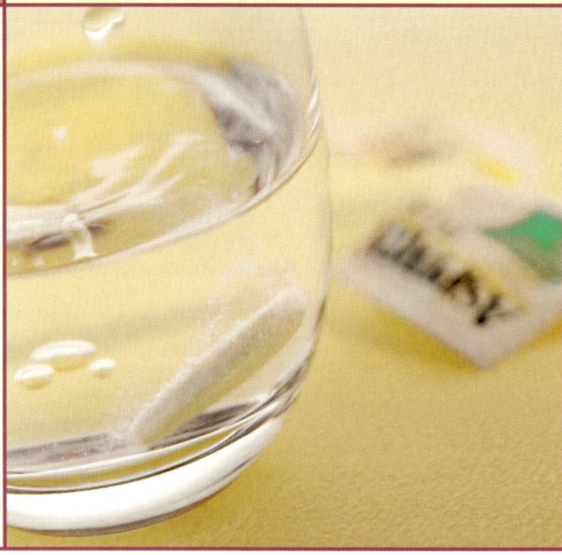

➤ Blondinen bevorzugt

Klarer Fall: Sie werden bevorzugt. Zumindest haben sie mehr Chancen bei den Männern. Statistisch gesehen heiraten sie viel früher als Dunkelhaarige. Der **Hollywood-Geheimtipp** für ein Superblond: Eine Haarpackung aus einem Esslöffel Vodka und dem Saft von sechs Zitronen 40 Minuten einwirken lassen, ausspülen. Die zahme Variante für den **Engelseffekt:** Kamillentee mit Joghurt und ein paar Tropfen Lavendelöl 20 Minuten als Haarmaske wirken lassen. Ausspülen!

Highlights für

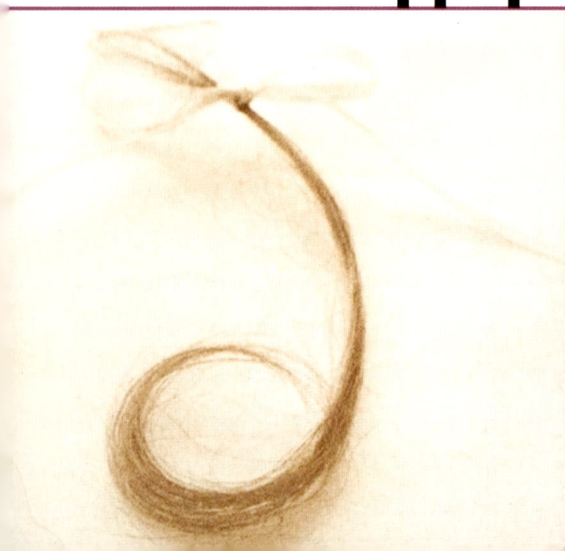

➤ Haargeschichten

Kurios: Es ist völliger Unsinn, einen Mineralstoffmangel über eine Haaranalyse feststellen zu wollen. Ein eventueller Mangel ist nur durch eine Blutanalyse zu diagnostizieren, Umweltgifte durch eine Fettgewebsanalyse. **Kurioser:** Es gibt Frauen, die machen sich Polaroids, wenn sie vom Friseur kommen – damit sie sehen, wann Zeit zum Nachschneiden ist. **Super kurios:** Japaner kriegen selten eine Glatze. Weil bei ihnen die Rezeptoren für Testosteron (verantwortlich für Haarausfall) anders gelagert sind.

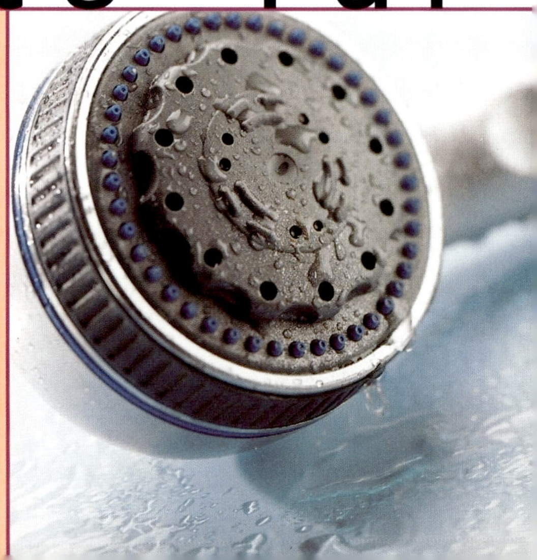

Bürsten und Kämme

Sie sollen so sein wie Ihr Haar: von High Quality! Ob Ihr Handwerkszeug für Ihr Haar zärtlichkeitstauglich ist, zeigt der **Handrückentest:** Wenn Kamm oder Bürste beim Darüberstreichen kratzen, hilft nur eins: wegwerfen! Borsten sollten weich und abgerundet sein, Zinken ohne Pressnaht. Experten schwören auf die Bürsten von „Mason Pearson"; zum Föhnen auf die hohlen **Rundbürsten** von Marlies Möller. Nicht vergessen: Einmal die Woche Kamm und Bürsten mit Shampoo waschen.

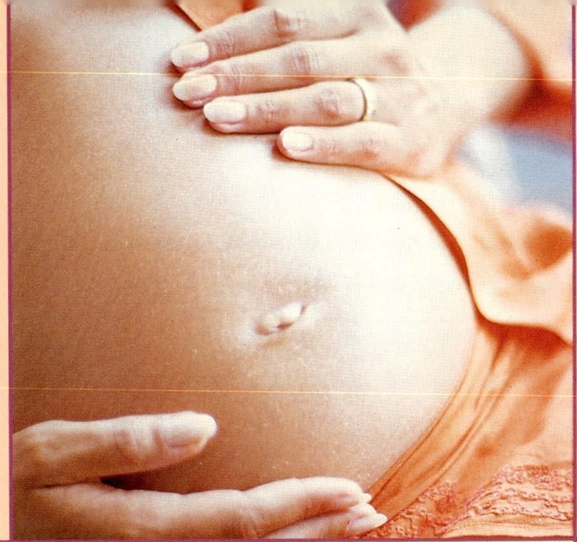

Schwangerschaft

In dieser Zeit fallen die Haare vermehrt aus. Ein Ammenmärchen? Ja! Im Gegenteil: Durch den erhöhten **Östrogenspiegel** während der Schwangerschaft verlieren Sie sogar weniger Haare als normal (bis zu 150 pro Tag), da die **Wachstumsphase** künstlich verlängert wird. Wenn nach der Geburt der Östrogenspiegel sinkt, verabschieden sich die meisten Haare innerhalb der nachfolgenden Monate. Keine Panik: Sie wachsen nach, sobald der Hormonspiegel sich wieder eingependelt hat.

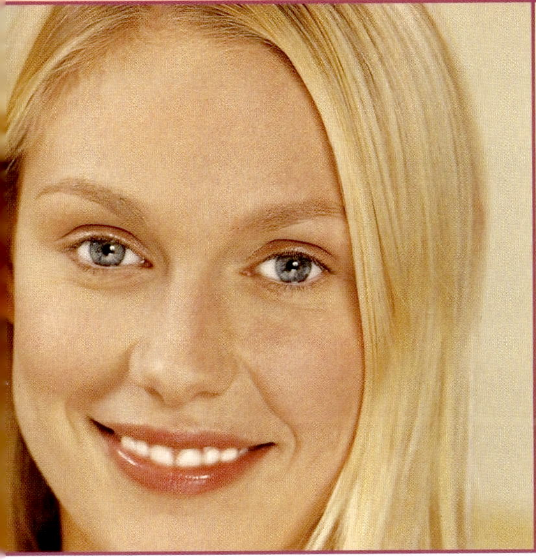

Two-in-One-Produkte

Friseure wie unseren Vorzeige-Figaro Gerhard Meir schaudert's bei dem Gedanken an **Silikon**. Mit dem Wirkstoff sind nahezu alle Two-in-One-Produkte versetzt, die das Haar zwar künstlich schöner machen, aber leider nur vorübergehend – irgendwann ist es nämlich des Guten zu viel. Überdies: Shampoo (eine Lauge) und Kur (eine Säure) können nur bei getrennter Benutzung optimal wirken. Auch wenn das Haarewaschen dann ein paar Minuten länger dauert …

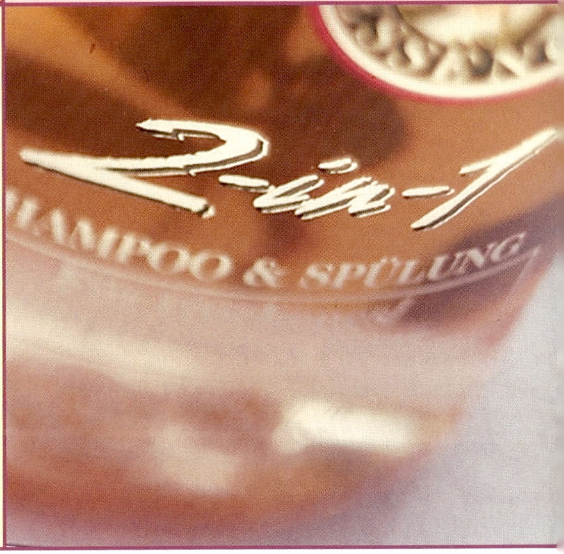

schönes Haar

Bad Hair Day

Wenn Sie gerade auf Reisen sind, kann die Ursache schlecht sitzender Haare am unterschiedlichen **Mineralgehalt** des benutzten Wassers liegen – der verändert den **pH-Wert** des Haares und damit sein Aussehen. Die Lösung: Nach der Haarwäsche eine Haarspülung machen. So geht es: Aus einem Liter Wasser, zwei Esslöffeln Apfelessig und einem Teelöffel eines Conditioners eine Mixtur herstellen. Ins Haar geben, verteilen, kurz einwirken lassen und am besten kalt auswaschen.

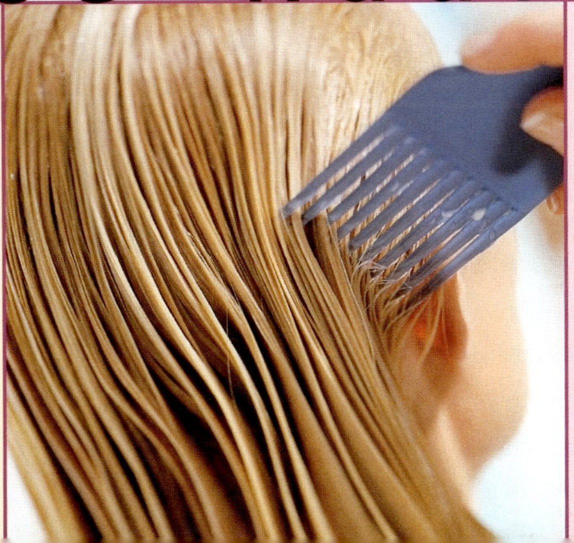

Feuchtigkeit

Gesundes Haar enthält circa zehn Prozent davon. Die **große Dürre** entsteht aber nicht nur durch Sonne, auch die Sauna trocknet das Haar aus. Alternativ ins Dampfbad gehen oder eine Haarkur aufs Haupt. Sollte Ihnen eine Freundin den Tipp mit den rohen Eiern als Kur gegen **poröses Haar** ans Herz legen, vergessen Sie's! Lecithin im Dotter schützt zwar vor dem Austrocknen, aber beim Auswaschen mit heißem Wasser dürfen Sie mit einem Igitt-Effekt rechnen: Perfiderweise gerinnt das Eiweiß.

Super, noch mehr Glamour!

Nur wenn das Haar wie ein Luxuslüster leuchtet, wirkt es gesund und verleiht Ausstrahlung und Sex-Appeal.

Eine glänzende Partie

Alles, was sauer ist und adstringierend wirkt, gibt Glanz: Produkte mit Fruchtsäuren, ein Tonikum aus Gurkenwasser (kann man selbst herstellen), Spülungen mit Zitrone oder Essig oder Produkte, die Pfirsichkernöl enthalten. Lockiges Haar wirkt meist stumpfer, da das Licht nur unregelmäßig reflektiert wird. Funkelreflexe erzielt man mit einem Pflegecocktail aus Borretsch-, Mandel- und Kamelienöl. Oder mit einem Geheimtipp der Orientalinnen, die mit Hilfe von Wachsrollen ihr Haar glätten und zum Schimmern bringen. Elisa Leimbach, Berliner Kult-Coiffeuse, verrät: Statt Wachs rollt man Küchenpapier zu einer Schnur, tränkt diese mit einem tollen Haaröl und streicht damit sanft übers Haar. Das Geheimnis asiatischer Frauen, deren Haar meist wie kostbarer Lack glänzt: Kieselsäurehaltige Bambussprossen pürieren und zehn Minuten als Haarmaske auftragen (es gibt auch Stylingprodukte mit Bambusextrakten). **Tipp aus der Modelszene:** „Shin Shine“-Spray von Philipp B. Bei Fotoshootings wenden Hairstylisten gerne eisgekühltes Mineralwasser bei der letzten Wäsche an, um eine kleine Glanzsensation zu erzielen: Durchblutet die Kopfhaut und entfernt Kalkrückstände. Generell gilt: Immer auf niedriger Stufe föhnen, mit dem Föhn 20 Zentimeter Abstand halten und Stylingprodukte mit Hitzeschutz verwenden.

Hair-Holidays

Spülungen (Conditioner) und Kuren sind so was wie Urlaub fürs Haar: Es kann sich so richtig hängen lassen, wird dabei gepampert und aufgebaut. Gut sind beispielsweise Conditioner mit Milchproteinen, da das in der Milch enthaltene Eiweiß dem Keratin verwandt ist. Trockenes Haar liebt Shea- oder Kakaobutter. Dass man mit längerer Einwirkzeit optimalere Pflege erlangt, ist in Sachen Conditioner Mumpitz: Eine Minute reicht locker, da die Spülungen nicht ins Haar eindringen, sondern es lediglich umhüllen. Kuren hingegen wirken intensiver als Spülungen, besonders wenn Wärme den Effekt steigert (in der Sauna oder in der Badewanne auftragen). Gründliches Ausspülen ist so wichtig wie die Kur selbst. Unser Favorit: Die Haarkur „Rejuvenating Oil“ von Philipp B.

Love me tender

Nasses Haar ist so empfindlich wie ein antikes Fabergé-Ei, dem schon durch Ansehen droht, dass das Blattgold abbröselt. Eigentlich eine Binsenweisheit, doch muss es immer wieder gesagt werden: Niemals das Haar mit dem Handtuch abrubbeln, weil dies die Schutzhülle der Haare aufraut. In Amerika gibt es sogar spezielle Handtücher aus Kunststoff, die die Feuchtigkeit wie ein Schwamm aufsaugen. Bei langen Haaren stets von den Spitzen zum Scheitel hin auskämmen, am besten nach dem Trocknen.

Die Krönung

Wenn die Kopfhaut so verspannt ist, dass Blut und Nährstoffe schwer an die Follikel kommen, wächst das Haar schlechter (die Kopfhaut sollte sich leicht über die Schädelknochen hochziehen lassen). Wohltuend ist eine Massage mit oder ohne Öl (Weizenkeim- oder ayurvedisches Sesamöl). Am besten dreimal wöchentlich die Fingerspitzen in festen Kreisbewegungen über den Kopf gleiten lassen, besonders die empfindlichen Partien hinter den Ohren nicht vergessen. Unser Favorit bei kraftlosem und dünnem Haar: „Hair Energizing Complex" von Shiseido.

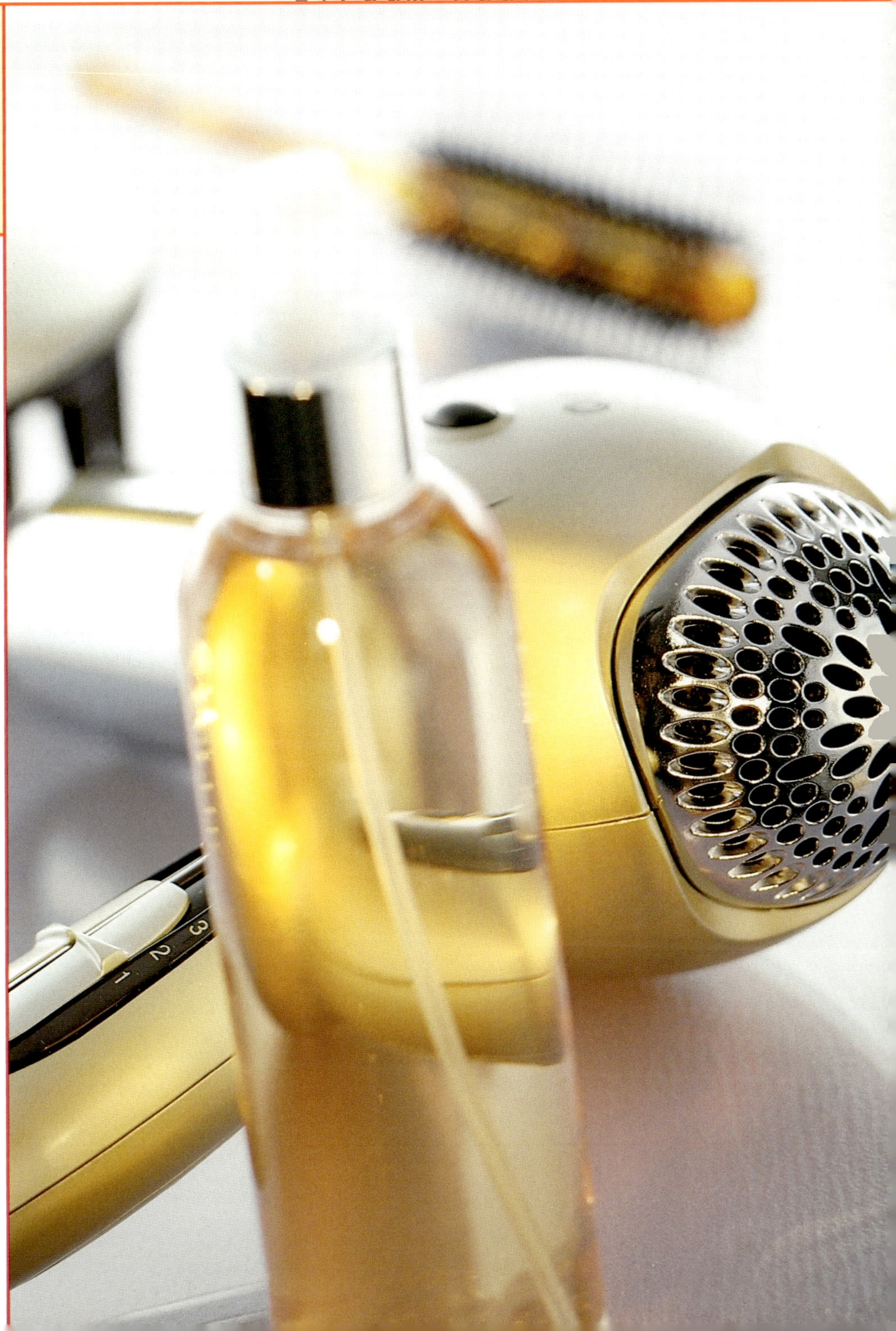

INFO

Special Service

Wie wichtig das Haar für die eigene Identität ist, müssen Krebspatientinnen oft schmerzhaft erfahren. Die Friseurmeisterin Elisa Leimbach weiß nicht nur um die physischen, sondern auch um die psychischen Belastungen, wenn eine Frau ihr Haar durch Chemotherapie verliert. Inzwischen hat sie Kundinnen aus der ganzen Republik, die sie beratend während der Therapie begleitet. Sie ist als eine der wenigen Coiffeure darauf spezialisiert, individuelle Frisurlösungen für jedes Therapiestadium zu entwickeln. Die Perücken, die Elisa Leimbach schneidet, sind so professionell gefertigt und angepasst, dass man sie nicht als solche identifiziert. Mehr Informationen: Salon „Elisa“, Ludwigkirchstraße 8, 10719 Berlin, Tel.: 030/8 81 88 10, E-Mail: elisa@elisaHair.de

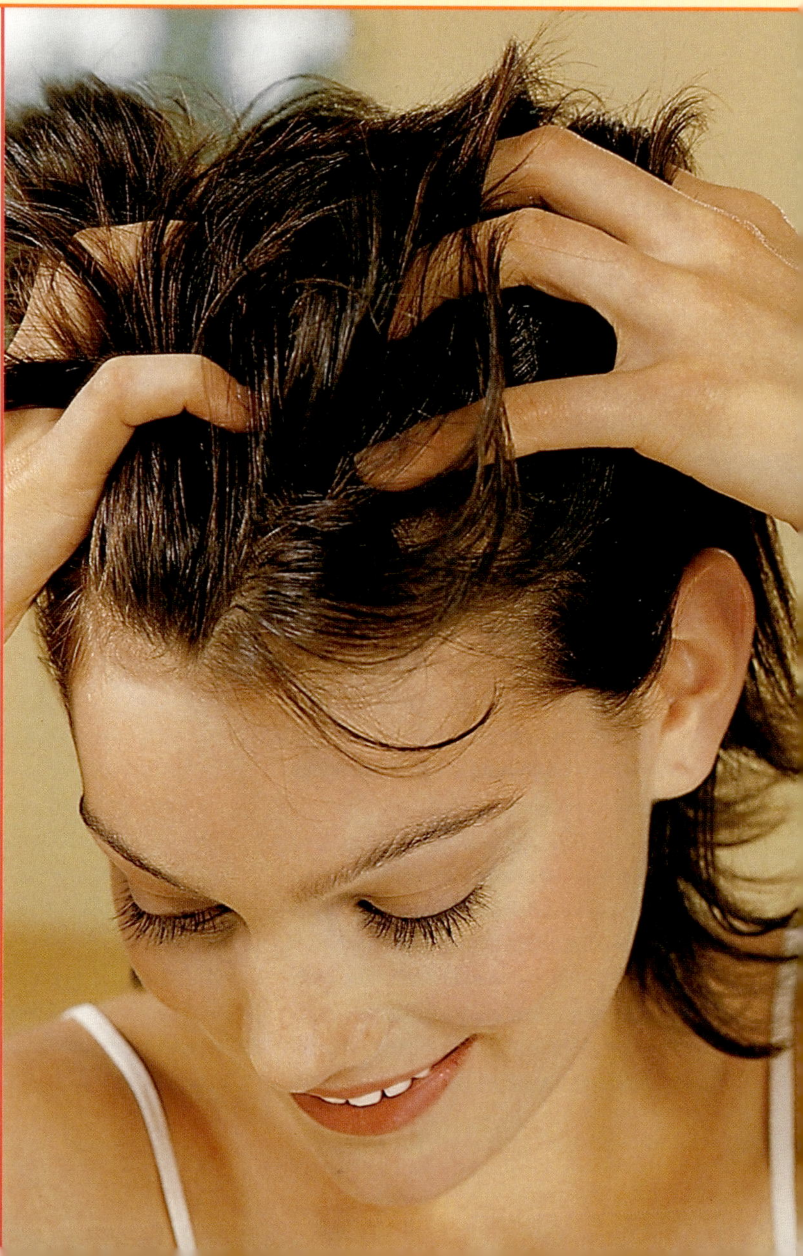

Nur nicht blenden

Nicht nur für Puristen: Weniger ist mehr, nur sollte das Wenige auch gut sein. Prinzipiell sollte man so wenig wie möglich fett- oder ölhaltige Stylingprodukte (Wachs, Pomade, Fettgel) benutzen, weil sie das Haar strähnig machen. Wenn man diese vorher mit dem Föhn anwärmt oder unter eine Lichtquelle hält, werden sie geschmeidiger und man kann sie sparsamer dosieren.

Wer trotzdem gern mit Frisuren experimentiert, sollte folgende Regel beachten: Erst das Stylingspray, dann das Wachs! Wetgel und Haarlack wiederum können das Haar sehr austrocknen. Für ein Finish sind Volumenhaarsprays zu bevorzugen. Nach fünf Haarwäschen wenden Sie am besten ein Peelingshampoo an, um Pflegerückstände schonend zu entfernen.

Randnotiz: Dass man Stylingschaum und -spray abends ausbürstet, sollte selbstverständlich sein. Wer will schon mit verklebter Kopfhaut schlummern, im Bewusstsein, dass dies das Haarwachstum einschläfert. Ein Alptraum ist auch, wenn das Haar durch zu viele Silikone bricht.

Waschen, Schneiden, Essen

Die Haare können auch von innen gestärkt werden – hier die Power-Wirkstoffe:

➤ B-Vitamine braucht der Organismus, um Aminosäuren in Keratin zu verwandeln. Die Antioxidantien Vitamin A, C und E schützen gegen freie Radikale und reparieren geschädigte Haarzellen; Eisen sorgt für volles, kräftiges Haar; Vitamin H (Biotin) macht das Haar elastisch und lässt es schneller nachwachsen; Zink und Silizium (Kieselerde) wirken Wunder gegen Haarausfall: Täglich ein Esslöffel organisches Siliziumgel in Wasser aufgelöst, gibt als Trinkkur schlappem Haar neue Kraft.

➤ Nach einer Studie der Universität Boston sieht der ideale Haar-Cocktail so aus: täglich 75 Milligramm Vitamin C, 100 Mikrogramm Biotin, je 15 Milligramm Eisen und Zink, 300 Mikrogramm Folsäure und 225 Milligramm Kieselerde. Außerdem gut: Kupfer (zögert das Grauwerden hinaus) und Pantothensäure (am Strukturaufbau beteiligt) sowie Gammalinolensäure und Selen.

➤ Die Do's: Essen Sie Obst, frisches Gemüse (vor allem grünes Blattgemüse), kaltgepresste Öle, Leinsamen, Hülsenfrüchte, Seetang, Hirse, Mandeln, Datteln und Feigen, frischen fetten Fisch, Joghurt.

➤ Die Dont's: Reduzieren Sie Milch, Koffein, Cola, Schokolade, Zucker, gehärtete und gesättigte Fette, Fast-Food und Fertiggerichte. Nicht rauchen!

➤ Crash-Diäten sind der Killer: Das Haar macht nahezu über Nacht schlapp; wenn das neue Haar nach vier bis sechs Monaten nachwächst, ist es dünn und äußerst fragil.

➤ Alle Chemikalien beeinflussen Stärke und Haltbarkeit des Haares!

Lustprinzip Sonne

Wenn Sie die Nase kitzelt, liegt Glück in der Luft. Warme Sonnenstrahlen sind Champagner für die Seele – wenn das Haar dabei geschützt ist. Unschlagbar als Haarschutz sind Kopfbedeckungen und ein Sonnenschutzspray für die Haare, das pflegende Shea-Butter als Strahlenstopp enthält. After-Sun-Kuren päppeln sonnenstrapazierte Haare wieder auf.

Wie Sie farblich gut abschneiden

Eine tolle Farbe lässt den Teint leuchten und gibt Charisma; eine ungeeignete Farbe ist im besten Fall schlichtweg langweilig.

United Colours of Beauty

Bei einer Coloration sollte man nicht mehr als drei Nuancen von der Naturfarbe abweichen. Sagen die Sicherheitsfanatiker. Ist der Teint gleichmäßig, die Haut zart und glatt, darf das Kontrastprogramm ruhig größer sein. Sagen die Mutigen. Einig sind sich alle: Bei Strähnen dürfen die Kontraste höher sein. Farbentscheidend ist in jedem Fall der Hautton: Frauen mit rosigem Teint stehen neutrale Töne wie Aschblond, Braun und Dunkelbraun gut. Bei einem gelblich blassen Teint wirken dunkle, satte Farben super. Wer eine makellose blasse Haut hat, kann alles tragen, sogar Rottöne.

Hinweis: Ob man sich nun das Haar zu Hause oder beim Friseur coloriert – wer dies alle vier Wochen macht, verdoppelt sein Blasenkrebsrisiko. Schuld daran sind die gesundheitsschädigenden Arylamine, die in den Oxidationsmitteln enthalten sind. Wissenschaftler raten, das Haar nur alle drei Monate zu färben und sonst Tönungen zu benutzen. Eine Alternative: In Aveda-Salons werden nur Farben benutzt, die zu 97 Prozent aus Pflanzen bestehen.

KLEINE WARENKUNDE

Schönfärberei? Ein bisschen Farbrausch? Oder der große Colour-Kick? Wer Farbe bekennen möchte, muss wissen, was für Möglichkeiten es gibt:

➤ **Farbshampoos:** Wenn sie 5 bis 20 Minuten einwirken, halten die Farbreflexe drei Wäschen lang – Farbshampoos docken Pigmente lediglich an der Oberfläche an und frischen den Haarton auf.

➤ **Tönung:** Farbpigmente ummanteln das Haar sehr gleichmäßig. Inklusive eines satten Glanzes. Die Farben halten bis zu acht Haarwäschen. Tönungen können z. B. rötliche Highlights ins braune Haar zaubern.

➤ **Intensivtönung:** Dabei färben Pigmente die Schuppenschicht komplett ein. Sie hält etwa doppelt so lange wie eine normale Tönung.

➤ **Coloration:** Hier geht's ans Eingemachte. Ammoniak öffnet die Schuppenschicht, sodass Farbvorstufen als winzige Partikel Unterschlupf finden. Mit einem Oxidationsmittel, meist Wasserstoffperoxid, entwickelt sich die eigentliche Farbe. Hier kann nichts herausgewaschen werden. Der Vorteil: Nahezu jeder gewünschte Farbton ist möglich.

➤ **Blondierung:** Dabei werden dem Haar eigene Farbpigmente entzogen. Chemisch betrachtet ist blondiertes Haar am meisten beansprucht. Es braucht viel Pflege.

KURZ-GESCHICHTEN

Nicht nur die Farbe muss stimmen; auch auf den Schnitt kommt es an. Für die richtige

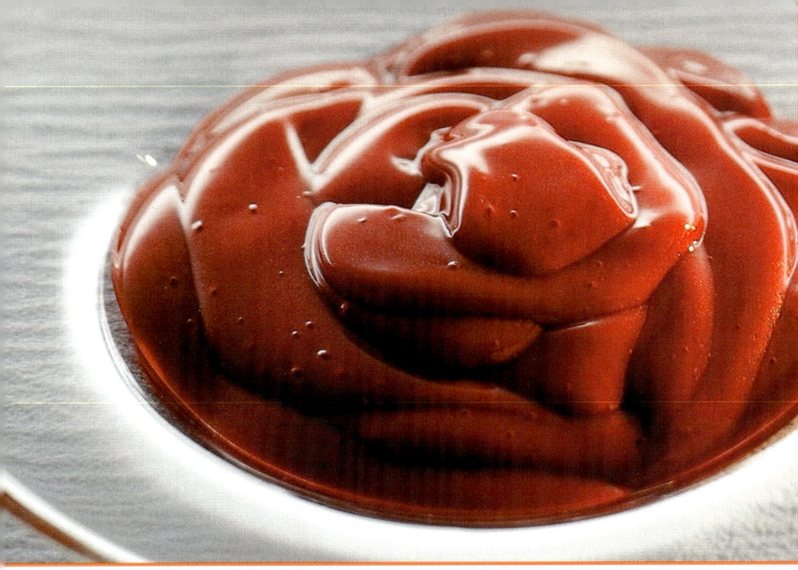

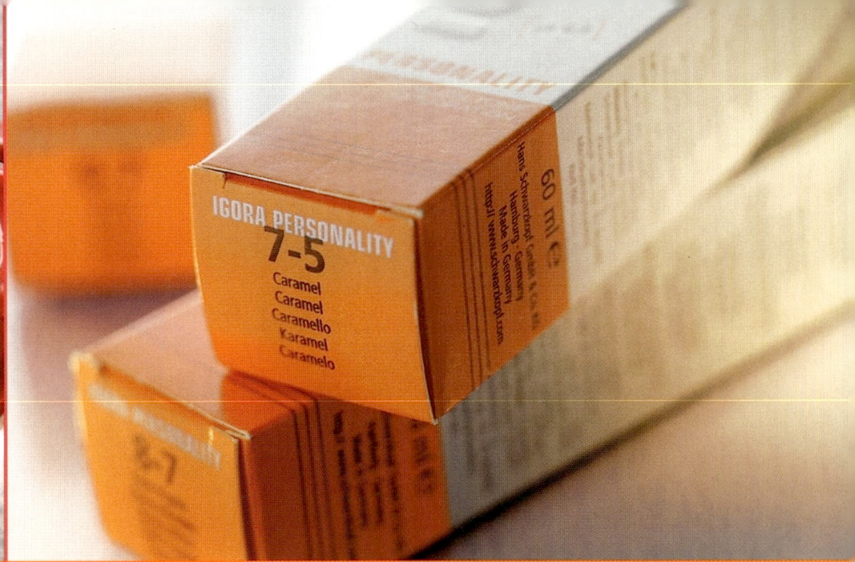

Frisur sind zwei Kriterien entscheidend: die Gesichtsform für den Look, die Kinnlinie für die Haarlänge. Fünf Frisuren-Gebote:

➤ Eine klassisch-ovale Gesichtsform ist der Jackpot! Jede Frisur ist möglich.

➤ Bei einem runden Gesicht sind glatt herunterhängende Haare nicht sehr vorteilhaft; besser wirken Fransen als Wangenschmeichler.

➤ Stirnfransen und ein Pony in allen Variationen sind bei einem länglichen Gesicht ideal, ebenso kinnlanges Haar, das in den Spitzen Fülle hat.

➤ Wer zu einer eckigen Gesichtsform neigt, sollte schmeichelnde Frisuren bevorzugen, symmetrische Schnitte sind tabu.

➤ Wenn der Abstand vom Ohrläppchen bis zum untersten Kinnpunkt – vertikal gemessen – mehr als 5,5 Zentimeter beträgt, sind Sie eine Langhaarkandidatin. Frauen mit einer solchen Audrey-Hepburn-Silhouette stehen auch hochgesteckte Frisuren hinreißend.

TIPP

SOS-Programm

Im Ton vergriffen? Komplett verfärbt? Wenn der Friseur überall ist, nur nicht in Ihrer Nähe, dann stehen drei Nothilfe-Programme zur Auswahl:

➤ Haare mit einem Schuppenshampoo waschen und 30 Minuten eine Anti-Schuppen-Kur einwirken lassen – das Shampoo raut die Struktur auf, die Kur zieht Pigmente heraus.

➤ Haare mit einem milden Geschirrspülmittel waschen, anschließend das handtuchtrockene Haar mit Babyöl massieren und dies über Nacht unter einem Turban einwirken lassen.

➤ Wenn die Unglücksfarbe besonders intensiv und gruselig ist: eine Schaumtönung in Ihrer Naturfarbe (Ausgangsfarbe) ist die Rettung.

Der Weg zu einer schönen Erscheinung beginnt mit einer samtweichen und wohlduftenden Haut. Busen, Beine, Po, Bauch und Rücken brauchen große Aufmerksamkeit, um eine Glanzrolle in Ihrem Leben spielen zu können. Zeigen Sie mit einem perfekten Pflegeprogramm, was Sie haben.

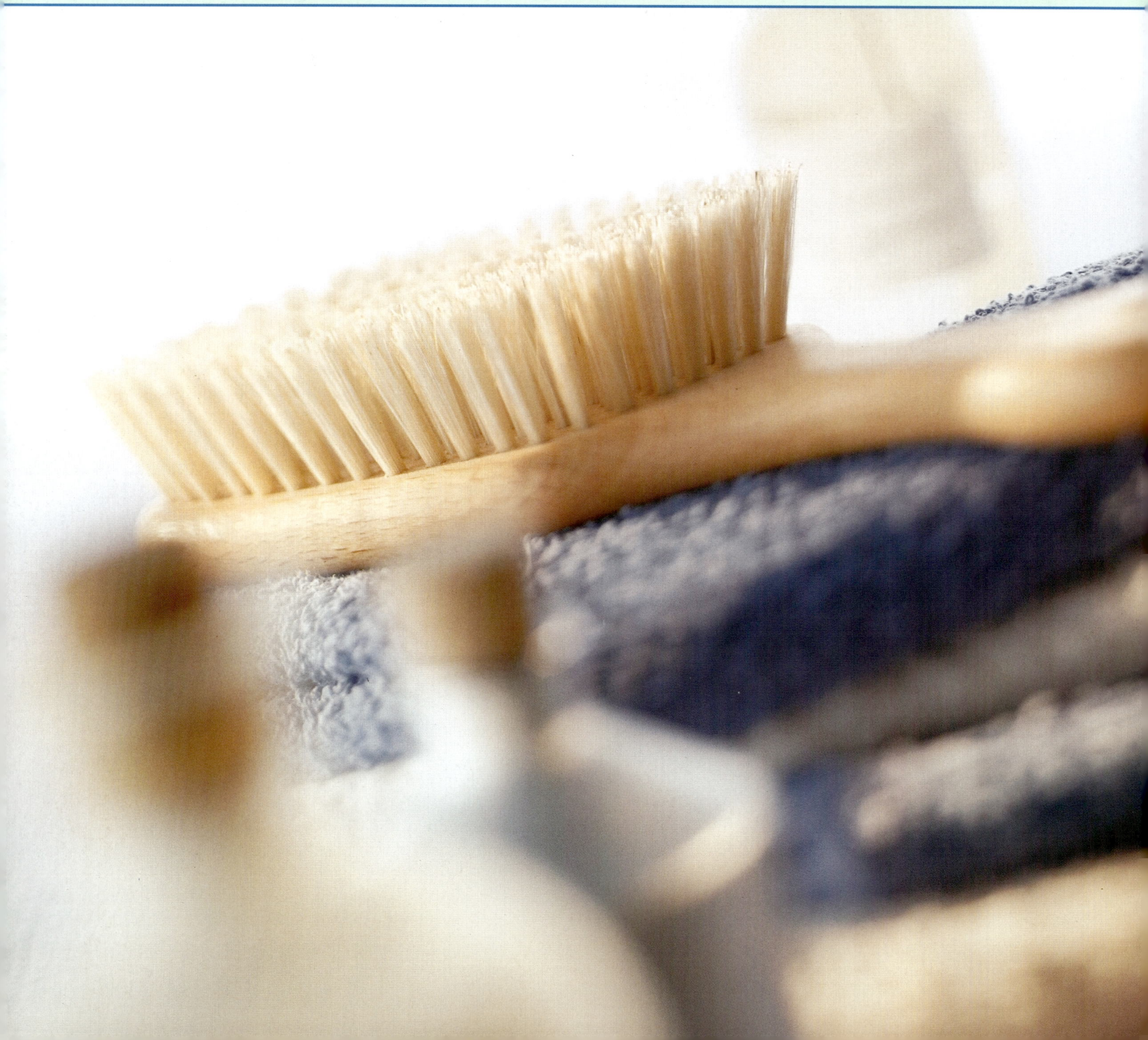

EIN KÖRPER ZUM TRÄUMEN

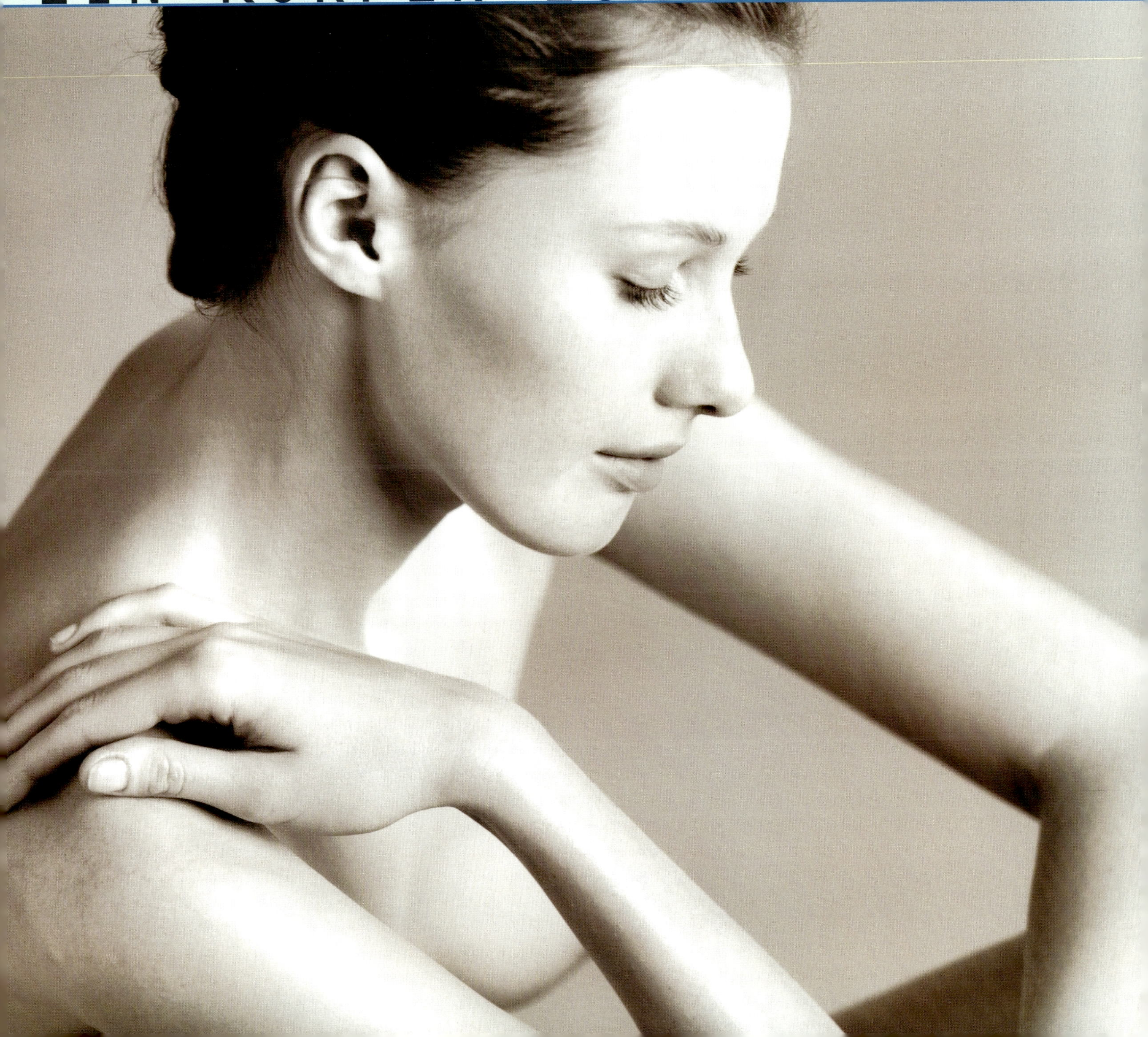

Eine rundum sinnliche Haut

Die Haut am Körper ist so sensibel und pflegebedürftig wie der Teint im Gesicht. Besonders an Tagen, an denen Sie am liebsten das Handtuch werfen möchten, sollten Sie versuchen, Ihr größtes Sinnesorgan mit schönen Beauty-Behandlungen zu verwöhnen. Einfach nur duschen und hinterher den Körper mit einer Lotion eincremen – das reicht für ein außerordentliches Wohlgefühl nicht aus.

Zeigen Sie Körpereinsatz!

Kosmetik als Therapie

Dass es einen Zusammenhang zwischen Körperkontakt und unserer Gesundheit gibt, ist bekannt. Jegliche Wohlfühlbehandlung tröstet, beruhigt und verlangsamt – ähnlich wie beim Autogenen Training – den Herzschlag. Jeder weiß aus Erfahrung, dass zarte Massagen beim Auftragen einer Körpermilch ungemein entspannend sind und sofort die Stimmung aufhellen. Selbst das Sandmännchen können Sie in stressigen Zeiten mit einer in kreisenden Bewegungen aufgetragenen Body-Creme, die Neroli und Vanille enthält, anlocken.

Heiß auf Warm

Für die einen nichts als heiße Luft, für die anderen eine Offenbarung: die Sauna. Der Körper liebt die heiß-kalte Tour de Trance, weil sie Interferon freisetzt (körpereigener Abwehrstoff, z. B. gegen Grippeviren) und Endorphine aktiviert, die happy machen. Besonders befreiend und entspannend wirkt eine Reinigung im Hamam. Das türkische Bad besteht aus mehreren Warm- und Heißlufträumen. Ein Peeling mit Ziegenhaar- oder Seidenhandschuhen, eine Massage, die Ellbogen, Unterarme, Knie und Fersen einschließt, eine Packung mit marokkanischer Heilerde (Rhassoul) und Rosenöl zum krönenden Abschluss sind Balsam für Haut und Seele. Überhaupt liebt die Körperhaut regelmäßige Abreibungen: Bürstenmassagen und Peelings beim Duschen sind ein Must. Für das Spa zu Hause: Ein Bad ab 37 Grad Celsius macht müde; am entspannendsten soll es – biorhythmisch gesehen – um 21 Uhr sein.

So ein Duft

Frauen und Männer wirken in Werbekampagnen dann attraktiver, wenn sie zu einem Deo greifen. Nun ja. Schweiß ist die Klimaanlage des Körpers, entschlackt und macht die Haut geschmeidig. Per se ist er geruchlos. Er müffelt erst durch das Werk winzig kleiner Bakterien. Die individuelle Schweißbakterienflora verändert sich – z. B. durch Ernährung, mit dem Alter und durch Krankheit. Die alten Ägypter benutzten gegen das Miefen Zimt und Zitrone. Die heutigen Antitranspirantien enthalten Aluminiumsalze, die die Poren der Schweißdrüsen verengen. Was zur Folge hat, dass sich die Mikroben nicht vermehren können. Naturliebhaberinnen müssen ja nicht solche mit synthetischem Triclosan (ein Bakteriengift) verwenden; Farnesol (aus Lindenblütenöl) tut's auch. Gut wirken Deokristalle, die auch den Vorteil haben, dass sie selbst weiße Blusen nicht versauen. Kleiner Geheimtipp: die Deocreme „Lavilin", die es nur in Apotheken gibt; Talk, Kartoffelstärke, Zitronensäure, Ringelblume und Arnika sorgen selbst bei größter Hitze für schwitzfreie Tage!

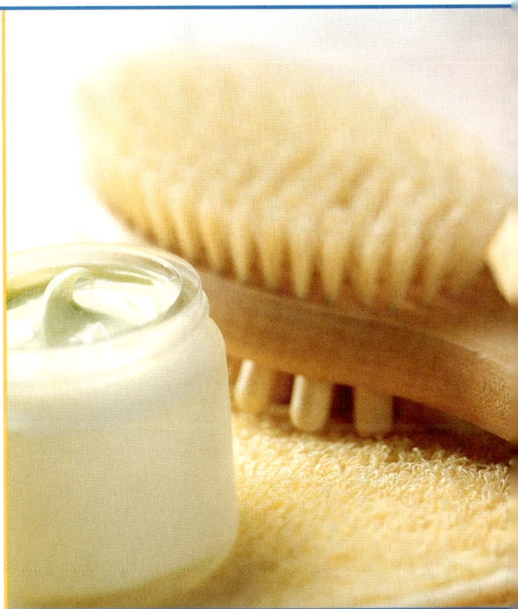

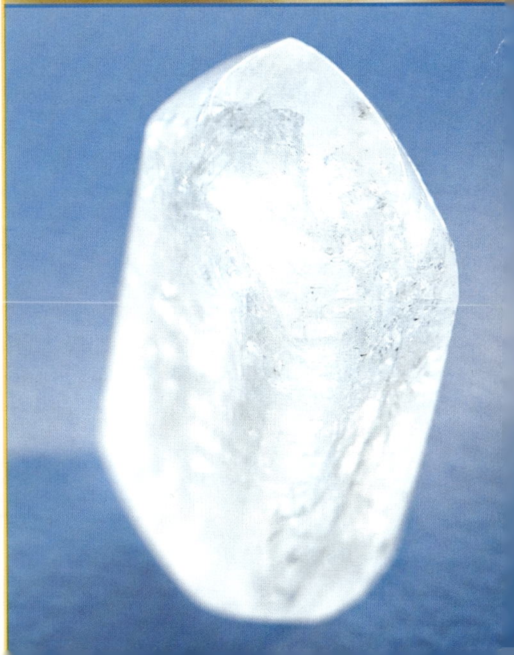

Haar-Spaltereien

Haarig, aber wahr: Rund 65 Prozent der deutschen Frauen rasieren sich die Haare an den Beinen nicht. Bitte, meine Damen! Enthaarte Beine, Achseln und eine stoppelfreie Bikinizone sind Teil der weiblichen (Kosmetik-)Kultur. Ob Sie rasieren, wachsen oder epilieren, das ist ganz gleich, die Härchen müssen einfach nur verschwinden. Da sind wir leider gnadenlos – aus rein ästhetischen Gründen. Und weil man zudem nach dem Entfernen der Achselhaare weniger riecht (die Haare vergrößern die Oberfläche, auf der sich die Bakterien tummeln können).

Mond-Magie

Ganz im Trend: eine Wohlfühlkur nach Lust und Luna! Es gibt Menschen, die schwören auf den Trabanten, um innere Balance für Körper, Geist und Seele zu gewinnen.

Die Pflege nach (Mond-)Phasen geht so:

➤ Da Neumond die Phase des Loslassens und Entgiftens bedeutet, wirkt Yoga nun besonders gut. Auch ist die Zeit günstig für Peelings, Thalasso-Anwendungen und Detox-Programme (absolut effektiv!).

➤ Mit zunehmendem Mond kommt die Phase des Auftankens, Regenerierens und Speicherns. Ein muskelaufbauendes Training geht jetzt eine perfekte Liaison mit einer Tiefenpflege ein.

➤ Bei Vollmond heißt es schlichtweg: Nichts übertreiben und alles Anstrengende mit ausgleichender Entspannung kombinieren; Aromachologie, Meditation und Massagen bewirken jetzt viel, besonders wenn sie abends ausgeübt werden.

➤ Wenn der Mond abnimmt, ist ein Power-Programm angesagt, um überschüssige Energie abzulassen; Sport lässt die Pfunde purzeln. In dieser Phase sollten Sie eine Extraration Vitamine und Antioxidantien zu sich nehmen.

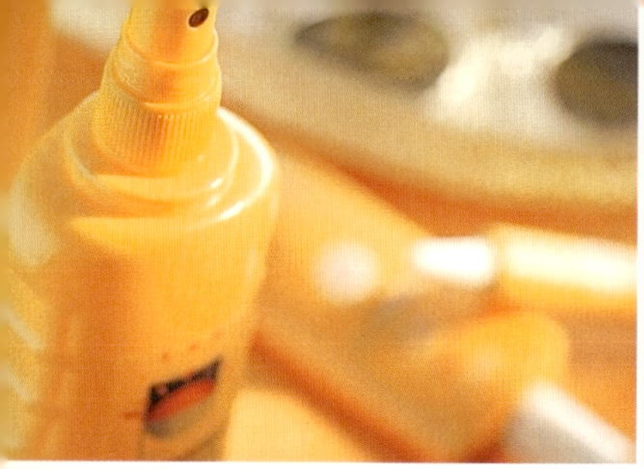
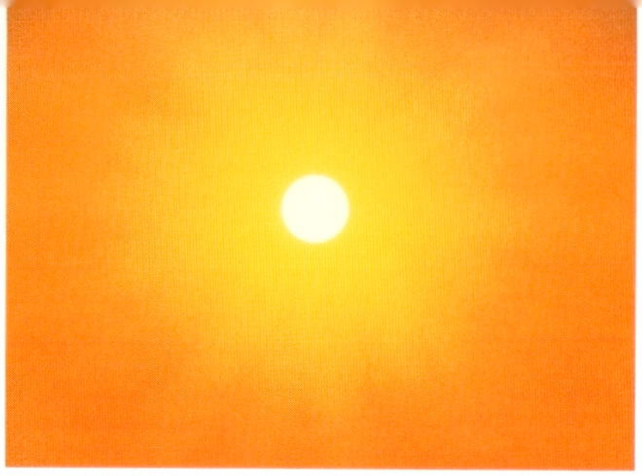
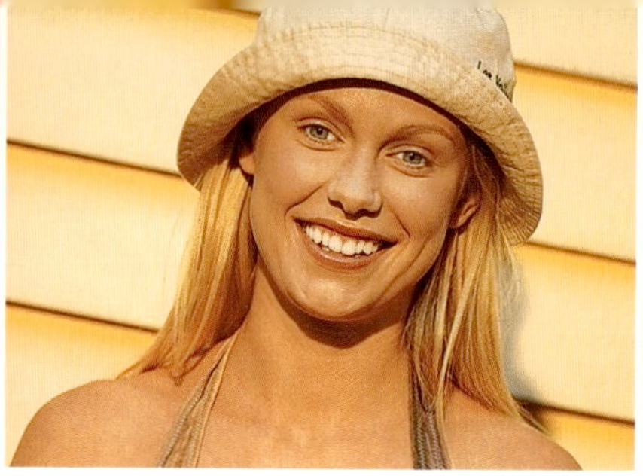
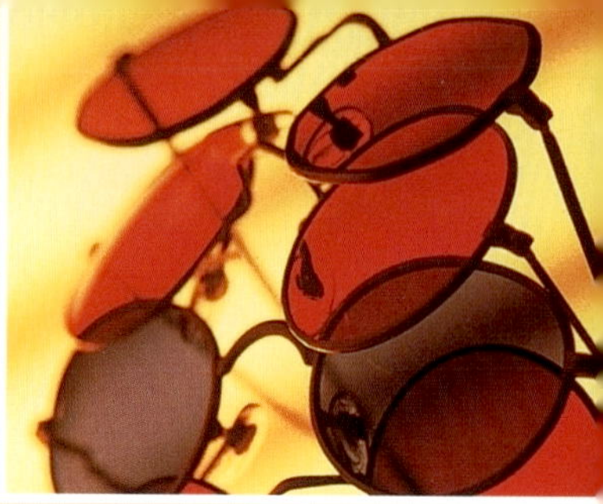

Basics

Sonnige Aussichten

Willkommen im neuen Bronzezeitalter. Auch wer es nicht glauben will: Brutzeln und Bräunen sind das reine Gift für die Schönheit. „Safer Sun“ heißt die Maxime für Fitness und Gesundheit. Das geht im Freien nur mit persönlichen Bodyguards und einem hohen UV-Schutz. Und für Noisette-Fans ausschließlich mit Selbstbräunern.

Sonne im Herzen

Die schlechte Nachricht zuerst: Alles, was Sie über die schädliche Wirkung von UV-Strahlen gehört und gelesen haben, stimmt. Dermatologen definieren Bräune eiskalt als „Hautschaden“. Die so genannte gesunde Braune ist nichts anderes als ein Schutzmechanismus der Haut, die sich angesichts der Einstrahlungen verdickt und zur Abwehr Melanin produziert. Lassen Sie deshalb die Sonne ausschließlich in Ihr Herz und nicht in Ihre Hautzellen!

Die gute Nachricht: Sonne ist wiederum auch ein Wundermittel für unsere Seele. Sonnenstrahlen machen eine Superlaune und haben Sexappeal. Doch Vorsicht bei einer zu heißen und zu langen Affäre!

Dr. Jeckyl und Mr. Hyde

Die liebe Sonne hat zwei Gesichter: Ihre UV-Strahlen wirken positiv auf die Produktion der Happy-Hormone Serotonin und Beta-endorphin. Zugleich turnt das UV-Licht die Produktion der Sexualhormone an, reduziert Stresshormone und macht einfach schöner, da es für bessere Nägel, glänzendere Haare und einen klaren Teint sorgt.

Ihre Schattenseite: Sonne verursacht trockene, faltige Haut, bewirkt Runzeln und Raffrollo-Falten, lässt das Bindegewebe erschlaffen, malt Pigmentflecken und kann Allergien verursachen. Hinzu kommen die freien Radikale, die beim Sonnenbaden aktiv werden und Hautzellen angreifen und dauerhaft zerstören können.

Schutzengel

Wir wissen inzwischen, dass ein Lichtschutzfaktor (LSF) nicht nur in den Ferien unter südlicher Sonne, sondern auch im Alltag notwendig ist. Die Tagescreme sollte unbedingt LSF 15 enthalten, ebenso die Produkte, die Sie für Hals, Dekolleté und für die Hände benutzen. Verwenderinnen von Lippenstift haben einen Vorteil: Die enthaltenen Farbpigmente wirken als physikalisches Schutzschild. Cremes mit Antioxidantien sind vorteilhaft, da diese freie Radikale neutralisieren. Auch durch modisch transparente Tops dringen die UV-Strahlen. Folglich sollte man sich darunter eincremen. Schon gewusst? Ein leichtes Baumwoll-T-Shirt absorbiert nur 70 Prozent der Strahlung, im nassen Zustand

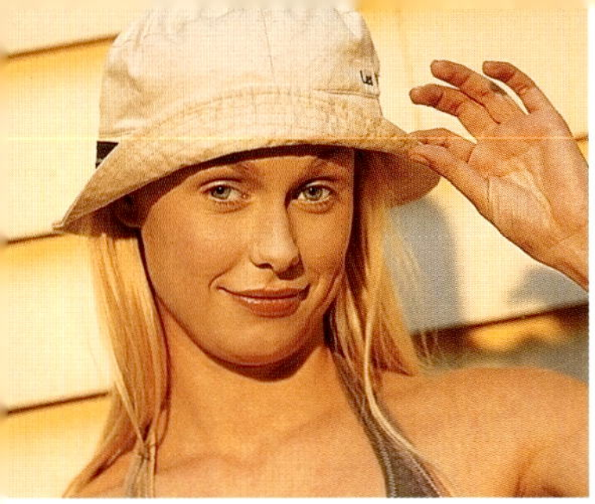
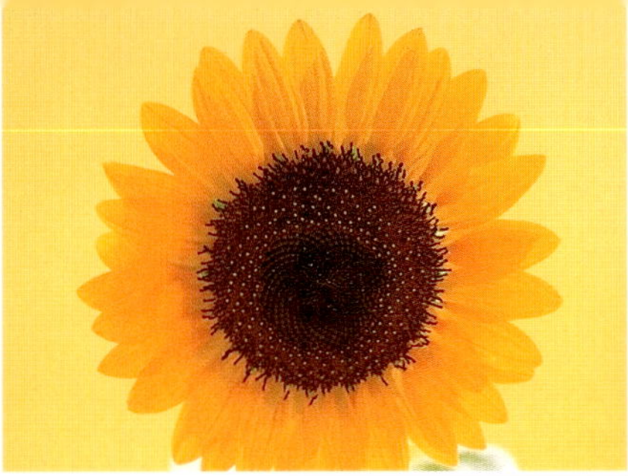
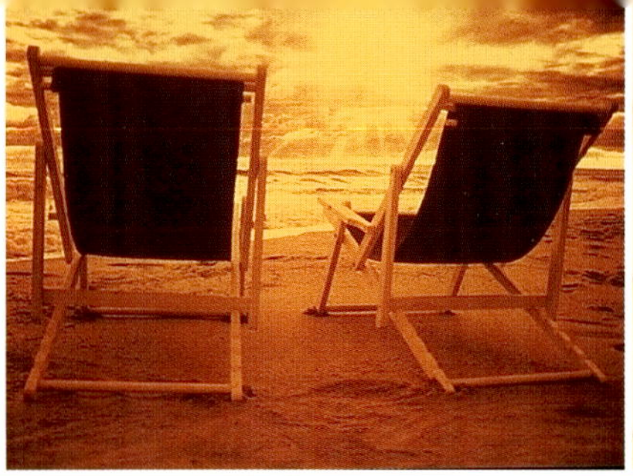
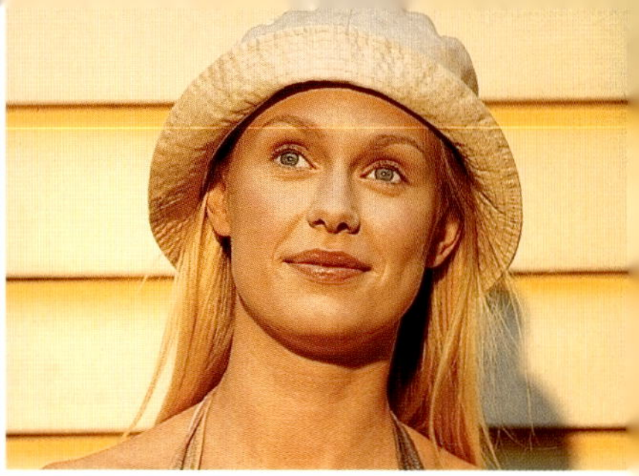

sogar nur 30 Prozent. Selbst Sun-Blocker mit LSF 30 wirken nicht hundertprozentig!

Wer A sagt ...

Die Bedürfnisse der Haut ändern sich je nach Klima und Alter. Daran sollte man beim Kauf von Sonnencreme denken. Superwichtig: Sie muss gegen UVA- und UVB-Strahlen schützen. UVA-Strahlen dringen in tiefere Hautschichten ein, beeinflussen die Pigmentierung und bräunen die Haut. Zugleich trocknen sie das Bindegewebe aus. Die Folge davon ist eine vorzeitige Hautalterung. UVB-Strahlen dagegen reizen die Haut, verbrennen sie und verursachen Zellschäden.
Beim Kauf eines Sonnenschutzmittels gelten die gleichen Qualitätsfaktoren wie für eine Gesichtscreme. Achten Sie also auf die Textur, Konsistenz, Praktikabilität, Aufnahmefähigkeit durch die Haut, Duft und Hautreaktionen. Ist das Produkt nicht wirklich angenehm, wird man sowieso instinktiv vermeiden, es zu benutzen.

Mengenrabatt

Die Menge macht's auch – also nicht zu geizig mit Sonnencremes umgehen. Weil sie bereits nach einer Saison ihre Schutzfilter verlieren, besonders wenn sie in der prallen Sonne standen, ist es müßig, die Reste für den nächsten Urlaub einzumotten. Besser als Handcreme recyceln.
Zum richtigen Timing: Sonnenmilch, Lotions, Cremes und Öle muss man circa 30 Minuten vor dem Herausgehen auftragen, weil die chemischen Filter so lange brauchen, um ihre volle Wirkung zu entfalten. Gut ist eine Mischung mit physikalischen Filtern wie Zinkoxid oder Titandioxid, die wie kleine Sonnenschirme wirken und die Strahlung abblocken. Übrigens: Bei einem längeren Outdoor-Aufenthalt den Sonnenschutz stündlich erneuern, da der Schutzfilm durch Abrieb oder Transpiration schon sehr schnell durchlässig wird. Auch unter einem Sonnenschirm am Strand erreichen UV-Strahlen die Haut. Der Sand reflektiert circa 20 Prozent des auftreffenden Lichts.

Sonnen-Enten

Karotten machen braun und schützen vor Sonnenbrand – diese Behauptung ist eine Ente. Das in Möhrchen enthaltene Beta-Carotin ist vielmehr ein Radikalfänger, der aber nur in hoher Dosis wirkt. Empfohlen wird zu diesem Zweck eine Kur in Pillenform (25 Milligramm pro Tag) etwa sechs Wochen vor Ferienbeginn. Neue Untersuchungen haben gezeigt, dass pflanzliche Öle wie Kokosöl in den Sonnenmonaten nur in geringen Mengen konsumiert werden sollen. Bei Sonnenbestrahlung können sie auf der Haut oxidieren und die Bildung freier Radikale beschleunigen.

Urlaub aus der Tube

Selbstbräuner sind die stress- und schweißfreie Alternative zum Sonnenbad; inzwischen gibt es sie auch mit einem Lichtschutzfilter. Mittlerweile kann man damit so richtig auf die Tube drücken, weil die Produkte so weiterentwickelt sind, dass man weder wie ein Streifenhörnchen noch wie ein Halloween-Kürbis aussieht. Ob Sie sich von einem Profi im Kosmetikstudio bräunen lassen (achten Sie dabei auf den Hinweis der „St.-Tropez-Methode") oder selbst Hand anlegen, das müssen Sie entscheiden. Wichtig ist einzig, dass Sie vor der Prozedur ein Ganzkörperpeeling absolvieren und anschließend das Produkt gleichmäßig auftragen. Lesen Sie unbedingt den Beipackzettel, da jeder Selbstbräuner eine eigene Einwirkdauer hat. Unser Favorit ist preiswert, macht eine tolle Hautfarbe und ein Handschuh zum Eincremen ist auch dabei: „Fake it!" (von The Body Shop). Ein besonderer Kult in Modelkreisen ist der „Terracotta Bronzing Powder" von Guerlain.

Body in Topform

Zeigen Sie, was Sie haben. Mit einem schönen Dekolleté, einem Rückenausschnitt ohne Ende oder einem hohen seitlichen Schlitz im Kleid. Klar, dass bei dieser Hautschau alles perfekt gepflegt sein sollte. Und wer sich das absolute Queen-Gefühl gönnen möchte, probiert es mit ein paar Stretching-Übungen und einigen Verhaltensänderungen. Auf geht's!

Der Masterplan gegen Cellulite

Schon wieder etwas, das wir Frauen ganz für uns allein haben dürfen: Rund 80 Prozent von uns entdecken irgendwann am Po, den Schenkeln, an den Knien und Armen Dellen, auch Orangenhaut genannt.

Tatort: Unter der Haut

Die Gründe für die Entstehung von Cellulite sind schnell aufgezählt: die Veranlagung für ein schwaches Bindegewebe, die Reaktionsweisen der weiblichen Hormone Östrogen und Progesteron – sie bewirken die Nachgiebigkeit des Bindegewebes und machen die Dehnbarkeit der Haut möglich (z. B. in der Schwangerschaft) –, zu wenig Bewegung und falsche Ernährung, die zu einer Degeneration der kollagenen und elastischen Fasern des Bindegewebes führen. Orangenhaut entsteht dann, wenn die im Unterhautfettgewebe entstandenen Einlagerungen (Schlacken, Wasser, Fett) gegen die Oberhaut drücken.

SAUER MACHT NICHT LUSTIG

Der weibliche Organismus ist in der Lage, das Bindegewebe als Zwischenlager für Säuren zu nutzen. Der Vorteil dieser Fähigkeit besteht darin, dass wir keine Glatze kriegen. Es gibt aber auch einen gravierenden Nachteil: Säuren können das Bindegewebe schlapp machen. Folgende Bedingungen führen dazu, dass sich im Zwischenlager zu viel Säure ansammelt:

- ein Mangel an Sauerstoff;
- wenn die Speisen zu viele säurebildende Nahrungsmittel enthalten; ganz schlecht sind phosphathaltige Getränke wie Cola;
- übermäßig viel Nikotin und Alkohol;
- ein vermehrter Fettumsatz, wie er mittels Fasten oder Crash-Diäten auftritt;
- eine Überproduktion von Milchsäure (z. B. durch exzessiven Sport).

Was man dagegen tun kann:

- für eine Basenzufuhr über pflanzliche Nahrungsmittel sorgen;
- Bewegung, Bewegung, Bewegung;
- mindestens zwei Liter Wasser pro Tag trinken und den Darm mittels Ballaststoffen und Vitaminen anregen;
- weißen Zucker und Salz meiden;
- möglichst oft die Problemzonen mit einem Luffaschwamm, einem Celluliteroller oder einer Noppenbürste massieren und mit Wechselduschen abhärten.

Kosmetikkomplizen

Da Cellulite unter der Haut entsteht, bewirken Cremes, die nur auf der Epidermis aktiv sind, wenig. Aktuell schwören Forscher auf ein Hefeextrakt aus der Anti-Aging-Forschung (Biokine 6), auf Radikalfänger (Q-10) und HCM, einen pharmazeutischen Wirkstoff. Auch Koffein, Rosskastanie und Apfelextrakten sagt man eine fettabbauende Wirkung nach. Nachweislich wirksam bei Cellulite sind lokal angewandte Hormoncremes. Allerdings gehört diese Behandlung in die Hände eines Facharztes. Die Gurus

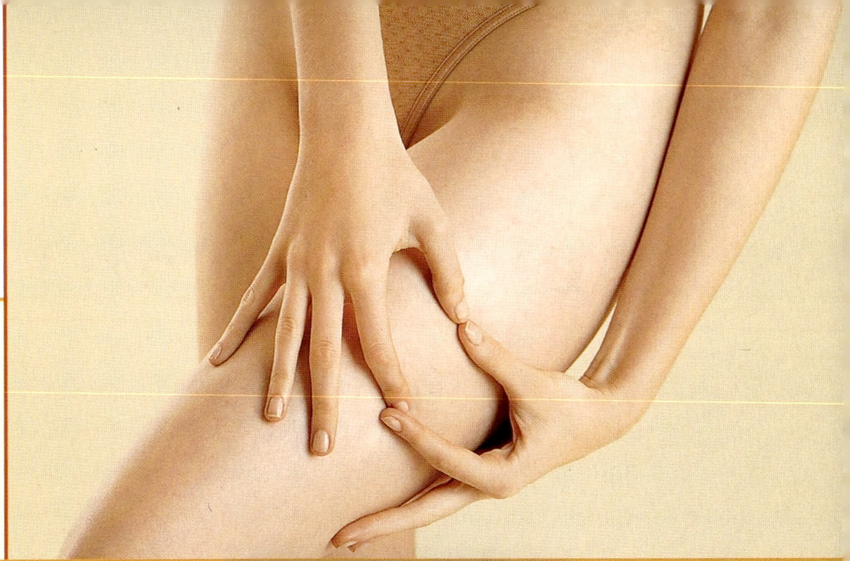

der Branche – wie Dr. Michael Klentze und Prof. Dr. Dr. Johannes Huber – haben eigene Rezepturen entwickelt, die nach ausführlicher Anamnese und Beratung individuell verabreicht werden.

NEU – DAS BAUT AUF!

Interessant ist ein Ansatz, den der Sportmediziner Michael Weiß gewählt hat. Er fand bei seinen Forschungen zur Steigerung der Leistung heraus, dass durch sportliche Betätigung und die Einnahme spezieller Aminosäurenmischungen Bindegewebe wieder aufgebaut und gefestigt werden. In der Kombination mit Stretching-Übungen (www.docsport.net) sollen die Substrattabletten (Aminosäuren und Vitamin C) aus delliger Orangen- feine Pfirsichhaut machen. Da Kollagene vom Körper nur sehr langsam gebildet werden, soll das Nahrungsergänzungspräparat mindestens drei Monate lang eingenommen werden („Doc Helix“ gibt es in Apotheken).

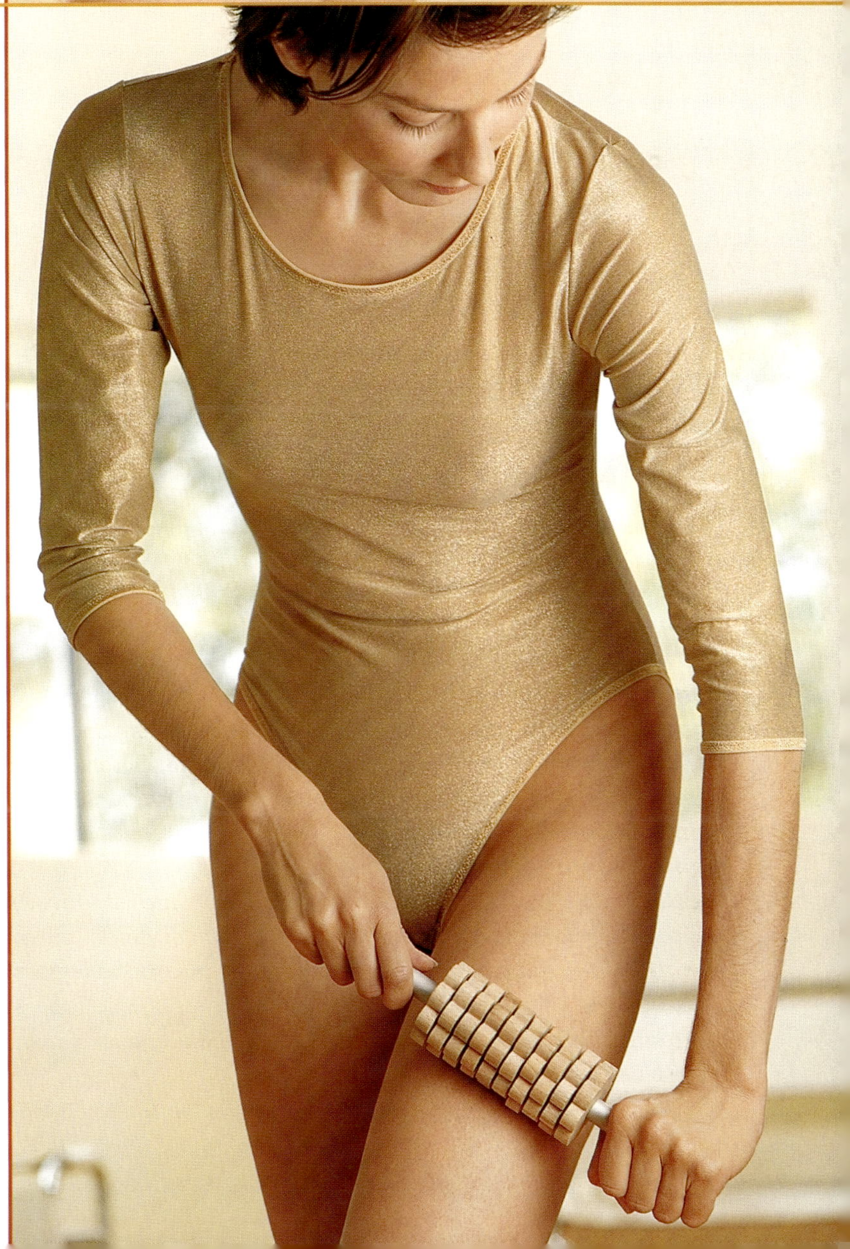

Bäuchlings und rücklings sexy

Ein flacher Bauch, ein starker Rücken – quasi zwei Seiten einer Medaille. Beide brauchen einander wie Liebende.

Pilates-Power

„Nach zehn Malen spürt man den Unterschied. Nach 20-mal sieht man ihn. Und nach 30 Übungsstunden haben Sie einen neuen Körper." Der Satz von Joseph Pilates (1880 bis 1965) ist nicht nur Hollywoods Lieblingsmantra im Reich der Figurfanatiker, auch hierzulande erlebt die Body-Mind-Methode einen Boom.
Die Basis der Pilates-Übungen sind präzise Bewegungen, die mit einer korrekten Atmung synchronisiert werden. Das Kraftzentrum ist dabei das „Powerhouse", wie Pilates den Rumpf nannte. Denn nur wer über eine starke und stabile Bauch- und Rückenmuskulatur verfügt, so seine These, schafft es, sowohl Muskelbalance als auch ein inneres Gleichgewicht herzustellen.

SCHAUKELSTUHLÜBUNG

Der „Open Leg Rocker" (Foto rechts unten) ist eine sehr wirksame Bauchübung, die zudem Spaß macht:
Dazu aufrecht auf dem Boden sitzen und die Knie zur Brust ziehen; die Knöchel umfassen und die Knie schulterbreit öffnen. Anschließend ziehen Sie den Bauch ein (den Nabel dabei in Richtung Rückgrat!) und lehnen sich ein wenig zurück, bis Sie auf dem Steißbein balancieren und die Füße den Boden nicht mehr berühren. Von dieser Position aus die Beine in V-Form zur Decke strecken (Arme können gestreckt bleiben). Einatmen, den Nabel zum Rückgrat und das Kinn zur Brust ziehen, sich nach hinten rollen lassen (dabei nicht mit dem Kopf nachhelfen). Anschließend rollen Sie bis zu den Schulterblättern ab, Beine und Arme bleiben gestreckt; dann ausatmen und dabei in die Ausgangsposition (V-Form) zurückpendeln. Stellen Sie sich vor, Sie sitzen in einem Schaukelstuhl und wippen vor und zurück.

Schön flach halten

Für einen flachen Bauch sollten Sie Folgendes ausprobieren:

➤ Machen Sie öfters eine Unterleibsmassage, die die Verdauung anregt. Dazu verschränken Sie die Hände unterhalb des Nabels und fahren in dieser Haltung ein paar Minuten im Zickzack über den Bauch.
➤ Wenn der Bauch durch Stress verkrampft ist (Zeichen dafür, dass sich zu viel Vata angesammelt hat, so die Ayurveden), sollten Sie morgens und abends dieses Energiezentrum mit warmem Sesamöl massieren.
➤ Gegen Heißhungerattacken stimulieren Sie die kleine Kuhle zwischen Oberlippe und Nase mit dem Mittelfinger, indem Sie dreimal zehn Sekunden auf diese pressen.
➤ Ein Blähbauch kann auf eine Pilzinfektion (ab zum Doc!) oder falsche Ernährung hinweisen (Übersäuerung). In diesem Fall eine Zeit lang auf eine basische Ernährung umsteigen (siehe Detox-Programm ab

Seite 130); viele Ballaststoffe essen, die den Darm durchputzen.

➤ Strafft die Haut im Bauchbereich: Morgens diese Körperpartie mit Apfelessig einreiben, abends mit einer Vitamin-E-Creme. Regelmäßige Trockenbürstenmassagen für den Bauch machen eine samtige Haut.

Rückendeckung

Acht von zehn Deutschen haben Rückenschmerzen. Drei Viertel der Fälle sind überlastungsbedingt – durch eine dauerhaft falsche Sitzhaltung, Bewegungsmangel und falsches Tragen. Das richtet Sie wieder auf: Rückengymnastik, Rolfing (eine spezielle Tiefengewebsmassage, benannt nach der Erfinderin, Dr. Ida Rolf), Feldenkrais-Therapie oder Osteopathie-Behandlungen. Übrigens: Ein großer Mitverursacher der typischen Schmerzen im unteren Rückenbereich ist eine erschlaffte Bauchmuskulatur. Dagegen hilft Pilates-Training.

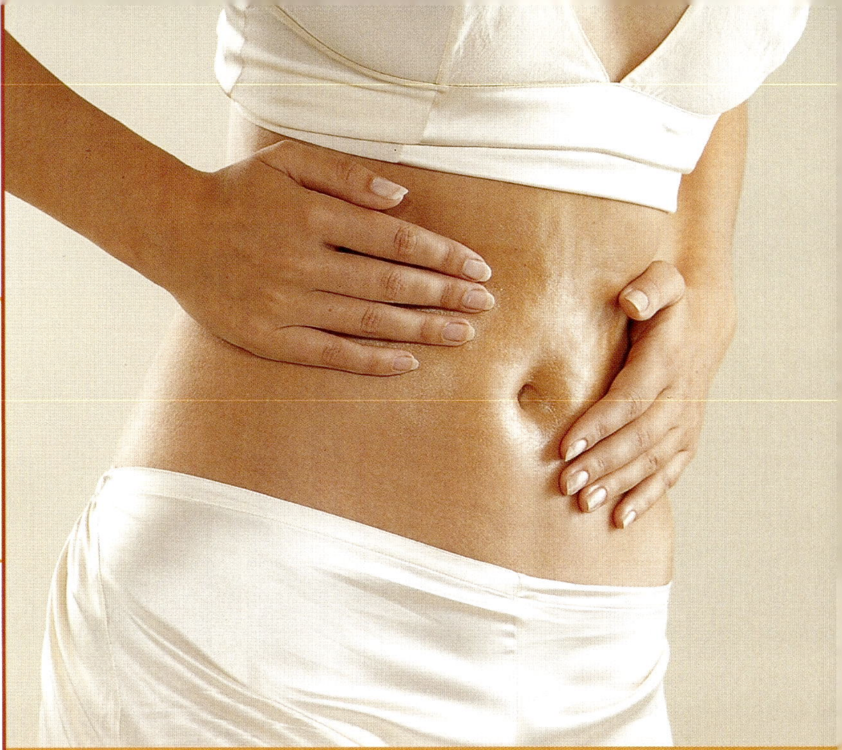

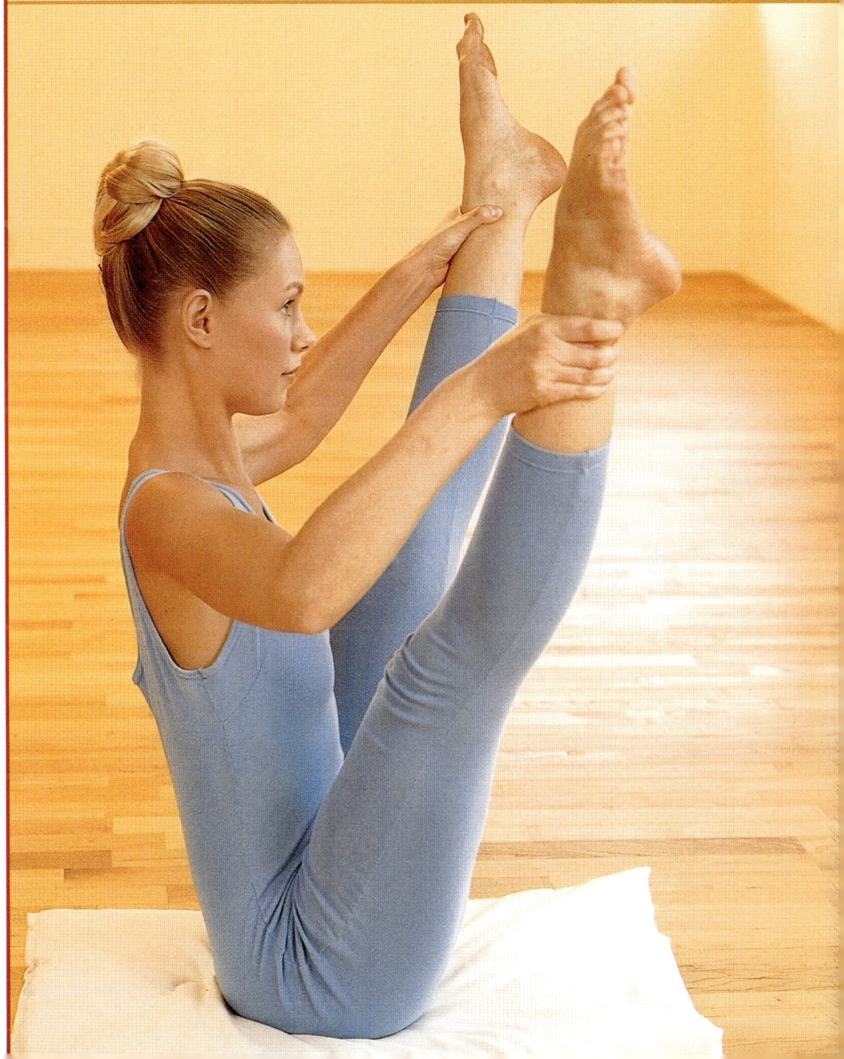

Busen-Freundinnen

Barbie hatte immer schon einen perfekten Busen. Ken keine Genitalien. Erklärt das, warum sich so viele Frauen über ihren Busen Gedanken machen und so wenige Männer über ihren Penis?

SENSIBLER BEREICH

Keiner ist kleiner als meiner! Oder zu schlaff – zu groß – zu weich. Die Unzufriedenheit der Frauen mit ihrem Busen ist ungebrochen und steht auf der Liste der Schönheitsmakel noch vor Po und Haaren. Für alle Frauen ist der Busen ein sensibles Thema, für 60 Prozent ein neuralgischer Punkt. Wenn's tröstet: Männer sind weniger kritisch als Frauen.

HUSCH, INS KÖRBCHEN

Es sind meist Götter in Weiß und keine Göttinnen, die bereit sind, Frau einen größeren Busen zu basteln. Natürlich nur, weil es auch die entsprechende Nachfrage gibt: Etwa 200 000 Frauen lassen sich jedes Jahr in Deutschland die Brüste korrigieren. Der sanftere Weg, Prallheit zu promoten, sind Wonderbras und Push-Up-BHs.
Wie unser weiblichstes Körperteil lange verlockend bleibt, ohne gleich unters Messer hüpfen zu müssen, zeigt uns – ausgerechnet – Pamela Anderson. Ein Job bei „Bay Watch" ist die Rettung: Nichts ist besser als Schwimmen, um die Brüste straff zu halten!

BUSENWUNDER

Eine Übung, die Sie mehrmals täglich zu Hause praktizieren können: Die Hände vor der Brust anwinkeln, Handflächen zusammenlegen, wobei die Fingerspitzen zur Decke zeigen. Dann die Handflächen zusammenpressen und bis zehn zählen. Loslassen. Zehnmal wiederholen.
Der Clou für einen herausfordernden Busen sind tägliche bindegewebsstraffende Wechselduschen. Eine Massage mit Eiswürfeln hat den gleichen Effekt, ist allerdings viel erotischer! Überhaupt unterstützen zarte Massagen einen schönen Busen und ein gepflegtes Dekolleté.

STÜTZPUNKT PFLEGE

Wenn es geheime Cremes zur Straffung oder Vergrößerung des Busens gäbe, seien Sie versichert, wir würden dieses Mysterium an dieser Stelle lüften. Im Brustton der Überzeugung behaupten wir jedoch: Wundermittel gibt es so zuverlässig wie den Weihnachtsmann. Tun kann man Folgendes: Busen mit Apfelessig einreiben oder einmal wöchentlich eine Apfelpackung machen. Dazu zwei gewaschene Äpfel ungeschält fein reiben, anschließend den Brei auf der Büste zehn Minuten einwirken lassen.
Push-up-Effekte versprechen auch Cremes mit hoch dosierten Sojaextrakten (z. B. von Sisley) – durch deren östrogenartige Wirkung wird die Haut praller und straffer. Der Flüstertipp unter Kennerinnen: die Busencreme „Grobust" (von Vita Basics).

KOPF HOCH!

Kinn hoch! So wenigstens muss der selbstbewusste Schlachtruf heißen. Denn eine gerade Haltung macht jeden Busen schön. Betonen Sie ihn bei besonderen Gelegenheiten mit einem Hauch Glitzerpuder. Der schillernde Komplize hat eine vergrößernde – und verführerische – Wirkung.

GRÖSSENPROBLEME

Ein kleiner Busen kann für manch schwere Depression verantwortlich sein. Obwohl er ein ernst zu nehmendes Problem ist, übernimmt die Krankenkasse nur die Kosten für den Psychiater, nicht für eine kosmetische Operation. Anders bei der Brustverkleinerung, deren Kosten für den medizinischen Eingriff (ab 400 Gramm Verkleinerung) übernommen werden. Die sicherste Adresse, um an einen seriösen Facharzt zu kommen: die Deutsche Gesellschaft ästhetisch-plastischer Chirurgen (siehe Adresse im Anhang).

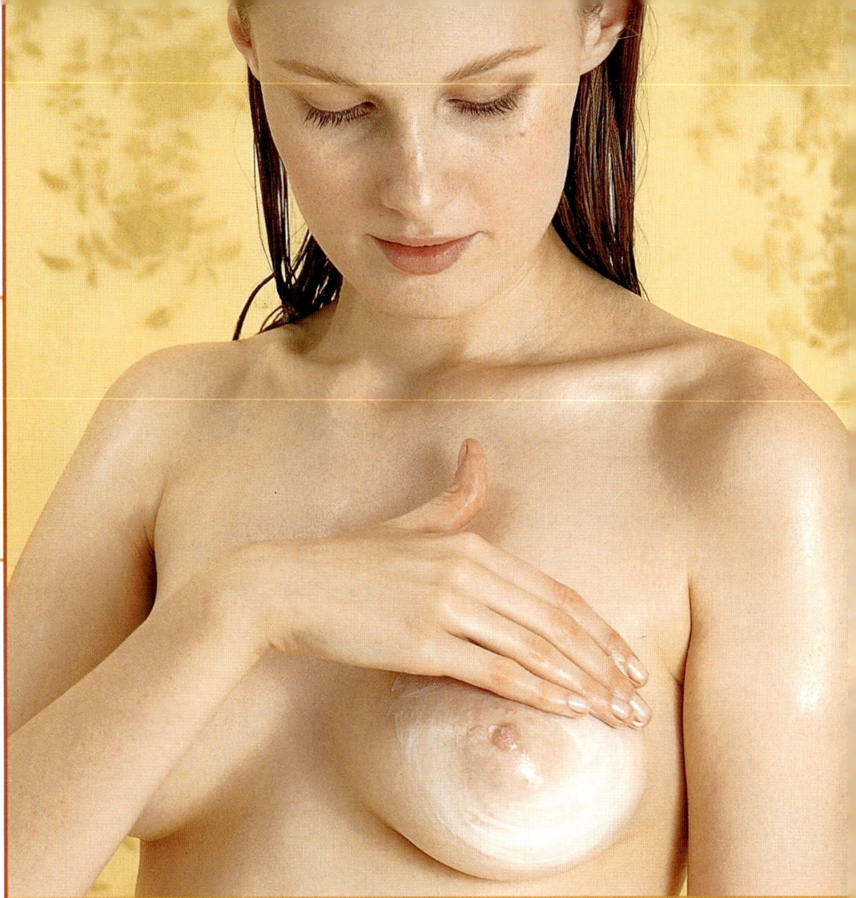

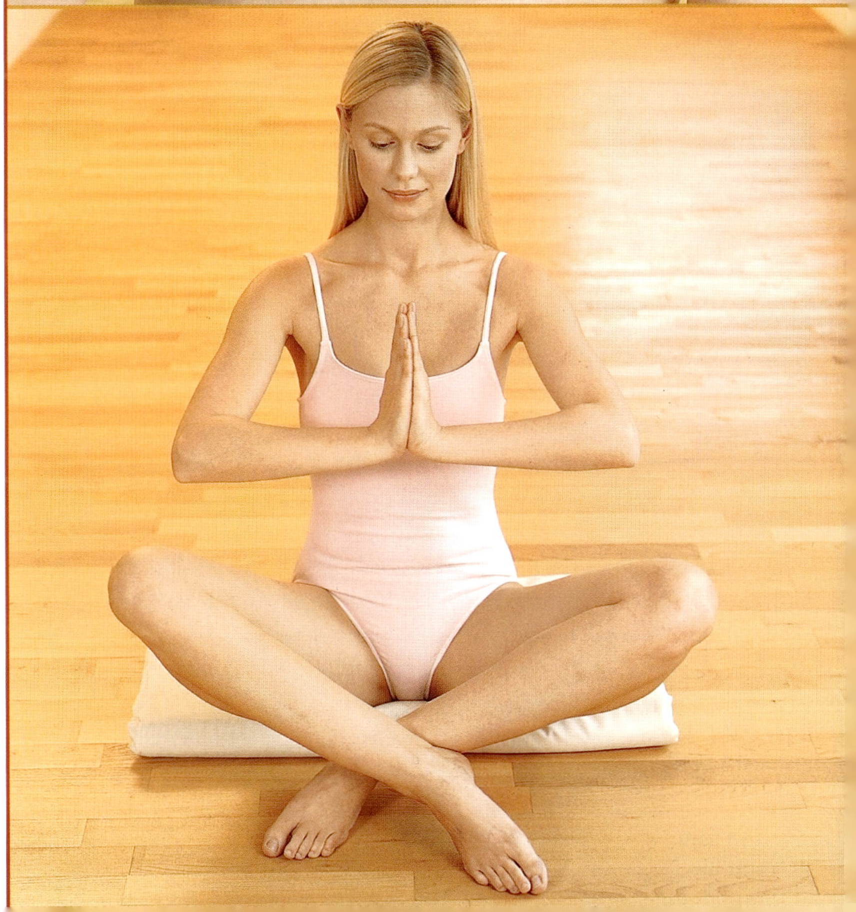

Pflege mit Hand und Fuß

Hand aufs Herz: Haben Sie die Pflege Ihrer Nägel, Hände und Arme im Griff? Oder ist Ihnen Ihr Drei-Sterne-Aushängeschild schnuppe? Sollte es nicht: Hände sind verräterisch. Man muss nicht aus der Hand lesen können, um Ihre Persönlichkeit, Ihre Strapazen und Ihren Lifestyle daraus zu erfahren. Selbst als Naturliebhaberinnen verdienen Ihre Nägel Glanzzeiten.

Ein Händchen fürs Schöne

Der richtige Fingerzeig

Hände brauchen – wie der Teint – in erster Linie Schutz. Ihre Feinde sind nicht nur Wasser und Reinigungsmittel, sondern vor allem auch UV-Strahlen. Weil die Haut an unseren sensiblen Tast- und Greifwerkzeugen besonders dünn ist, droht der vorzeitige Gau: Pigmentstörungen, Altersflecken, schlaffe und faltige Haut.
Regel Nummer eins: Eine Creme mit Lichtschutzfaktor (mindestens LSF 15) benutzen! Eine Handcreme ist kein überflüssiges Produkt, sondern etwa mit dem Luxus vergleichbar, beim Laufen Schuhe zu tragen. Gegen Schwitzhände am besten morgens auf die sauberen Handinnenflächen einen Deokristall auftragen.

HANDGREIFLICHKEITEN

Mit einer perfekten Maniküre wickelt man jeden um den Finger. Sie beginnt – sollte noch einer drauf sein – mit der Entfernung des alten Nagellacks (am besten einen acetonfreien Nagellackentferner verwenden). Anschließend Hände waschen und die Nägel mit einer Sandpapierfeile behandeln – immer vom äußeren Rand in Richtung Nagelmitte feilen! Ein Handbad mit einigen Tropfen Mandelöl macht die Haut besonders weich, ein Peeling aus Mandelöl und Meersalz glättet sie. Nach dem Abtrocknen die Nagelhaut mit einem Rosenholzstäbchen nach hinten schieben. Bei rissiger Nagelhaut zusätzlich Nagelöl oder -creme einmassieren (Kultprodukt: „Crème d'Apricot" von Dior). Zum Abschluss Nägel polieren und eincremen. Oder zuvor lackieren, nachdem die aufgeweichten Nägel wieder getrocknet sind.

DICK AUFTRAGEN

Das Verwöhnprogramm für die Hände sind Masken. Dazu eine fetthaltige Nachtcreme oder die Lieblingshandcreme abends dick auftragen, einmassieren und über Nacht unter Baumwollhandschuhen (im Berufsbekleidungsgeschäft) einziehen lassen.

KLEINES HANDGEMENGE

Diese Miniübung entspannt und belebt Schreibtischtäter-Hände: Beide Hände auf Kopfhöhe heben und schütteln. Anschließend die verspannten Hände zu einer Faust schließen, schnell öffnen und die Finger dabei spreizen. Auch Qi-Gong-Kugeln bekämpfen den Stress.

GERÜCHTEKÜCHE

Es gibt so viele Gerüchte über Nagellack. Hier erfahren Sie die ganze Wahrheit über zwei der hartnäckigsten:
➤ Gerücht Nr. 1: Lack verhindert, dass die Nägel „atmen" können, und ist deshalb schädlich. – Stimmt nicht! Sagen wenigstens die Experten. Nägel bestehen aus abgestorbenen Hornzellen. Und seit wann atmen Tote? Nur am hinteren Teil, in der Nähe der Nagelhaut ist der Verhornungsprozess noch

nicht abgeschlossen. Es genügt also, einen schmalen Abstand freizulassen.

➤ Gerücht Nr. 2: Nagellack sollte man im Kühlschrank aufbewahren. – Das ist eine Lüge! Sie hilft einzig der Beauty-Industrie, da der kalte Lack schlechter trocknet und schneller abblättert.

HANDVERLESENE FARBEN

Helle Nagellackfarben verlängern, dunkle Farben verkürzen die Nägel optisch. Stimmen Sie die Töne auch auf Ihre Handfarbe und die Handform ab: Dunkle Farben lassen breite, große Nägel kleiner erscheinen; schmale, kleine Nägel sollten hell lackiert und voll ausgemalt werden. Keine blaustichigen Töne bei geröteten oder blassen Händen auftragen, sondern warme Farben und Perlmuttnuancen bevorzugen!

NAGELPROBE

Heißer Tipp unter Hand-Models gegen brüchige Nägel: die Sieben-Tage-Kur mit „Nailtiques Formula 2“ (in Kosmetikfachgeschäften oder über Grafton International, Info-Hotline 0 62 24 – 95 04 33). Das Resultat ist genial: stabile Nägel in kürzester Zeit, selbst bei Problemfällen. Wichtig ist, den Härter nicht bis zum Rand zur Nagelhaut zu lackieren, damit der Nagel elastisch bleibt.

Ellbogen zeigen

Gut geölte Ellbogen brauchen die Amerikanerinnen, um Karriere machen zu können. Zeigen Sie die Ihren, ganz gepflegt und ganz nonchalant. Regelmäßige wöchentliche Peelings unter der Dusche und Bürstenmassagen sind Pflicht, wenn die Haut an den Ellbogen hart und rau ist. Ein sanfter Trick: Die Ellbogen beim Duschen mit Zitrone abreiben und anschließend dick einfetten. Tagsüber immer mal wieder einen Tropfen Babyöl in diese Partien einmassieren. Bei dunklen Ellbogen versuchen Sie ein „Prowhite“-Produkt (von Marbert).

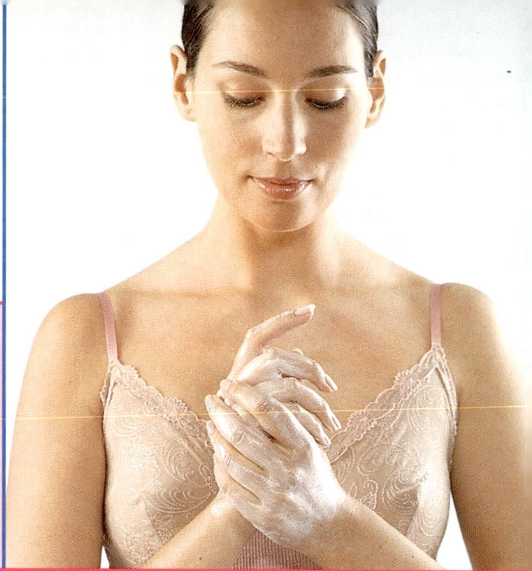

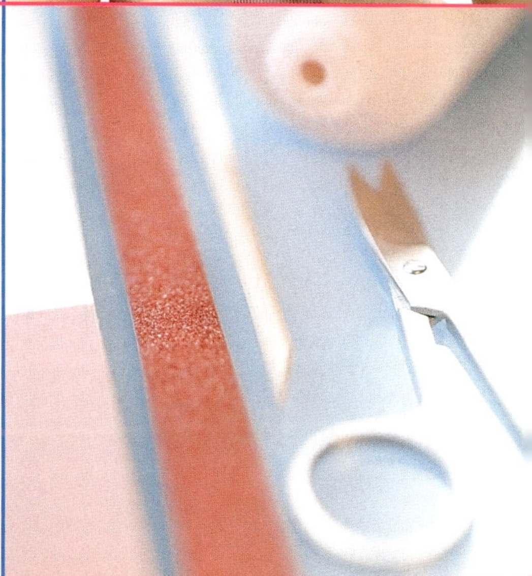

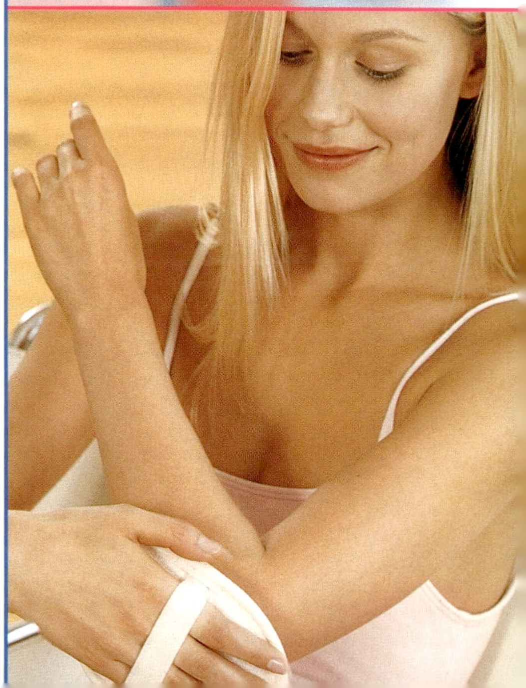

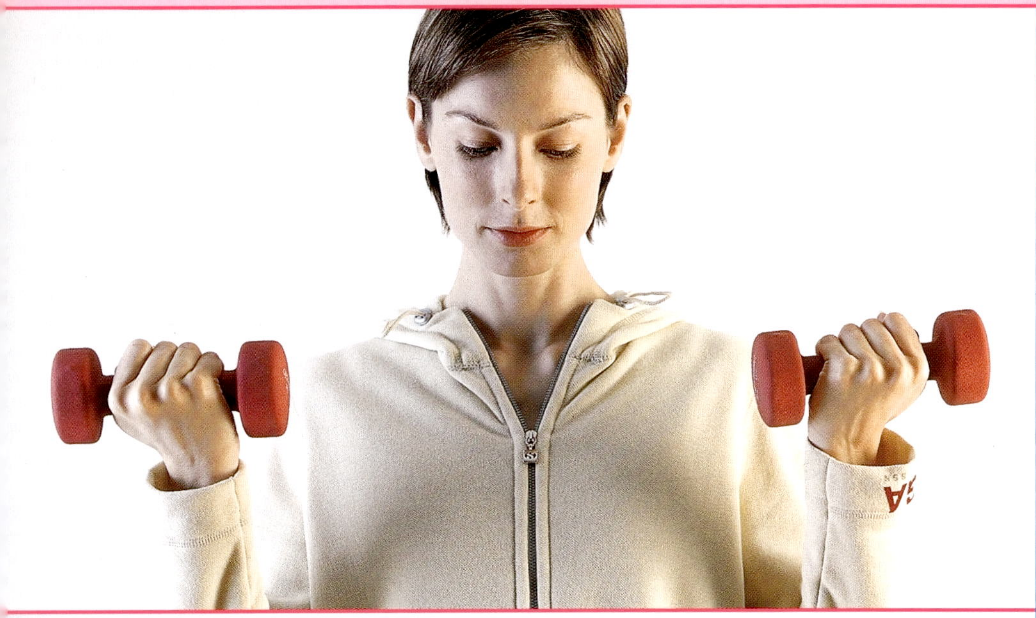

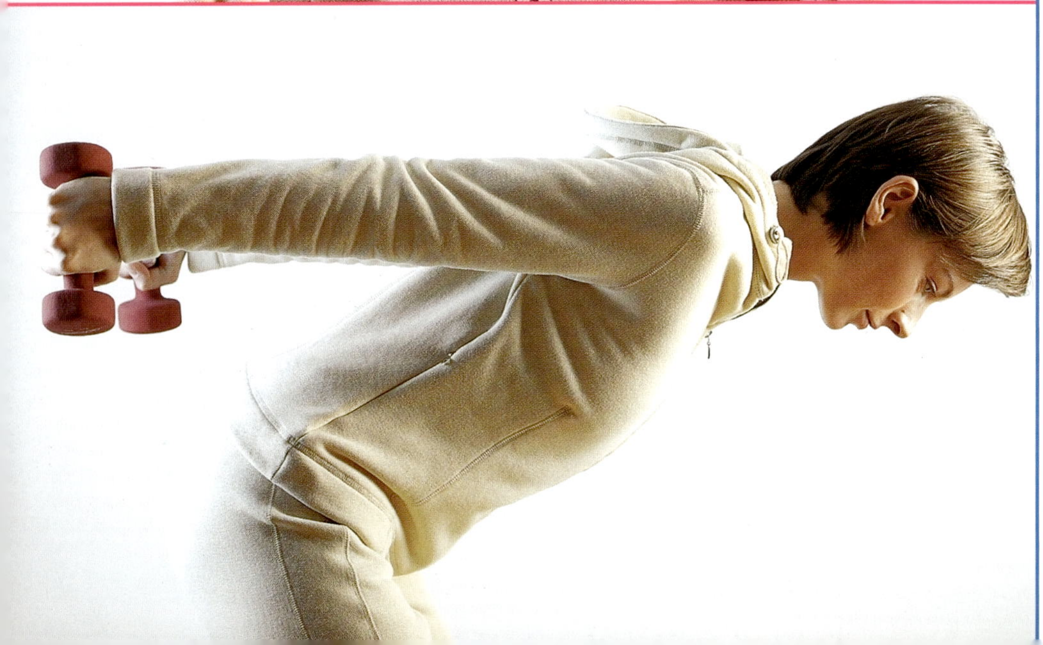

Dinner-Lady-Arme?

Schöne Arme erhalten Sie sich mit einem täglichen Schwimmprogramm und einem Training mit leichten Gewichten (1 bis 2 Kilogramm). Folgende Übungen helfen:

Für den Bizeps: Gerade hinstellen, die Beine sind hüftbreit auseinander. Den Bauch zum Rückgrat ziehen und anspannen, dann mit geradem Rücken leicht in die Knie gehen. Die Arme sind nach unten gestreckt, die Gewichte liegen in den Händen, die Handflächen zeigen nach vorne. Jetzt die Gewichte mit angewinkelten Ellbogen nach oben ziehen. Spannung kurz halten und laaaaangsam zurück in die Ausgangsposition – 15-mal wiederholen.

Für den Trizeps (hinterer Oberarm): Ausgangsposition wie oben. Dann Oberkörper im 90-Grad-Winkel nach vorne beugen und die Arme anwinkeln – die Oberarme befinden sich parallel zum Oberkörper. Anschließend die Hanteln langsam nach hinten führen, dabei die Arme strecken, bis sie eine gerade Linie bilden. Spannung kurz halten und langsam wieder nach vorne bringen – 15-mal wiederholen.

Füße zum Niederknien

Nur Pragmatiker würden die Füße schlicht als Gehwerkzeuge bezeichnen. Eigentlich sind sie hochsensible Körperteile, deren Sinnlichkeit es zu entdecken gilt.

AUF RAUBTIERTATZEN

Die Füße, die uns im Laufe unseres Lebens durchschnittlich 160 000 Kilometer weit tragen, in Superform zu bringen lohnt sich. Denn sie sind durch 72 000 Nervenbahnen mit dem Körper verbunden. Jede Stimulierung der sensiblen Sohlen wirkt sich im gesamten Organismus aus. Unsere Vorliebe für zu enge Schuhe oder hohe Stilettos (Sie wissen ja, High Heels strecken nicht nur optisch das Bein, sondern lassen auch den Pomuskel knackiger und höher angesetzt erscheinen) wirkt der natürlichen Fußform entgegen. Je länger man jedoch hoch hinaus und in Sachen Sexappeal auf zu großem Fuß leben möchte, desto näher rückt die Hölle: Es drohen Hühneraugen, Hammerzehen, Druckstellen, Deformationen und eine verkürzte Achillessehne. Doch nicht genug: Plötzlich schleichen sich noch Krampfadern und Rückenschmerzen hinzu.

DIE GUTEN INS TÖPFCHEN

Füße verändern sich mit dem Älterwerden. Wundern Sie sich also nicht, wenn Ihre Lieblingsstiefeletten vom letzten Jahr nicht mehr passen! Die Aschenputtel-Nummer wäre jetzt ganz verhängnisvoll. Besser ist es, wenn Sie die engen Schuhe durch neue ersetzen; das stellt eine gute Durchblutung der Füße und Beine sicher. Zudem müssen unsere Füße bei jeder Bewegung bis zum Zweifachen des Körpergewichts abfedern. Deshalb sollten Sie diese nicht stiefmütterlich, sondern königlich behandeln!

SCHUBIDU

Weil Füßen schnell langweilig ist, brauchen sie permanent Abwechslung. Tragen Sie also Schuhe mit verschieden hohen Absätzen, gehen Sie immer mal wieder barfuß und versuchen Sie es mit Fußgymnastik, Wechselbädern und einer regelmäßigen Pediküre. All das bringt die Füße auf Trab – und verursacht bei Ihnen einen entspannten Gesichtsausdruck. Wenn der Schuh drückt, sollte man das Problem nicht aussitzen, sondern sofort handeln. Haben Sie keine Zeit für eine Profimassage, hilft nur das Notfallprogramm: Raus aus den Schuhen und die Füße entlasten. Dazu legen Sie sich auf den Boden, die Beine auf einen Stuhl und mit den Zehen wackeln. Nach fünf bis zehn Minuten aufrecht hinsetzen und die Fußsohlen mit den Daumen in kreisenden Bewegungen massieren. Beginnen Sie bei den Fersen und massieren Sie bis zu den Zehen. Diese zum Abschluss leicht mit Daumen und Zeigefinger ziehen.

BIS DIE SÖCKCHEN QUALMEN

Bei müden und geschwollenen Füßen wirkt ein Fußbad mit energiespendender Rosskastanie Wunder. Neue Power bringt auch

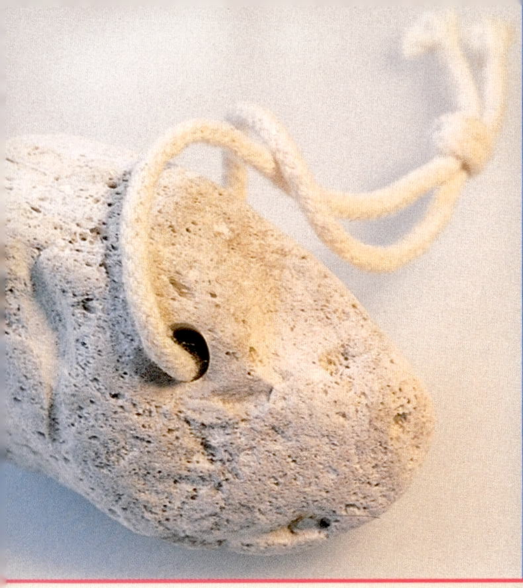

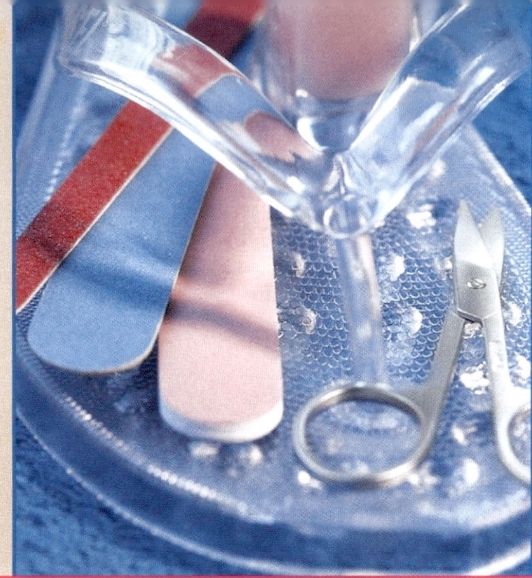

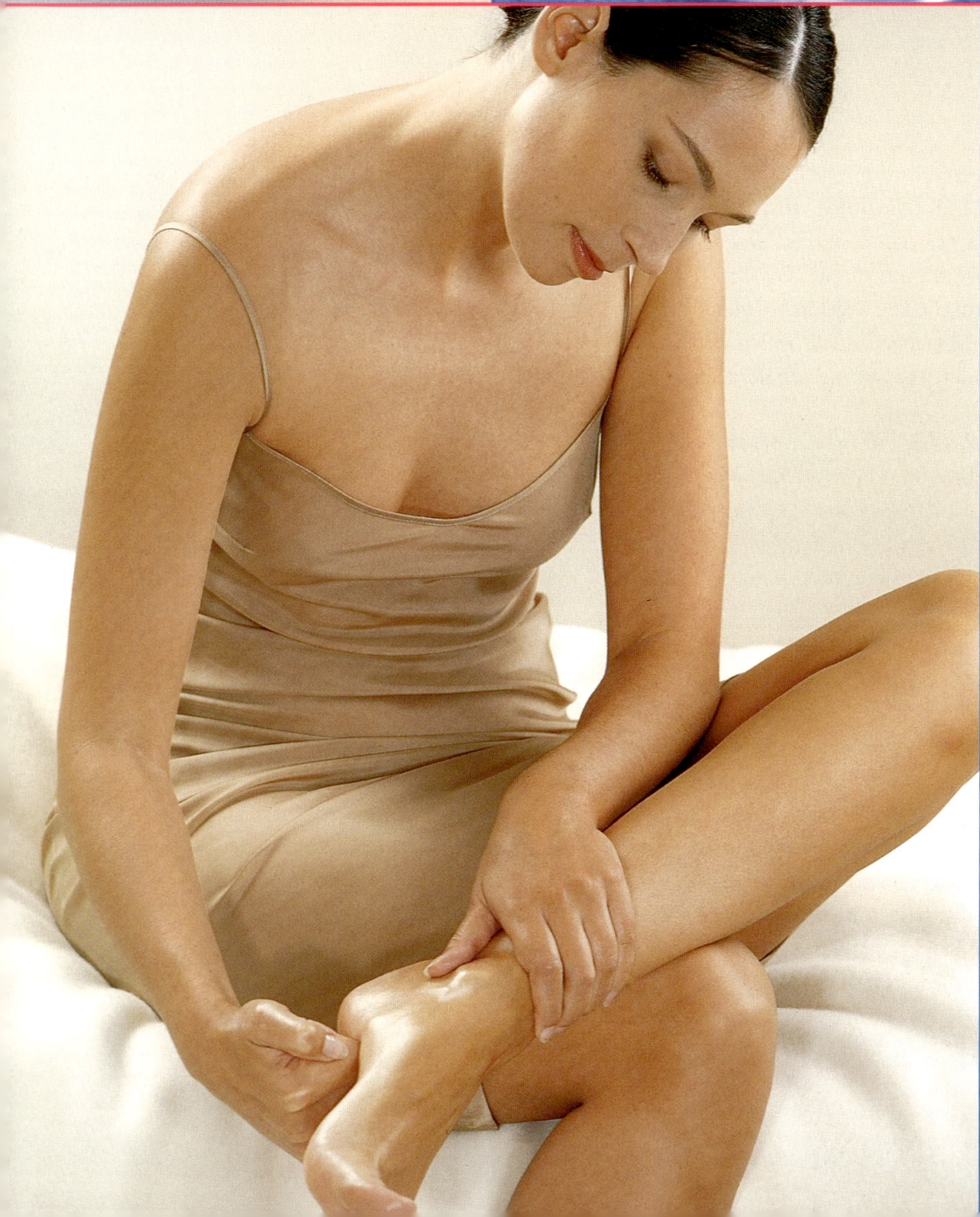

ein Plastikigel, der die Akupressurpunkte auf den Fußsohlen massiert – einfach rollen lassen! Wer genau die Akupressurpunkte finden möchte, sollte die „Reflexology Socks“ (von Origins) zu Hilfe nehmen. Einfach überziehen und die auf den Sohlen aufgemalten Punkte mit dem Daumen drücken – nach wenigen Minuten fühlt man sich göttlich entspannt. Für heiße Sohlen – gerne mal ausgelöst durch ein Endlos-Shopping – empfehlen wir ein Fuß- und Beinspray (z. B. von The Body Shop), das man unterwegs auch auf die Strümpfe aufsprühen kann.

ABSATZ-MÖGLICHKEITEN

Maximal sechs Zentimeter hohe Absätze dürfen Lederschuhe haben, um den Fuß gesund zu erhalten. Aber nicht jeder Moment im Leben einer Frau verlangt nach robustem Schuhwerk, mit dem man zwar wunderbar Pferde stehlen, aber keinen Mann zum Kniefall verführen kann. Manchmal lieben wir die Gefahr in Form von sexy Slippern, Schlangen-High-Heels, spitzen Lack- und möglichst unvernünftigen Riemchensandalen. Schließlich gilt es, das Vorurteil, Frauen hätten einen genetisch angelegten Schuhtick, zu verteidigen. Doch achten Sie dabei auf eine Gegenmaßnahme: Alle acht Wochen sollten Sie sich eine Profipediküre mit Reflexzonenmassage gönnen. Strapazierte Füße lieben täglich eine reichhaltige Fußcreme und bei Sandalenwetter eine Sonnencreme mit hohem UV-Schutz. Denn die zarte Haut der Füße wird mit dem Alter noch dünner. Eingewachsene Nägel, Schwielen und Hühneraugen sind ein Fall für die Kosmetikerin.

30 MINUTEN FÜSSELN

Auch zu Hause kann man mit dem richtigen Werkzeug den meisten Fußproblemen zu Leibe rücken. Ein Fußbad mit Pfirsichöl, Latschenkiefer oder Menthol (bei 30 bis 33 Grad Celsius) wirkt unglaublich revitalisierend, macht die Haut weich und bereitet sie auf die häusliche Pediküre vor. Neigen die Füße zu extremer Schweißbildung, hilft Kochsalz (einen bis zwei Esslöffel je Liter). Eine Fußfeile entfernt vor dem Bad, der Bimsstein während des Bades überschüssige Hornhaut von den Fußsohlen. Ein Hornhauthobel ist ein zweischneidiges Ding, denn die Verletzungsgefahr ist nicht zu unterschätzen. Nach dem Bad die Nagelhaut mit einem Rosenholzstäbchen zurückschieben. Nagelknipser und Nagelschere eignen sich, um die Fußnägel in Form zu bringen. Das leicht abgerundete Feilen der Kanten verhindert ein Einwachsen der Nägel.

DAS WÄRE DOCH GELACKT

Ob heller oder dunkler Lack – am Anfang müssen die Nägel von Fett- oder Ölresten gereinigt werden, damit der Lack nicht gleich wieder abspringt. Anschließend mit einer Sandpapierfeile oder mit einem Rillenfüller die Rillen glätten und einen Unterlack, der die Nägel vor gelblichen Verfärbungen schützt, auftragen. Wenn der Unterlack trocken ist, können Sie nacheinander zwei Farbschichten aufmalen (in der Nagelmitte anfangen, dann die Seiten ausfüllen) und abschließend mit einem Überlack versiegeln. Die Mühe lohnt sich, denn der Lack hält mindestens zwei Wochen. Gegen Lackkratzer gibt es eine Profiversiegelung, die in Nagelstudios ausgeführt wird. Sie verspricht für zwei Monate Makellosigkeit. Zehentrenner aus Schaumgummi oder gedrehten Papiertaschentüchern verhindern, dass die angemalten Zehen beim Lackieren zusammenkleben.

GRATWANDERUNG

Gymnastik hält die Füße fit und schön:

➤ Barfuß und auf Zehenspitzen durch die Wohnung gehen – das kräftigt die Füße.

➤ Im Sitzen oder Liegen: Füße im Uhrzeigersinn kreisen lassen, erst den rechten, dann den linken Fuß. Je zehnmal.

➤ Schreiben Sie mit Ihren Zehen das Alphabet in die Luft; malen Sie Liebesbotschaften in den Sand am Strand.

SO LÄUFTS BEI MODELS

Das Nonplusultra der Fußpflege sind spezielle Masken. Fuß-Models benutzen dazu die „Gehwohl Schrundensalbe“: Die Salbe dick auf die Füße auftragen, Socken anziehen und über Nacht einwirken lassen.

HÜBSCHER RÜCKEN

Handgemalte Mehndis auf dem Fußrücken wirken erotisch. Schneller geht's mit Temporary Tattoos und Mehndis aus Kunststoff (z. B. von Alessandro).

Wer sich selbst ein wenig Aufmerksamkeit schenkt, hat mehr vom Leben. Anti-Aging-Strategien steigern die Lebensfreude, Detox-Kuren machen rundum vital und Schönheitstage mit dem Lover oder der besten Freundin sind ein Fest für Seele und Sinne.

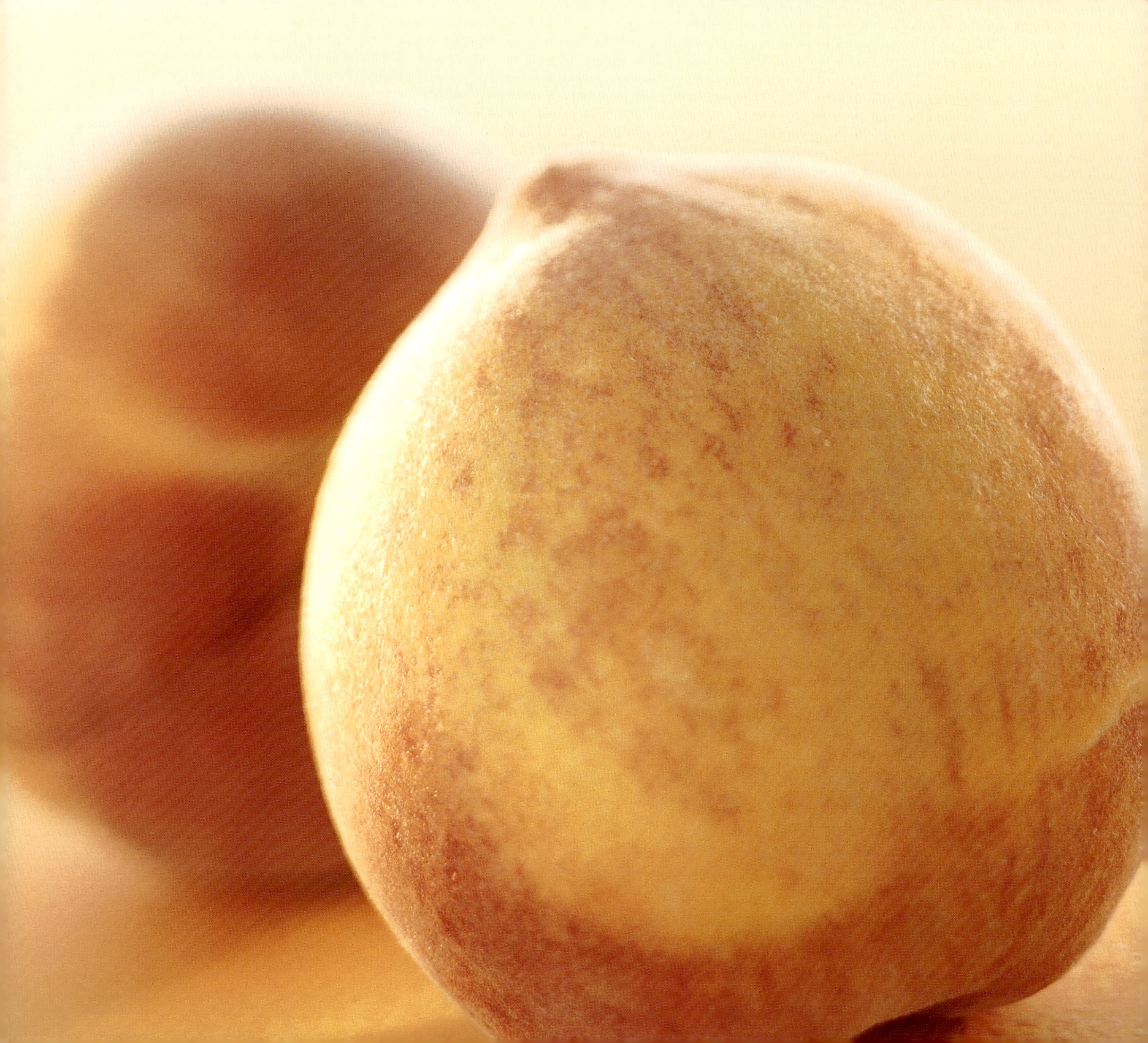

BEAUTY-PROGRAMME

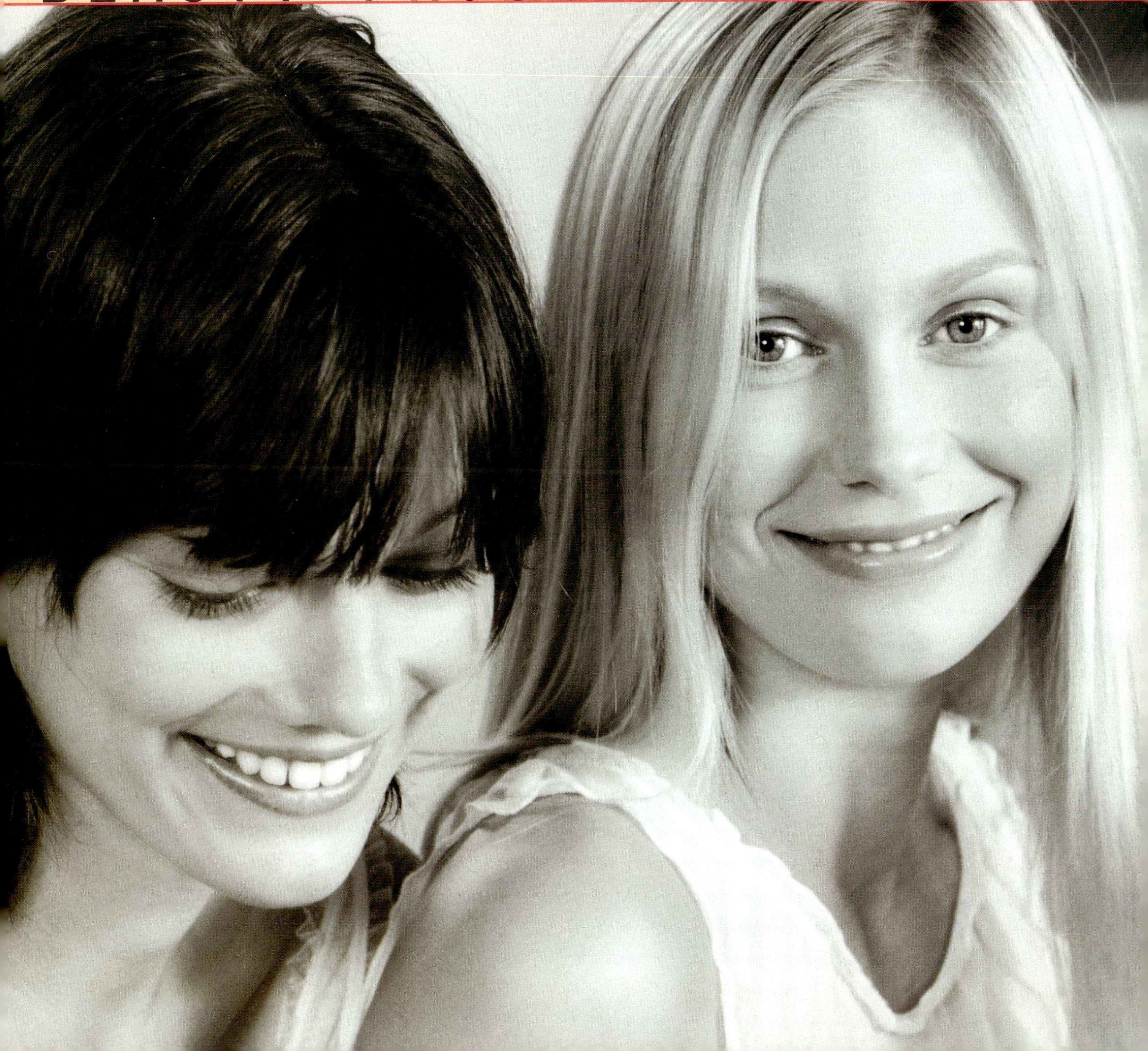

Anti-Aging-Strategien

Was kann man dagegen tun, wenn sich die ersten Falten zeigen? Ein Anti-Aging-Programm starten? Eine Hormonersatztherapie? Oder sich gar unters Messer legen? Denken Sie daran: Es gibt keine Unsterblichkeitspille; wir sind keine Götter, die die Zeit anhalten oder gar zurückdrehen können. Dennoch gibt es eine Menge von Möglichkeiten, um lange vital und schön zu bleiben.

Später altern

Dass der Organismus ab Mitte 20 altert, ist allgemein bekannt. Wie schnell und wie sehr, hängt von einer Reihe komplexer Faktoren ab: von den Hormonen, den Genen, der Ernährung, UV-Strahlen, Umweltgiften, Nikotin, Schlafmangel und der seelischen Balance. Altern ist eine Verschleiß- bzw. Mangelerscheinung, bei der sich beispielsweise der Hormonstatus verändert und die Angriffe der freien Radikale immer mehr Zellschäden hinterlassen. Es ist nicht leicht, diesen biochemischen Prozessen entgegenzuwirken. Doch Sie können etwas tun – mit etwas Disziplin!

Kuschelfaktor

Regelmäßige Körperberührungen, Kuscheln und vor allem viel Sex sollen die Lebenserwartung um bis zu acht Jahre erhöhen. Ob nur guter Sex verjüngt, müssen Sie selbst ausprobieren. Für schlechten ist das Leben sowieso viel zu kurz!

Länger schön

Verfallen Sie bloß nicht dem Jugendwahn! Beim Älterwerden geht es allein um mehr Lebensqualität. Integrieren Sie dazu folgende Anregungen in Ihr Lebenspuzzle:

➤ Sieben bis acht Stunden Schlaf.

➤ Zwei bis drei Liter Mineralwasser täglich trinken, sechs Tassen grünen Tee und morgens heißes Wasser mit Zitronensaft.

➤ Vitamin-, ballaststoff- und mineralstoffreiche Ernährung: Essen Sie täglich Gemüse, Soja und Beerenmüsli, dreimal täglich Obst, zweimal wöchentlich Fisch.

➤ Lassen Sie zweimal wöchentlich das Abendessen ausfallen und halten Sie damit den Körper im Idealgewicht.

➤ Achten Sie auf einen regelmäßigen Tagesablauf mit Anspannungs- und Entspannungsphasen.

➤ Fünfmal wöchentlich sollten Sie etwa 30 Minuten Sport treiben (z. B. Powerwalking, Qi Gong, Tennis, Gymnastik, Radeln oder Schwimmen), zweimal wöchentlich Yoga machen und täglich meditieren.

➤ Ein- bis zweimal im Jahr sollten Sie eine Entgiftungskur machen und einmal jährlich einen Check-up beim Dermatologen durchführen lassen.

Fiktiver Wochenplan

So könnte Ihr Anti-Aging-Wochenplan aussehen – selbstverständlich lässt er sich auch nach Ihren individuellen Wünschen maßschneidern. Wichtig ist nur die tägliche Routine und ein wenig Disziplin. Und nicht vergessen: Lachen Sie mal wieder!

➤ **Montag:** Heute ist morgens Sport und später am Tag Meditieren angesagt; probieren Sie Wechselduschen und einen Antioxidantien-Cocktail aus frisch gepressten Säften. Zudem den Schreibtisch leer räumen und einen Plan für die Woche aufstellen.

➤ **Dienstag:** Der Tag ist perfekt für Yoga und eine Mittagsmahlzeit mit Fisch und

Gemüse; das Dinner ausfallen lassen und stattdessen ins Kino oder Theater gehen.

➤ **Mittwoch:** Vielleicht machen Sie einen Besuch bei der Kosmetikerin? Oder Sie verwöhnen sich im Home-Spa mit einem Sprudelbad und einer Maske. Abends im Tage- oder Traumbuch schreiben.

➤ **Donnerstag:** Powerwalken und Wechselduschen sind angesagt. Einen Vitamin-Cocktail genießen und *The 7 Spiritual Laws of Success* von Deepak Chopra lesen. Vorm Einschlafen noch meditieren.

➤ **Freitag:** Wieder die bewährte Kombination aus Yoga und Mittagsfisch. Abends das Dinner streichen; besser: Tango lernen.

➤ **Samstag:** Gehen Sie schwimmen und in die Sauna, bummeln Sie über den Markt und verwöhnen Sie Ihre Sinne. Abends mit Freunden über etwas reden, das Sie bewegt.

➤ **Sonntag:** Sie haben Zeit für ein intensives Sportprogramm oder einen langen Spaziergang. Probieren Sie außerdem mal ein neues Kochrezept aus!

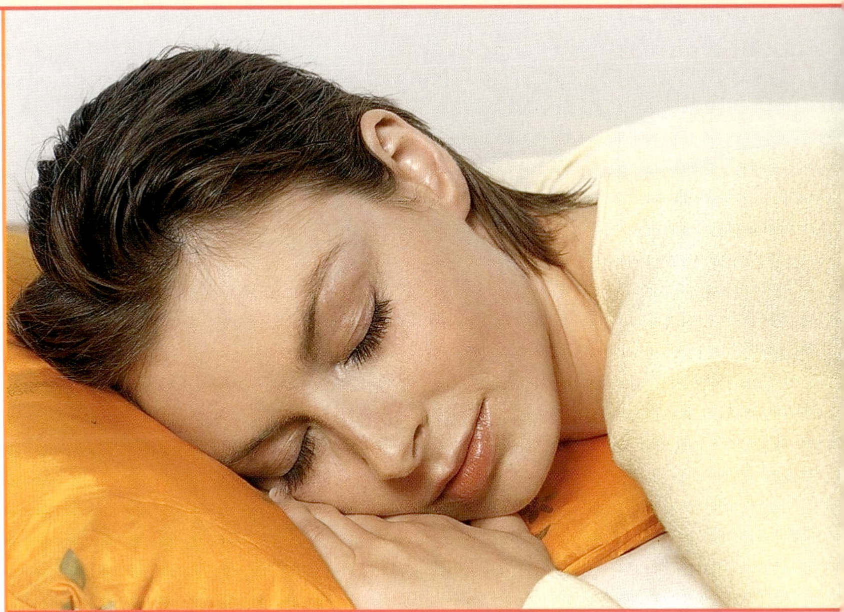

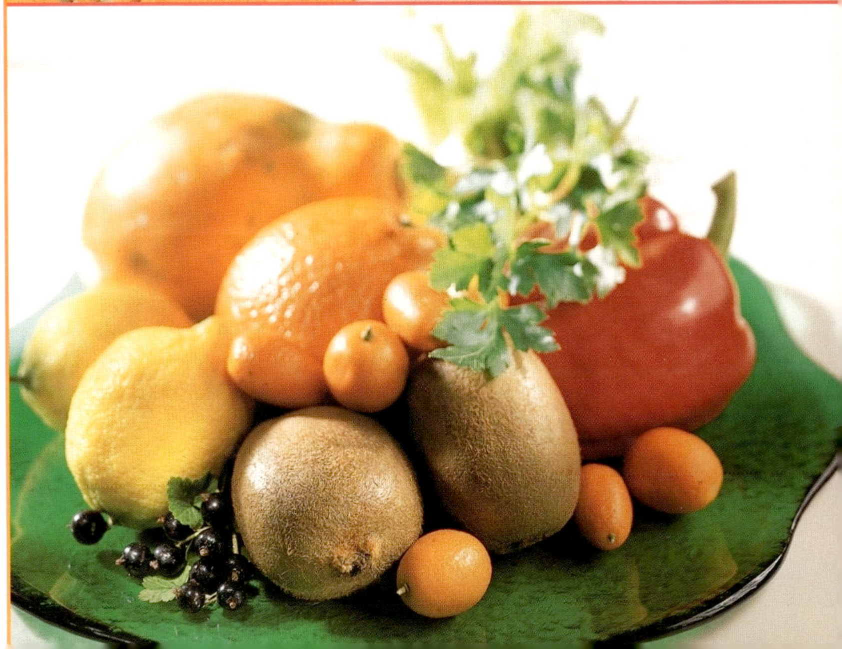

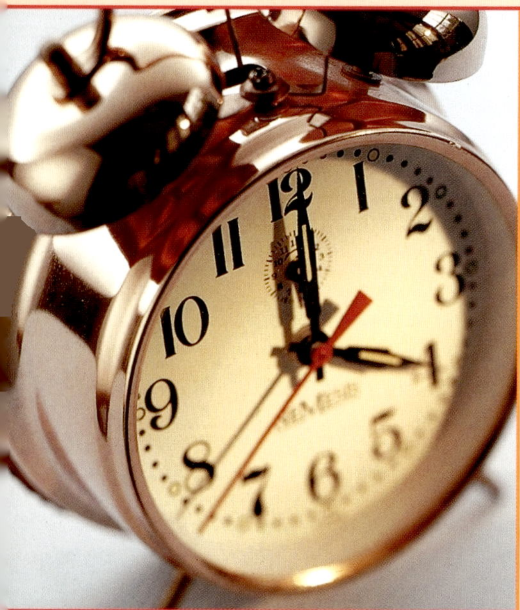

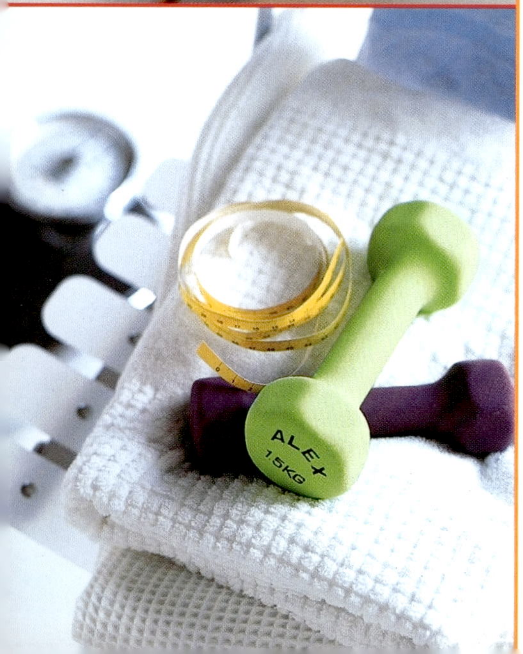

Im Trend: Hormonersatztherapie

Der Alterungsprozess ist unter anderem die Folge eines Defizits, eines Mangels an Botenstoffen wie Regulationsmolekülen und Hormonen. Was aber ist dran an der Einnahme von Anti-Aging-Hormonen? Wir fragten Prof. Dr. Dr. Johannes Huber, der als Hormonexperte an der 1. Universitäts-Frauenklinik in Wien praktiziert:

➤ **Sie sind ein großer Verfechter des Dinner-Cancelling. Wieso wirkt es verjüngend, zweimal pro Woche das Abendessen ausfallen zu lassen? Und was hat das mit dem Hormonhaushalt zu tun?**
Das Dinner-Cancelling ist die einzige von der Schulmedizin und von der Molekularbiologie geprüfte Methode, die tatsächlich die Lebensspanne verlängert. Durch die Kalorienreduzierung steigt in der Nacht die Eigensynthese des Wachstumshormons an. Außerdem: Durch eine vor allem in der Nacht induzierte Glukosefreiheit des Körpers (es muss ja kein Essen verarbeitet werden) ändert das Verdauungs-Coenzym NAT seine Aufgabe und wird ein Reparatur-Coenzym für die DNA. Es greift dort ein, wo momentan die faszinierendsten Ergebnisse in der Altersforschung herkommen, nämlich bei der Modifizierung des epigenetischen Codes (Epigenese = Entwicklung eines Organismus durch aufeinander folgende Neubildungen). Darüber hinaus werden so genannte prämaligne Zellen durch das Absinken der Glukose in den Zelltod geschickt; das sind jene Krebsvorstufenzellen, die wir alle in uns tragen.

➤ **Wie sinnvoll sind Hormonersatztherapien als Anti-Aging-Mittel?**
Sie gleichen Mangelerscheinungen aus, die körperliche Beschwerden verursachen, und sind damit Behandlungen mit natürlichen Substanzen. Die Elastizität der Haut und der Knochen erhöht sich. Wer keinen Hormonmangel hat, profitiert auch nicht von einer zusätzlichen Hormoneinnahme.

➤ Wer sollte eine Hormonanalyse machen lassen? Und ab welchem Alter empfiehlt sich das?

Wenn sich eine Patientin, aus welchen Gründen auch immer, nicht wohl fühlt, dann ist eine Analyse sinnvoll. Das ist nicht abhängig vom Eintreten der Wechseljahre, da die hormonellen Veränderungen schon wesentlich früher beginnen. In Zukunft wird die klassische Hormonbestimmung aus dem Blut durch eine Diagnostik abgelöst werden, bei der man kleine Genunterschiede bewertet, die für unterschiedliche Hormonmuster im Körper verantwortlich sind. Mit dieser genauen Analyse werden sich völlig neue Möglichkeiten in der Hormonersatztherapie ergeben.

➤ Worüber gibt der Hormonstatus eigentlich Auskunft?

Der Sinn einer Hormonuntersuchung liegt darin, Über- bzw. Unterdosierungen zu vermeiden. Zudem hat die Östrogenbestimmung auch in der Postmenopause einen Sinn, um die Hormonexposition des Organismus abschätzen zu können, was vor allem in Hinblick auf die Früherkennung von Brustkrebs wichtig ist.

➤ Hormone kann man einnehmen, injizieren oder auch von außen applizieren. Wo liegt der Unterschied?

Bei der äußerlichen Anwendung umgeht man zum einen den Stoffwechsel der Leber, zum anderen kann man vor allem mit einem Gel die Haut besser und gezielter erreichen. Hormoncremes wirken vor allem am Ort des Geschehens, nämlich in der Haut und im Fettgewebe.

➤ Welche Probleme kann man mit Hormoncremes in den Griff bekommen?

Naturgemäß nur jene kosmetischen Probleme, die durch eine Hormonstörung ausgelöst werden. Dazu zählen Akne, die alternde Haut, Haarausfall und auch Cellulite. Bindegewebsschwächen weisen auf einen Androgenmangel hin, der durch Pflaster mit diesem männlichen Geschlechtshormon ausgeglichen werden kann.

➤ Um fit, jung und schön zu bleiben, reicht da eine Ersatztherapie aus?

Zum Anti-Aging-Konzept gehören sportliche Aktivitäten, da sie den Hormonspiegel heben. Auch leidige Gewichtsprobleme bekommt man durch eine Kombination besser in den Griff. Ebenso gehören mentale Entspannung und geistige Arbeit dazu.

➤ Was können pflanzliche Phytohormone aus Expertensicht bewirken?

Es gibt Östrogene, die in Pflanzen vorkommen, beispielsweise in Soja, die mit großem Erfolg in der Kosmetik angewandt werden. Aber auch der Pinienextrakt hat sich zur Behandlung des Bindegewebes und der Cellulite als geeignet erwiesen.

Genial: Anti-Aging aus der Natur

Wie intelligent die Natur ist, sieht man daran, dass sie powervolle Protagonisten gegen die beiden größten Feinde des Alterns – freie Radikale und Hormonabbau – generös zur Verfügung stellt: Antioxidantien und Phytohormone.

SANFTE KRAFT

Genau genommen sind Phytohormone gar keine Hormone. Doch sie wirken im Organismus hormonähnlich bzw. wie körpereigene Botenstoffe. Die pflanzlichen Hormone haben zwar nicht die gleiche Power wie die in Hormoncremes (die Wirkung wird etwa zehnmal schwächer eingeschätzt), aber auch nicht deren mögliche Risiken.
Herkömmliche Anti-Aging-Cremes schützen die Zellen, wappnen sie gegen Angriffe von außen und versorgen die Haut mit Feuchtigkeit; jedoch reagieren sie nicht auf Alterserscheinungen, die hormonell bedingt sind, beispielsweise durch einen sinkenden Östrogenspiegel.
Östrogen, dieses weibliche Hormon, ist ein wahrer Jungbrunnen, da es die Bildung von Kollagenen stimuliert, die Durchblutung verbessert und die Haut schön prall macht. Pflanzen mit östrogenähnlichen Hormonen kommen in der Natur reichlich vor. Und die Kosmetikindustrie arbeitet fieberhaft daran, sie in schöne Cremes zu packen.

NIE MEHR OHNE DIE BOHNE

Soja macht die Haut fester und elastischer aufgrund des Reichtums an Phytoöstrogenen. An diesen pflanzlichen hormonähnlichen Substanzen kann man auch in anderer Form naschen: Sie sind in schwarzen Johannisbeeren, Blau- und Stachelbeeren, Orangen, Sternenfrucht und Kichererbsen enthalten, aber auch versteckt in Tigergras, Shiitake-Pilzen, Hopfen, Klee, Ginster, Frauenwurzel und Wanzenkraut. Zum Ausprobieren empfehlen wir „Extraordinaire Diamond", eine Anti-Aging-Gesichtsmaske mit Sojaextrakten (von Ultima II).

Die ersten Fältchen reduziert auch eine erfrischende Morgenstern-Gesichtsmaske: Dazu eine grob gehackte Sternenfrucht mit einem Teelöffel frisch gepresstem Zitronensaft, drei bis vier Esslöffeln Reismehl (in Asia-Läden) und drei Esslöffeln Süßmandelmilch verrühren, bis das Ganze breiig ist. Die Mischung mit den Fingern auftragen, die empfindlichen Augenpartien aussparen, zehn Minuten einwirken lassen. Anschließend mit lauwarmem Wasser entfernen.
Für die innere Schönheit täglich 50 bis 100 Gramm Tofu oder alternativ Sojajoghurt, verrührt mit zwei Esslöffeln Leinsamen, essen; 1/4 Liter Sojamilch trinken.

SÜSSE BODYGUARDS

Zu den effektivsten Energie-Boostern gehören die Polyphenole. Das sind sekundäre Pflanzenstoffe, die sich in zwei Gruppen unterteilen lassen: Phenolsäuren und Flavonoide. Durch ihre besonders starke antioxidative Wirkung steuern sie freien Radikalen entgegen, bewahren die Unversehrtheit der Zellen, schützen die Mikrozirkulation, lindern allergische Reaktionen und halten die Haut elastisch. Diese Bodyguards findet man in Weintrauben, grünem Tee, und – süße Nachricht – in Kakao!

Wir wissen, dass die Kakaobohne reich an Proteinen, Kohlenhydraten, Fetten, Vitaminen und Mineralstoffen ist. Neu aber ist die Erkenntnis, dass Kakao zur Königsriege der Inhaltsstoffe gehört, die das Altern verzögern. Die Polyphenole sollen in ihrer Wirksamkeit sogar die aus Wein und Tee gewonnenen Substanzen deutlich übersteigen. Unsere geliebte Schokolade enthält beispielsweise viermal mehr von dem Flavonoid Catechin als grüner Tee.

Das Beauty-Haus Nuxe hat aus dem dunklen Schmelz einen Anti-Aging-Cocktail für die Haut gemixt, der wie ein Weckruf für die Produktion von Kollagen und elastischen Fasern wirkt. Die Produkte heißen „Phytochoc“ (in Apotheken).

WEIN-TIME

Da schweigen die Schlemmer – der neueste Anti-Aging-Clou sind Rotweinbäder in einem Vinotherapie-Spa. Über 20 verschiedene Wirkstoffe wie Antioxidantien, Enzyme und Vitamine hat man in der roten Traube ausgemacht, darunter – Sie ahnen es – zellschützende Polyphenole. Etwa eine Tonne Traubenkerne kommen in die Mangel, um ein Kilogramm Polyphenole zu ernten. Diese werden dann beispielsweise im Luxus-Spa „Les Sources de Caudalie“, in der Nähe der französischen Stadt Bordeaux, als Jungbrunnenelixier eingesetzt.

Für zu Hause: Weinlaubextrakte helfen gegen Cellulite, Traubenkernöl polstert und glättet trockene Haut (unser Geheimtipp ist die Creme „Lightsource“ von Estée Lauder) und ein Glas Rotwein senkt den Cholesterinspiegel. Alkoholfreier roter Traubensaft, der Unmengen an Flavonoiden enthält, verringert deutlich den Giftstoff Superoxid, der den Alterungsprozess beschleunigt.

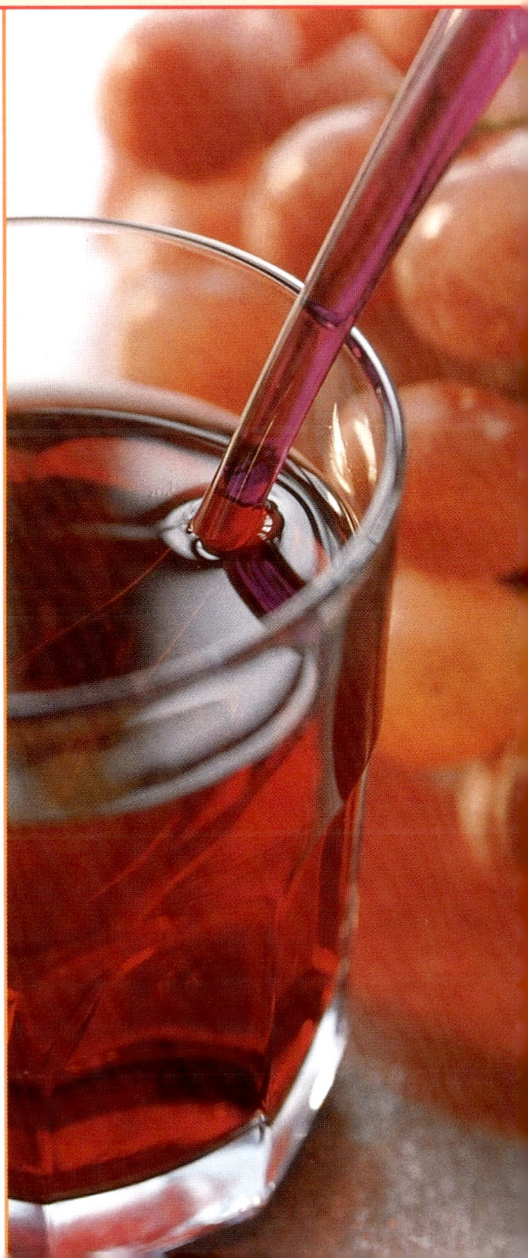

Verjüngung mit Fun-Faktor

Der Geist beeinflusst die Materie. Das wissen nicht nur Quantenphysiker. Man kann sich dieses Naturgesetz auch für die Schönheit nutzbar machen.

Wechselgeschichten

Kleine Einstimmung: An einem koreanischen Hot-Dog-Stand kauft sich ein Mönch einen Hot Dog. Als er sein Wechselgeld nicht bekommt, fragt er danach: „What about change?“ Darauf antwortet der Würstchenverkäufer, dass er es doch besser wissen müsse als andere Leute: „Change comes from within!“

Diese Lektion haben wir von Horst Rechelbacher bekommen, der die Naturkosmetiklinie Aveda gründete. Er hat uns seine wirkungsvollsten Anti-Aging-Tipps verraten:

SCHÖNE VORSTELLUNGEN

Die Technik der Visualisierung (wird auch erfolgreich in der Krebstherapie eingesetzt) ist eine Methode, um dem Älterwerden ein Schnippchen zu schlagen. Besonders effektiv gegen unerwünschte Falten ist eine Art Abendgebet: Stellen Sie sich dazu bei sanftem Licht vor einen Spiegel. Fokussieren Sie in Ihrem Spiegelbild einen Punkt in Stirnhöhe so lange, bis Sie Ihr Gesicht wie mit einer Art Weichzeichner sehen; dabei die Augen völlig entspannen und nicht zwinkern. Wenn alle Falten gedanklich wegradiert sind, genießen Sie Ihr glattes Spiegelbild und verinnerlichen Sie es.

Wenn Sie wieder einmal anfangen, an sich selber zu zweifeln, denken Sie an Ihr schönes Abbild. Anschließend werden Sie spüren, wie sich Ihre Gesichtszüge entspannter anfühlen.

BLAU MACHEN

Vom New-Age zum Anti-Aging: Nicht nur Ihrem Gesicht, auch Ihrem Körper können Sie mittels Visualisierung einen verjüngenden Kick geben. Stellen Sie sich vor, Sie baden Ihren Körper in hellblauem Licht; es soll sich sogar flüssig anfühlen, auch wenn dies in der realen Welt nicht möglich ist. Das Bad in Blau heilt und nährt und Sie fühlen sich bei aller Leichtigkeit stark und mächtig. Jegliche Verzagtheit angesichts eines immer schwächer werdenden Körpers verschwindet im Nu.

Wer die Farbtherapie weiter einsetzen möchte, kann auch einen Turmalin auf dem Brustbein tragen. Der Edelstein soll die Selbstverjüngungskräfte des Organismus anregen, da sich an dieser Stelle die Thymusdrüse befindet.

VOR JUGEND SPRÜHEN

Lustiges von der Beauty-Esoterik-Front aus Kalifornien: Per Mausklick kann man neuerdings homöopathische Mundsprays bestellen. Da gibt es welche mit Vitaminportionen oder Anti-Jetlag-Formulierungen; der letzte Schrei sind jedoch Anti-Aging-Sprays, von denen man zweimal täglich drei Spritzer unter die Zunge gibt: Die Sprühwunder wie „Rejuvenation HGH“, „Body Balance with DHEA“ oder „City Life Detoxer“ können Sie unter folgender Adresse bestellen: www.sprayology.com

KOSMETISCHER KOKON

Das grüne Wunder: Tee. Dank Polyphenolen, den antioxidativen Vitaminen A, B-Komplex, C und E schützt grüner Tee von innen und von außen wie ein kosmetischer Kokon. Die enthaltenen Catechine neutralisieren freie Radikale angeblich noch 20-mal effektiver als der Zellschutz Vitamin E. Horst Rechelbacher empfiehlt, davon stündlich eine Tasse zu trinken. Oder Kapseln, die grünen Tee enthalten, einzunehmen: „Organic Green Tea Polyphenols“ besitzen die höchste Konzentration an aktiven Polyphenolen und Catechinen. Eine Kapsel entspricht der Wirkung von drei Tassen Tee. Bestellen kann man sie unter: www.intelligentnutrients.com

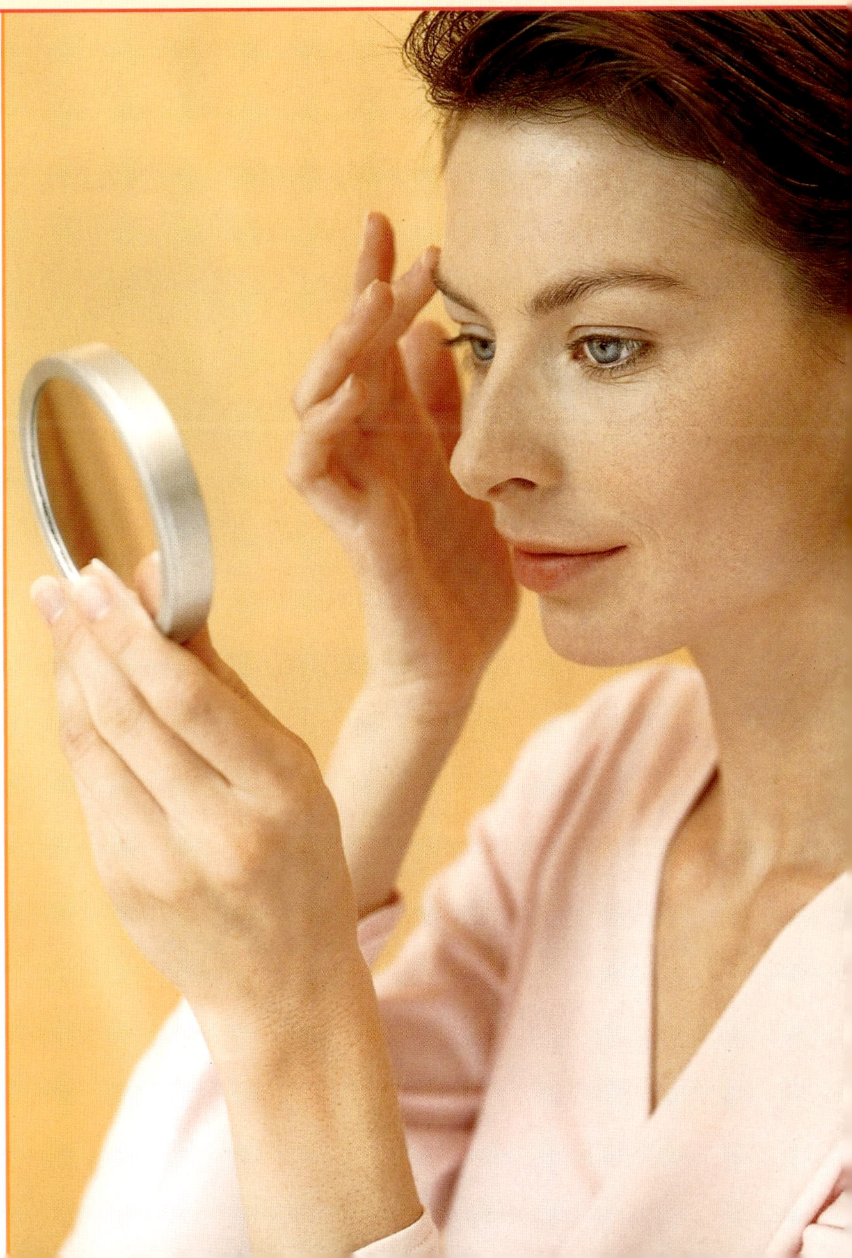

Beauty-Chirurgie

Immer mehr Frauen spielen mit dem Gedanken, sich unters Messer zu legen. Nämlich dann, wenn Make-up und Anti-Aging-Cremes nicht mehr so richtig Wirkung zeigen und wir uns in Schönheitskonkurrenzen haben verwickeln lassen. Frauen wollen nun mal begehrenswert und attraktiv erscheinen. Aber meist muss es nicht gleich das Skalpell sein, um dem jugendlichen Glück ein wenig nachzuhelfen.

Reality-Check

Ob man den Schnippel- und Injektionstrend nun kritisiert oder gutheißt – die Methoden und Möglichkeiten der Schönheitschirurgie werden immer wirkungsvoller und ausgefeilter. Allerdings sollte jede Aktion, die über ein Peeling hinausgeht, mit Bedacht gewählt und nur von einem Facharzt ausgeführt werden, der genau über den Prozess, die Risiken und die Heilungsphase aufklärt.

Jede Frau, die einen schönheitschirurgischen Eingriff erwägt, sollte zunächst einen Reality-Check machen. Wichtig ist die nüchterne, ehrliche Einschätzung des Problems, das man beheben möchte, und der Grad der Änderung, den man sich erhofft. Bestimmte Prozeduren gewährleisten nur oberflächliche Erfolge. Und weil sie zudem oftmals nicht sehr lange anhalten, müssen die Eingriffe ständig wiederholt werden, was zu einer finanziellen Belastung führen kann. Andererseits sind einschneidende Veränderungen zumeist sehr radikal.

Goldener Schnitt

„Mit kleinen Mitteln große Veränderungen erzielen, das geht leider gar nicht", sagt Dr. Bernhard Brinkmann, Facharzt für Kiefer- und Plastische Gesichtschirurgie. „Die einzige Methode, um ein Gesicht wirklich wieder in die ursprüngliche Form zu bekommen, ist ein Facelift." Der neueste Trend sind so genannte Volumeric Facelifts, bei denen man nicht nur Haut und Muskeln strafft, sondern zusätzlich versucht, abgesackte Fettpolster an den richtigen Stellen zu platzieren, damit das Gesicht wieder weiche Konturen erhält.

Für alle anderen Schönheitsarbeiten – Mundfältchen tilgen oder Hängelider lüpfen – gibt es zahlreiche Alternativen. Ein guter Facharzt erfasst zunächst das Wesen der Hautalterung, stellt fest, wie und wo die Falten entstehen, und wählt nach dieser Analyse ein entsprechendes Verfahren. Dr. Brinkmann: „Falten kann man füllen, abschleifen, wegziehen, herausschneiden oder mittels Lähmung der Muskulatur beseitigen." Dabei berücksichtigt der Fachmann nicht nur die Oberfläche des Gesichts, sondern seinen komplexen Aufbau und das Wechselspiel aller beteiligter Aspekte. Bei einer klassischen Schlupflidoperation zum Beispiel kann der Effekt gleich null sein, wenn der Patient weiterhin ständig die Stirn runzelt, um möglicherweise besser sehen zu können. Weil die einstige permanente Anspannung der Stirn nach der Operation nachlässt, wird der OP-Effekt zunichte gemacht. In einem solchen Fall könnte man ein endoskopisches Stirnlifting erwägen, bei dem Lider, Brauen und Stirn zugleich angehoben werden.

Tiefenpeelings

Überall in den Medien werden Tiefenschälkuren mit Trichloressigsäure angeraten. Wir haben Dr. Brinkmann dazu befragt. Sein Kommentar: „Ein Peeling mit hochprozentigen Säuren ist nicht ungefährlich. Gepeelt wird nämlich bis in die obere Schicht der Lederhaut, also ziemlich tief. Der Effekt dabei ist, dass die Haut ähnlich gestrafft wird wie bei einem Lifting, weil eine Neubildung von Kollagenfasern ausgelöst wird. Das geht oftmals jedoch nicht ohne Risiko ab. Nässende Wunden, Schmerzen, Rötungen, wochenlange Schwellungen und eine große Empfindlichkeit der Haut gegen UV-Strahlen sind keine Seltenheit."

Sanfter sind Vitamin-A-Säure-Peelings: Im Unterschied zu Kosmetikerinnen – sie dürfen nur Produkte mit einem Säuregehalt bis zu fünf Prozent verwenden – können Ärzte mit Fruchtsäuren in einer 50- bis 70-prozentigen Konzentration arbeiten. Dosis und Dauer des Peelings werden individuell abgestimmt, doch acht Sitzungen sind mindestens nötig.

Piek-fein

Unterspritzungen von Falten sind mittlerweile fast so en vogue und selbstverständlich wie der Gang zum Friseur. Auch hier warnt Dr. Brinkmann vor Experimenten. Als sichere Alternativen zu Kollagenunterspritzungen, die eine erhöhte Allergiegefahr in sich tragen, gelten Unterspritzungen mit Hyaluronsäure oder Eigenfett. Unterspritzungen mit Kollagen halten bis zu einem Jahr, solche mit Eigenfett, das aus Po, Hüfte oder Bauch entnommen wird, sind dagegen eher aufwändig, weil beim ersten Eingriff nur selten das gewünschte Ergebnis zustande kommt.

Giftspritze

In Amerika gibt es schon eine ganze Botox-Generation; und auch hierzulande setzt sich der Trend durch, seine Stirnfalten mittels eines Giftes glätten zu lassen: Botox, gewonnen aus einem Bakterium, das eigentlich Nahrungsmittelvergiftungen auslöst, blockiert die Nervensignale des Muskels, der stillgelegt werden soll. Dadurch werden Stirnkrausen oder Mundfältelungen lahmgelegt. Eine Botox-Injektion hält maximal sechs Monate und ist allgemein gut verträglich. Gefahr: Wenn die falschen Muskeln getroffen werden, kann es beispielsweise vorübergehend zu einem „Hängelid-Effekt" kommen.

Body-Couture

Die Tumeszenz-Lokalanästhesie (TLA) ist die am häufigsten praktizierte Methode zur Vorbereitung einer Liposuktion, einer Fettabsaugung. Diese Methode von Dr. Gerhard Sattler ist zum Beispiel geeignet, um „Reiterhosen" loszuwerden, die oftmals erblich bedingt und durch keine Diät der Welt wegzukriegen sind. In die zu behandelnden Stellen wird eine Kochsalzlösung in Verbindung mit einem Lokalanästhetikum eingespritzt. Dadurch pumpen sich die Fettzellen auf und heben sich in der Folge vom Gewebe ab. Mit Hilfe von in Vibrationen versetzten Kanülen, die unterschiedlich lang und dick sind und entsprechend der Problemzone in einer bestimmten Anzahl angeordnet sind, wird nun das Fett herausgeleitet, ohne Verletzungen im Unterhautgewebe herbeizuführen. Langzeitstudien belegen, dass der erreichte Effekt endgültig ist. Cellulite lässt sich dagegen mit einer Liposuktion kaum beseitigen, da Orangenhaut nicht allein von Fettdepots abhängt, sondern hormonell beeinflusst wird. Eher sind Lymphdrainagen zu empfehlen.

Lasern oder lassen?

Operieren, ohne zu schneiden, nur mit einem Lichtstrahl gebündelter Energie? Dieses Superskalpell gibt es längst: den Laser. Überall wird die „Wunderwaffe" inzwischen erfolgreich eingesetzt. Sie kann Gewebe verbrennen, verdampfen, abtragen und sogar feine Schnitte machen. Der Laser kann aber auch Gewebe endgültig zerstören, wenn Ärzte beispielsweise nicht ausreichend Erfahrung mit dem Gerät besitzen.

Ein erprobtes, aber nicht ganz risikofreies Verfahren: das Verdampfen der oberen Hautschichten durch den ultragepulsten CO_2-Laser. Sonnenbedingte Knitterfältchen, Stirn- und Oberlippenfalten, die ein normales Gesichtslifting nicht erreichen, können damit verschwinden, ebenso wie Aknenarben. Mimikfalten werden jedoch auf Dauer lediglich gemildert.

Gegenüber dem Verfahren der Dermabrasion, also dem mechanischen Abschleifen der oberen Hautschichten, sind beim Laser Infektionen und Narben seltener. Der Effekt hält etwa fünf Jahre. Das Gesicht ist nach dem Eingriff mindestens zwei Wochen lang geschwollen und gerötet. Die Patientinnen müssen drei Monate lang das Sonnenlicht meiden, die faltenglättende Wirkung zeigt sich erst nach sechs bis acht Wochen.

Bei Feuermalen gilt der Laser inzwischen als beste Methode, bei Pigmentflecken ist er nur dann zu empfehlen, wenn diese eher unauffällig sind. Muttermale sollten mit herkömmlichen chirurgischen Methoden behandelt werden, weil das entfernte Material untersucht werden muss.

Das Detox-Programm

Ein Geheimnis der Lebenslust: ein entgifteter Körper, der frei von Schlacken und Schadstoffen ist. Werfen Sie einen Blick auf die neuen Kombiprogramme aus feinen Massagen, Trennkosternährung, aus Bädern, Sauna, Schwitzkuren und verschiedenen naturheilkundlichen Verfahren. Innerhalb von zwei Wochen fühlen Sie sich mit ihnen rundum schön. Wie neu geboren? Darauf können Sie Gift nehmen!

Schlankweg gut

Entschlackung. Klingt nach Entsagung. Askese. Verzicht. Mit einem Wort: Qual. Wie gut, dass die Amerikaner für alles so schöne Worte finden. Sogar für heikle Themen, bei denen ein Hauch von „Igitt“ mitschwingt. „Detox“ klingt stylish, hip und modern. Wie spießig hingegen erscheint der deutsche Begriff „Entschlackungskur“, auch wenn Detox letztlich nichts anderes bedeutet (*detoxification* = Entgiftung), also eine Art physischer Purismus.

Der neue Dreh ist ein Zwei-Wochen-Progamm aus verschiedensten Verfahren, die sanft angewandt richtig Spaß machen, Körper und Seele zu mehr Vitalität verhelfen und einen beschleunigten Alterungsprozess zu stoppen vermögen. Und sie sorgen dafür, dass Pfunde abgebaut werden, mit einem wunderbaren Nebeneffekt: Da der Körper Fettpolster als Depot für schädliche Stoffe benutzt, werden mit ihrer Reduzierung die Gifte ausgeschieden. Nutzen Sie unser Detox-Programm für eine große Reinigung!

EINE FRAGE DER CHEMIE

Allein in den letzten 40 Jahren wurden mehr als 60 000 neue Chemikalien entwickelt, die unsere Umwelt und den Organismus belasten können, beispielsweise Pestizide, Zusatzstoffe für Nahrungsmittel und chemische Stoffe, die die Lebensmittel haltbarer machen. Es heißt, dass ein Mensch mit mittlerer Lebenserwartung circa 50 Kilogramm Gift (eben jene Schad- und Konservierungsstoffe) durch seinen Körper schleust. Kein Wunder, dass man da manchmal schwächelt. Aber die Toxide, die Gifte, werden dem Körper nicht nur von außen zugeführt – durch Nahrung, Medikamente, Luft und Wasser; er selbst produziert stoffwechseleigene Gifte, z. B. wenn freie Radikale die Zellsubstanz angreifen und die Zerstörung nicht mehr von der Zelle im Selbstverfahren repariert werden kann. Außerdem können bei diversen Zellprozessen viele Umbausubstanzen nicht entsorgt werden.

REIF FÜR DIE REINIGUNG?

Folgende Symptome können darauf hinweisen, dass Körper, Geist und Seele von einer Entgiftungskur profitieren:

➤ Fühlen Sie sich ausgelaugt, energielos wie nach einer Vampirattacke – und ist das Ihr täglicher Normalzustand?

➤ Haben Sie Einschlafschwierigkeiten, fühlen sich aber am Morgen wie gerädert, sodass Sie kaum aus dem Bett kommen?

➤ Haben Sie regelmäßig Kopfschmerzen? Oder neigen gar zu Migräneanfällen?

➤ Haben Sie oft eine unerklärliche Lust auf Schokolade oder fettes Essen?

➤ Haben Sie Schwierigkeiten, sich zu konzentrieren?

➤ Heißt Ihr Koch „Fertigmahlzeiten“? Ernähren Sie sich weitgehend von vorgefertigten Fast-Food-Speisen?

➤ Haben Sie Verdauungsbeschwerden wie Völlegefühl, Blähungen und Sodbrennen?

➤ Haben sich Ihre PMS-Beschwerden in der letzten Zeit verschlimmert?

Kein Klatsch – Basen bringen's!

Richtige Ernährung und die Sanierung des Darmes sind die Schlüssel für ein erfolgreiches Detox-Programm.

ESSEN GUT, ALLES GUT

Nicht jeder ist so wacker, sich einer Heilfastenkur zu unterziehen und bei Wasser und Gemüsebrühe zu darben. Lustfreundlicher ist da schon eine unkomplizierte Umstellung der Ernährung nach neuesten Erkenntnissen. Wer allein auf Fast-Food oder Tiefkühlkost verzichtet, entlastet das System sofort von einer Riesenbürde. Sagen wenigstens Ernährungsgurus. Denn durch die Tatsache, dass der Körper gesunde Nahrung erhält, ist der energetische Aufwand zu ihrer Verarbeitung wesentlich geringer als bei Industrieprodukten. Die freigesetzte Energie kann nun für die Ausscheidung von Toxiden verwendet werden.

BEAUTY-ADVOKAT ALKALI

Neuerdings hat man sich wieder auf die Spuren von Dr. William Howard Hay begeben und dessen ursprüngliche Vorstellungen von einer Trennkost optimiert. Der Kernpunkt: Bei Dr. Hays Erkenntnissen ging es nicht um die strikte Trennung der Kohlenhydrate von den Eiweißen, sondern darum, dass die Lebensmittel auf die Biochemie des Körpers abgestimmt werden müssen. Sein Entgiftungsprogramm ist ebenso einfach wie wirkungsvoll. Ziel dabei ist, den Basenhaushalt des Körpers wieder in den Griff zu bekommen und die Bildner von Säuren daran zu hindern, die chemischen Reaktionen des Körpers negativ zu beeinflussen. Die besten Ergebnisse werden erzielt, wenn eine Alkali-Reserve gefördert wird, die in Form von Basen bildender Nahrung besteht. Dazu gehören frische Salate, Obst, Gemüse und Nüsse. Man fühlt sich nach einer Entgiftungsphase von zwei Wochen jünger und schöner.

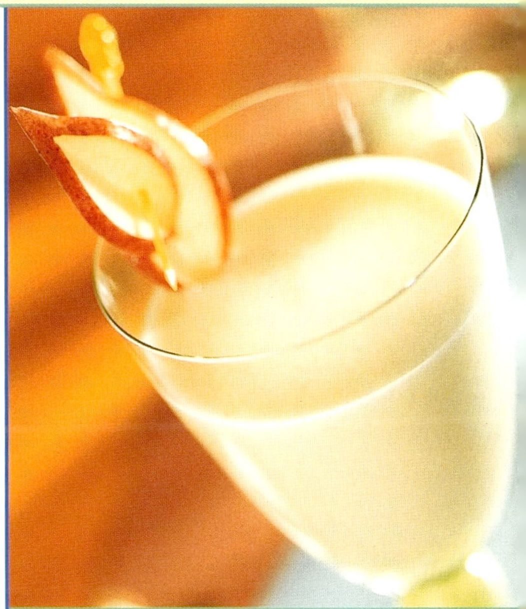

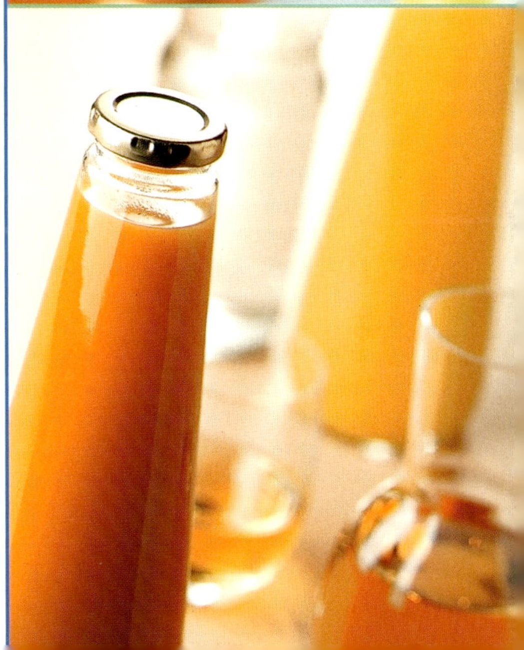

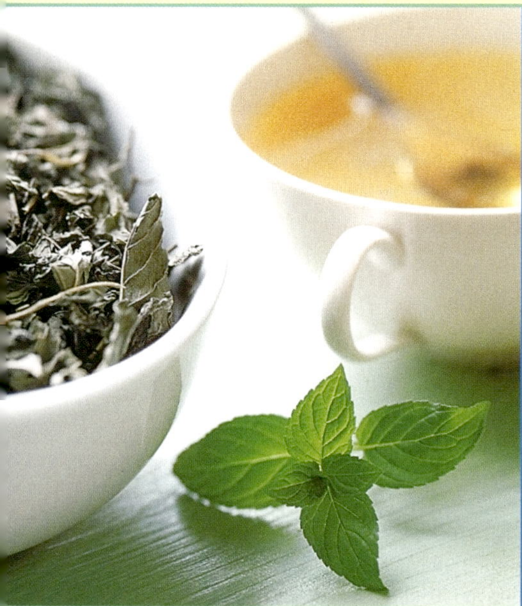

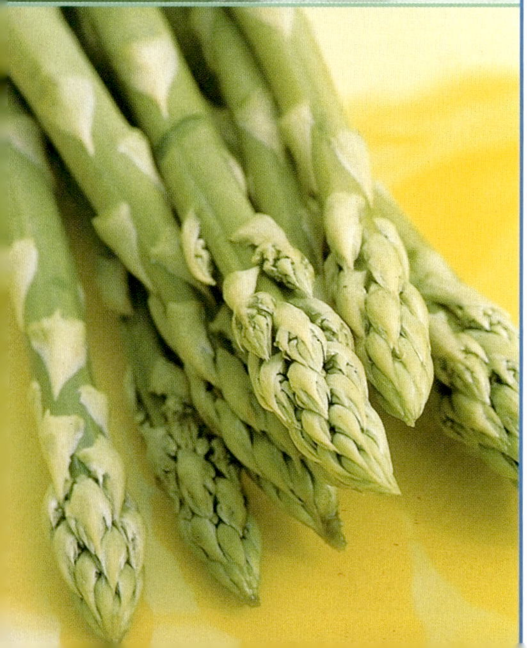

AN APPLE A DAY ...

Chronische Erschöpfungszustände sind nichts anderes als Vergiftungserscheinungen, davon wenigstens sind viele Heilkundler überzeugt. Und diese werden durch ein Übermaß an sauren Schlacken sowie Säure bildenden Nahrungs- und Genussmitteln (unter anderem Nikotin, Kaffee, Tee) verursacht. Ein Sofortmittel gegen eine derartige Selbstintoxikation ist ein Frühstück, das aus einem bis zwei Gläsern Basen bildender Milch (Vollmich, keine entrahmte oder teilentrahmte Milch) und zwei großen Äpfeln (süßsauer) besteht, die zudem viele Enzyme, also Stoffwechselkatalysatoren, enthalten. Gleichzeitig baut man dadurch Alkali-Reserven auf.

DIE GOLDENE 80-PROZENT-REGEL

Dr. Michael Worlitschek, ein Stoffwechselspezialist in Sachen Säuren und Basen, plädiert dafür, sich zu 80 Prozent mit Basenbildnern wie Obst und Gemüse zu ernähren. Hardliner wollen während einer Detox-Kur auch die restlichen 20 Prozent Säurebildner streichen. Sie empfehlen stattdessen alkalibildende Milchprodukte (Molke, Sahne, Frischmilch). Ans Herz gelegt werden alle Arten von Salaten, Obst und Grünzeug, Vollkornprodukte und Pilze. Neben einem fetten Käse sind auch Schleckereien wie Honig (stark entgiftend, nie über 40 Grad Celsius erhitzen!), gekochtes Eigelb (ohne Eiweiß), selbst gemachte Mayonnaise und Öle erlaubt – allesamt Basenbildner. Verzichten sollte man zwei Wochen lang auf Schokolade, Fleisch und Fisch, Weißmehlprodukte und Zucker.

AUS DEM BAUCH HERAUS

Will man den Darm einmal richtig durchputzen, schwören einige auf einen Safttag (Gemüse und Obst). Natürliche Darmreinigungsmittel sind unter anderem Wasserdost, Manna, Malve, Purgier-Kreuzdorn-Beeren (starke Wirkung) oder Süßholz, das mit Wasser aufgekocht werden kann (am besten lauwarm trinken). Auch empfiehlt sich eine Darmreinigung mittels Bittersalz oder „Ozonit" (gibt es in der Apotheke) über den gesamten Zeitraum einer Detox-Kur hinweg. Bei diesem Vorgehen entstaut sich zugleich die Lymphe. Die Geheimtipps von Dr. Worlitschek: Dreimal täglich zwei Teelöffel Basenpulver (z. B. „Basica") in Wasser auflösen und trinken, abends jeweils einen Magnesium-Drink (300 Milligramm) einnehmen. Außerdem zweimal wöchentlich ein einstündiges Bad mit einer Hand voll Bikarbonatpulver nehmen.

JUNGES GEMÜSE

Besonders unterstützend für das Detox-Heimprogramm sind leckere Salate aus Brennnessel, Bärlauch, Löwenzahn, Rucola und Rettich. Sie kräftigen die Leber und entgiften. Köstlich für die Kur aus der Küche: entwässernder Spargel (für die Nieren) und leberkräftigende Artischocken.

COCKTAIL-STUNDE

Nieren, Leber, Darm, Lunge und die Haut sind Organe, die gehegt und gepflegt werden wollen. Schließlich hängt ziemlich viel vom Ergebnis ihrer Schmutzarbeit ab, die sie leisten müssen, damit eine strahlende Schönheit, Gesundheit und eine sexy Energie zum Ausdruck kommen. Um den Körper zu entgiften (und damit auch den Geist), gibt es jede Menge wirksamer Cocktails, die sanft von Schlacken befreien und oft ganz lecker schmecken. Brottrunk, Molke, Weizengras (schmeckt herb) und Apfelessig sind die Klassiker aus dem Reformhaus. Alle diese Getränke machen die Gifte „sauer" und schwemmen sie aus dem Gewebe. Wie ein Superwaschgang wirkt ein Instant-Drink, der bei ayurvedischen Behandlungen eingesetzt wird: Dazu morgens zwei Liter Leitungswasser zehn Minuten kochen, in Thermosflaschen füllen und über den Tag hinweg tassenweise trinken. Anfängliche Kopfschmerzen sind bei den Trinkkuren übrigens ein Zeichen der Entgiftung. Da hilft nur eins: noch mehr trinken (Wasser, Kräutertees und Kombucha).

GANZ SCHÖN ABGEKOCHT

Als besonders wirksamer Entgiftungscocktail hat sich eine Mischung aus 50 Gramm Löwenzahnwurzel, je 100 Gramm Schachtelhalm, Brennnesselblättern, Ringel- und Schlüsselblumenblüten bewährt. Pfefferminztee regt sämtliche Verdauungsdrüsen an. Speziell für Leber und Galle sollten Sie eine Prise Kurkuma in Ihren Tee streuen oder Goldrute mit Wasser aufkochen und anschließend in kleinen Schlucken trinken. Auch Tees aus Rosmarin, Artischockenblättern und Fenchel wirken entgiftend.

WICKELTECHNIK

Da die Leber bei Temperaturen zwischen 39 und 41 Grad optimal arbeitet, sollten Sie sich nicht genieren und nach dem Essen für 30 Minuten mit einer heißen Wärmflasche auf dem Bauch kuscheln. Sind Sie allein zu Haus, gibt es noch eine Alternative: eine entgiftende Kartoffelpackung. Dazu gekochte und zu Brei gestampfte Kartoffeln in ein Baumwoll- oder Leinentuch geben, den Wickel auf den rechten Oberbauch legen und mit einem warmen Tuch abdecken. 30 Minuten wirken lassen.

CHINAKRÄUTER

Wohlschmeckend ist ein Gebräu namens „Calli"-Tee, das nach chinesischer Yin-und-Yang-Balance aus Kräutern hergestellt wird (von Sunrider, siehe Adresse im Anhang). Die gleiche Firma bietet auch ein Kräutergetränk namens „Fortune Delight" an, das entschlackt und Energie bringenden Sauerstoff ins Blut zaubern soll.

In Balance mit der Natur

Hitze und Wasser sind für eine Reinigungszeremonie unverzichtbar.

GEZIELT ENTGIFTEN

Nosoden sind nicht etwa norwegische Inseln, sondern so genannte homöopathische Verschüttelungen von krank machenden Substanzen. Die Nosoden-Therapie arbeitet nach dem homöopathischen Heilungsprinzip, „Gleiches mit Gleichem" zu behandeln. Der Heilpraktiker Bengt Thomson ist der Ansicht: „Ein Gift, das im Körper gefunden wird, kann über homöopathische Aufbereitung des gleichen Gifts ausgeleitet werden." Im Unterschied zu einer allgemeinen Entgiftung – wie das Heilfasten – können mit Hilfe dieses Heilverfahrens spezifische Gifte aufgespürt und ausgeleitet werden. Dazu dienen Methoden wie ein elektromagnetischer Bluttest, Elektroakupunktur oder die Bioresonanztherapie.
„Die Nosoden-Therapie ist deshalb wirkungsvoll", so Thomson, „weil man damit toxischen Belastungen auf die Spur kommt, die in üblichen schulmedizinischen Laboruntersuchungen nicht gemessen werden können." Chemikalien, Reste von stoffwechseleigenen Giften, bakterielle Restgifte, Grippeviren, Amalgam, Antibiotika und andere allopathische Medikamentenreste werden auf diese Weise dingfest gemacht und mit der Zuführung spezifischer Nosoden aus den entsprechenden Organen entfernt. Besonders wichtig ist es, nach der Entgiftung geschwächte Organe wieder aufzubauen. Das geschieht mittels Enzymen, die gezielt die Regenerationszyklen der Organe anregen.

ZUM MITFIEBERN

Früher, so der Arzt und Entgiftungsexperte Dr. Frank Andrä, genügte es, im Frühjahr ein paar Tage zu fasten. Heute jedoch brauchen wir eine regelrechte Entgiftung. Schuld daran ist die „massive Umweltbelastung durch oftmals synthetische Toxide, die keine Entsprechung in der Natur haben, weshalb es dem menschlichen Organismus an entsprechenden Abwehrstoffen mangelt". Jedoch reagiert der Mensch je nach genetischer Voraussetzung individuell unterschiedlich auf Schadstoffe, was an den Enzymaktivitäten seines Körpers ablesbar ist. Neben anderen Entschlackungstherapien baut Dr. Andrä vor allem auf eine Licht-Wärme-Therapie, die im Körper nahezu ein künstliches Fieber erzeugt. Mittels einer Tiefenerwärmung durch wassergefiltertes Infrarotlicht – ein Effekt, der z. B. bei einem Saunabesuch nicht zustande kommt – wird der Organismus „angeheizt"; eingelagerte Gifte werden dadurch mobilisiert und ausgeschieden. Dieses Verfahren darf nur unter ärztlicher Aufsicht ausgeführt werden.

HAUT- UND SEELENBALSAM

Nach einem Sauna- oder Dampfbadbesuch können Sie sich mit einer Salbung, die quasi unter die Haut geht, selbst entschlacken. Dazu ein paar Tropfen eines Aromaöls auf 100 Milliliter süßes Mandelöl geben: Geranium, Limone und Patchouli helfen bei der Entgiftung der Haut, Rose, Rosmarin oder Zypresse bei der der Leber; für die Lunge sind Eukalyptus, Lavendel und Neroli gut; die Nieren werden durch Kamille, Orange, Sandelholz und der Lymphfluss durch Zitrone, Geranium oder Rosmarin angeregt.

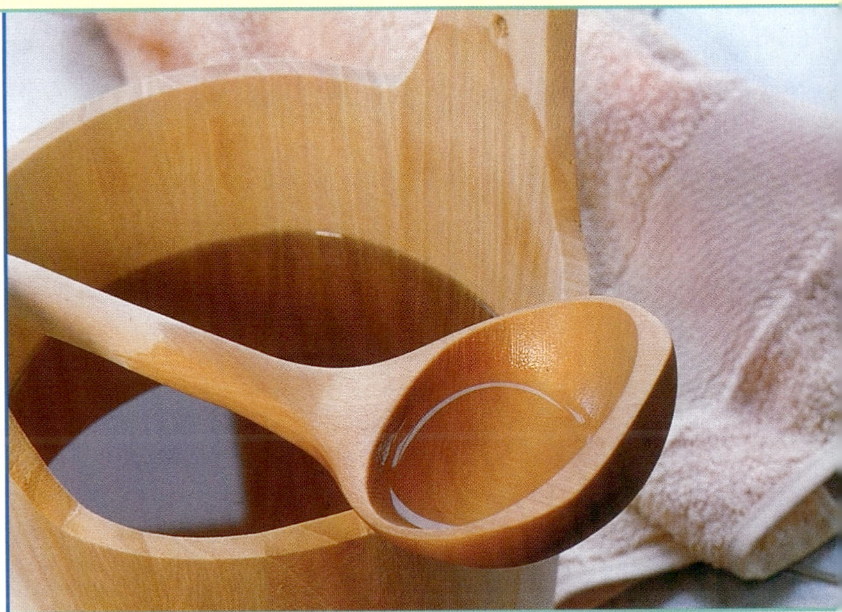

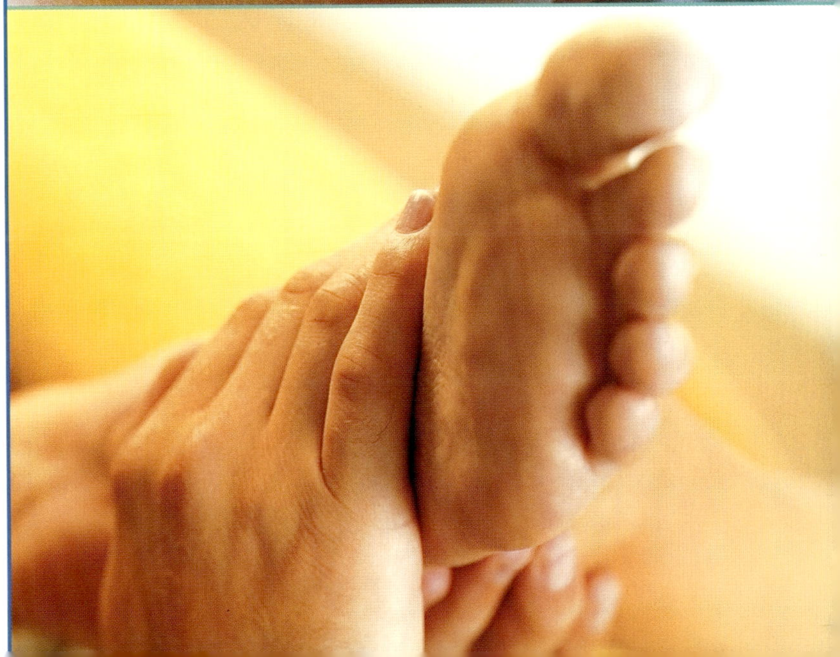

DER KLEINE DÄUMLING

Eine perfekte Unterstützung für den Entgiftungsprozess ist die Ausübung des Detox-Mudras – und das sooft wie möglich: Dazu synchron die Daumen von beiden Händen an die Innenkante des dritten Ringfingergliedes drücken. Anschließend die Daumen strecken und erneut an diese Stelle pressen (das Drücken des Daumens wird jeweils an der eigenen Hand praktiziert). Übrigens erleben auch Bindegewebsmassagen heute eine Renaissance als Energie- und Entgiftungsmassagen, da sie die Organfunktionen und den Stoffwechsel ankurbeln.

MEISTER PROPER

Reinigungspuristen wollen während einer Entgiftungskur gerne auch den letzten Rest Chemie loswerden. Für diesen Wunsch hat die Kosmetikindustrie eigene Produkte entwickelt. So gibt es beispielsweise ein Shampoo, das Chlor und Rückstände von synthetischen Haarprodukten restlos entfernt: „Hair Detoxifier" (von Aveda) ist besonders bei Schwimmerinnen beliebt, die sich damit das Chlor aus dem Haar spülen. Entsprechend wirken auch Haar-Peelings.

Beauty-Komplizen

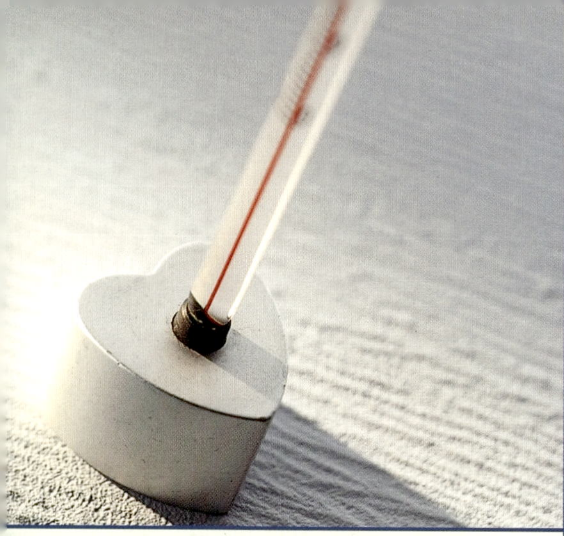

Schuldgefühle

Ein schlechtes Gewissen ist der blödeste Launeverderber im Beauty-Universum. Dass gerade Frauen mit dem **Hang zum Perfektionismus** (gute Mutter sein, zugleich Ehefrau, Geliebte, Geschäftsfrau und dabei noch toll aussehen) zu Schuldgefühlen neigen, ist bekannt und eine böse Falle. Hören Sie auf, sich zu zerfleischen, analysieren Sie Fehler nicht zu Tode, sondern lernen Sie, Dinge zu nehmen, wie sie sind. Seien Sie lieb zu sich! Wärmen Sie Ihr **Herz** mit mehr Selbstakzeptanz!

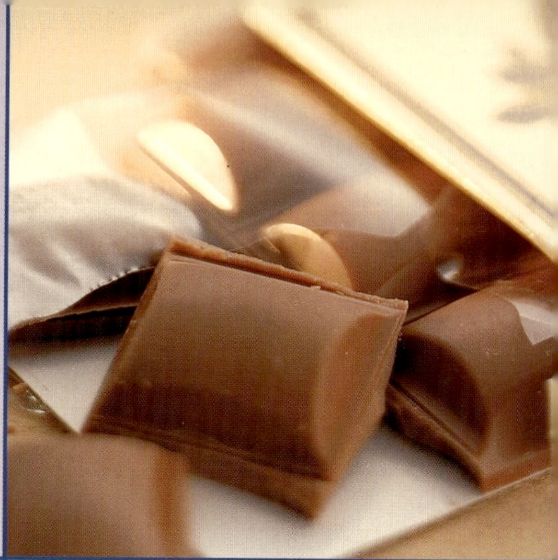

Eigenes Parfum

Ganz grandios – eine der besten Komplizinnen einer Frau ist ihr Parfum. Weil man sich unterbewusst meist einen Duft sucht, der das körpereigene Parfum verstärkt (und damit auch für Männer gewisse **Duftmarken** setzt), darf man bei der Auswahl ruhig anspruchsvoll sein. Um Ihre **Einzigartigkeit** perfekt auszudrücken, sollten Sie bei Exoten schnüffeln (Annick Goutal, Fresh, L'Artisan, Penhaligon) oder sich ein eigenes maßschneidern lassen (z. B. bei Kim Weisswange, Hamburg).

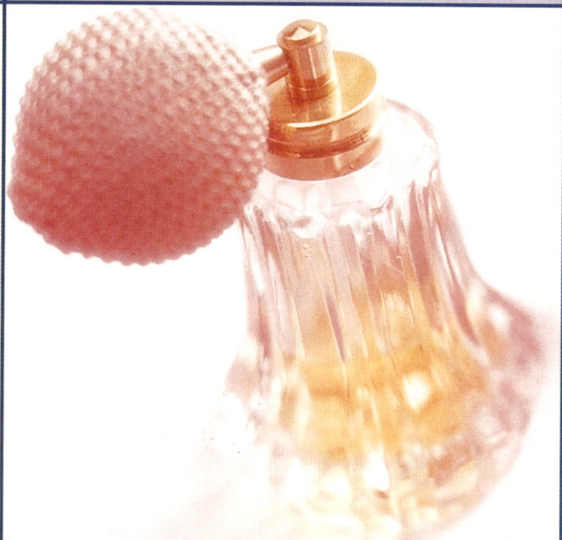

Umkleidekabinen

Das Grauen hat einen Namen: Spiegel in Umkleidekabinen. Wie selbst Edelboutiquen es immer wieder hinbekommen, dass man aussieht wie ein fluoreszierender **Sumo-Ringer,** ist bewundernswert. In Erkenntnis dessen sprechen Sie zehnmal die Zauberformel: **Der Spiegel lügt!** Und glauben Sie sich dann bitte auch. Der Grottenolm, der Ihnen da im neuen Bikini entgegenleuchtet – jawohl, inklusive Cellulite –, das sind in keinem Falle Sie! Da liegt eine Verwechslung vor.

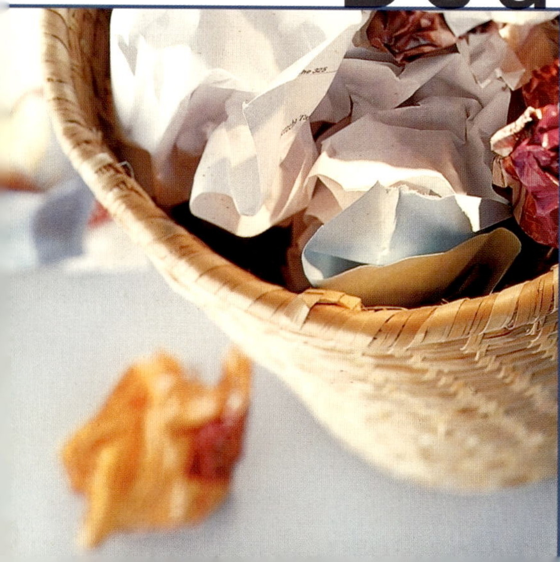

Seelischer Mülleimer

Es gibt Menschen, die ziehen das förmlich an: Beichtmutter der Nation zu sein. Doch Vorsicht! Wer sich nicht abgrenzt, fühlt sich leicht nicht mehr gebraucht, sondern am Ende gerne mal als **Mülleimer** missbraucht. Da gibt's nur eines – den Notausgang benutzen. Was heißt, Abstand nehmen, sich herausziehen und sich um sich selbst kümmern. Sie wissen ja: Wie es in der Seele aussieht, das manifestiert sich **im Äußeren.** Miese Gefühle brauchen Sie so nötig wie ein Loch im Kopf.

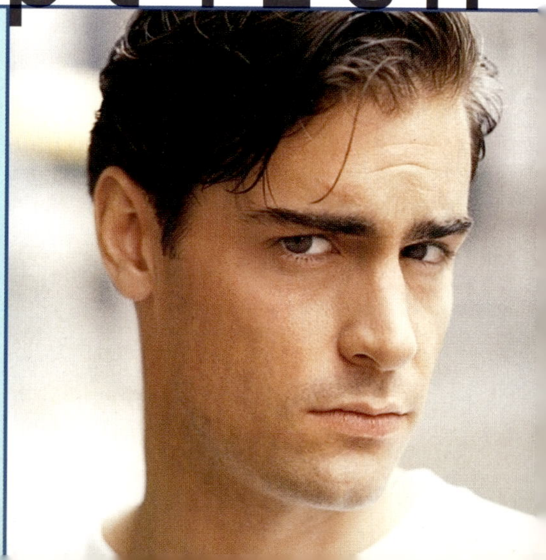

Zu viel Disziplin

Disziplin, sagt man, sei einer der Schlüssel zum Glück. Und sicher auch zur Schönheit. Stressvermeidung, geregelter Tagesablauf, gute Ernährung, regelmäßig Sport – derlei Rituale tun gut und zahlen sich mit dem Alter aus. Allein: Seien Sie nicht päpstlicher als der Papst. Sich alles zu verkneifen, sauertöpfisch an einem Glas Wasser zu nippen, wo man doch Lust auf **Schokolade,** Rotwein oder einen Burger hat, das ist nicht gut! Hätscheln Sie lieber mal Ihr **Lustprinzip** und verwöhnen Sie Ihre Sinne.

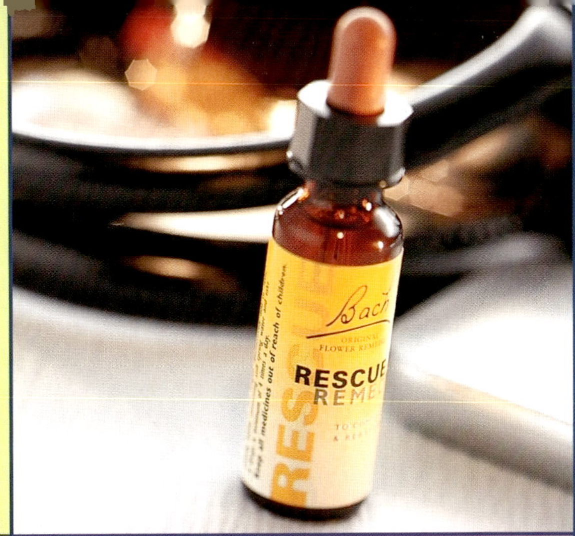

Riechfläschchen

Früher konnten Frauen elegantestens in Ohnmacht fallen, wenn ihnen irgendetwas missfiel. Das Riechfläschchen im Anschlag konnte man hernach jede stinklangweilige Gesellschaft unter Vorwand verlassen. Heute ist das schwieriger. Doch gibt es auch **moderne Helferlein,** die über jede Schock- und Stress-Situation hinweghelfen: Anti-Hysterie-Tropfen (Aqua di Santa Maria Novella) wirken beruhigend, ebenso die **Rescue-Remedy-Bach-Blütentropfen** (gibt es in Apotheken).

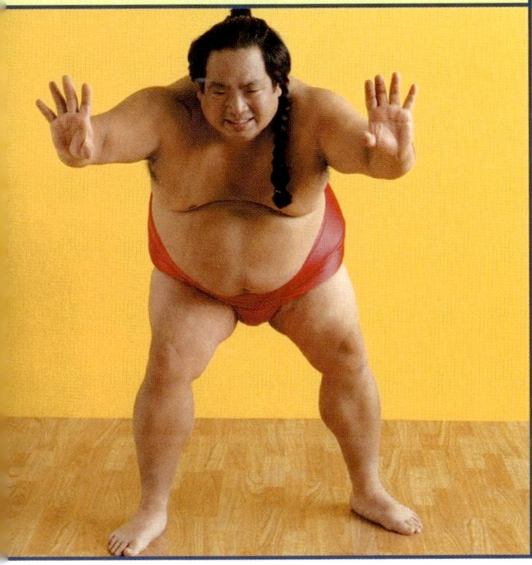

Aufbau

Kleiner Reality-Check: Wie viele erbauliche Dinge erleben oder tun Sie pro Tag? Wie viele **schöne Dinge und Begegnungen** haben Sie, die Sie wirklich erfüllen und bereichern? Auweia. Höchste Zeit, dies bewusster in Ihr Leben zu integrieren. Ein Kontrastprogramm zu Action-Filmen, Stresstelefonaten und Business-Konfrontationen muss her. Ob Sie nun Marcel Proust lesen oder Kräuter pflanzen, Walzer hören oder **Tagebuch schreiben:** Nähren Sie Ihre Seele, bauen Sie sich auf mit positiver Energie.

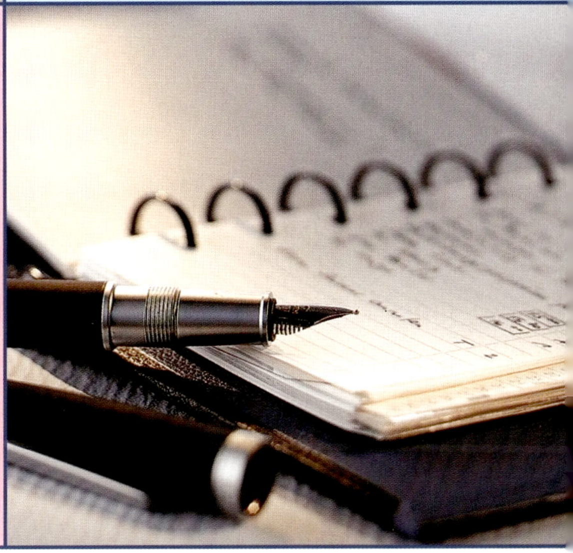

und Beauty-Feinde

Nölende Männer

Fakt ist: Frauen sind nun mal das schönere Geschlecht. Deshalb haben sie jegliches Privileg, sich mit trivialen Dingen wie Kosmetik intensiv auseinander zu setzen. Ganz abträglich für die Schönheit ist aber, wenn Er mäkelt, herumnölt und Ihnen die Läuse auf seiner Leber zum Geschenk machen möchte. Lehnen Sie dies strikt ab! Nehmen Sie solch ein **Meckerpräsent** keinesfalls an, sondern lächeln Sie. Sie sollten sich weder persönlich gemeint noch betroffen fühlen. Schlecht drauf? Sein Problem.

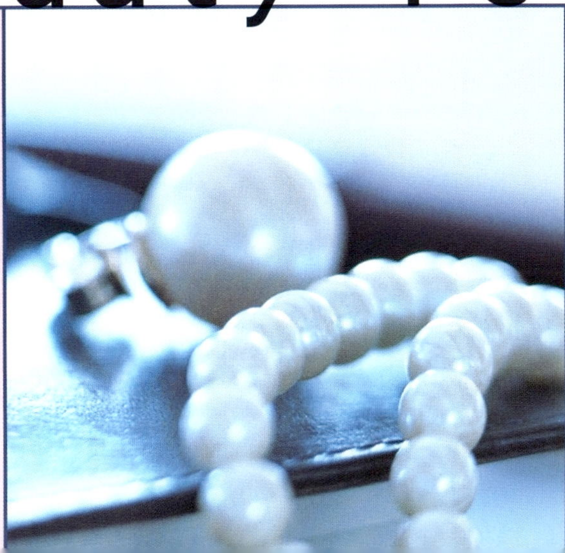

Selbstrespekt

Es gibt nichts Schlimmeres als ein altes Mädchen, sagen die Amerikaner. Ein „Hinten Lyceum, vorne Museum“-Look steht Frauen ebenso gut wie Glatzköpfen ein Toupet, das sich anschmiegt wie eine tote Katze. Respektieren Sie sich, in jedem **Alter** und in jeder Verfassung. Und pflegen, schminken, kleiden und benehmen Sie sich dementsprechend. Sie müssen nicht so sexy aussehen wie ein Popstar. Denn seine innere **Mitte** zu leben, unabhängig von Moden, macht attraktiv und gibt Charisma.

Instant-Programme

Vom Büro auf den Boulevard – neudeutsch: schnell schön nach dem Job. Hier lesen Sie, wie man die Office-Nasszelle zum Spontan-Boudoir macht und wie man aus einem Desaster-Tag (Stichwort: Bad-Hair-Day) das Beste herausholt. Alles zum Thema „Schöner reisen" und – essenziell –: Was tun bei einem Last-Minute-Date, außer zu hyperventilieren ...

Fünf-Minuten-Schönheit

Eine Kollegin bietet Ihnen in letzter Minute noch Karten für einen Theaterabend an, Freundinnen wollen sich spontan zu einem Drink nach dem Job treffen, nach der Turnstunde im Gym wird man noch auf ein Häppchen eingeladen – das verlangt Flexibilität, schnelle Entscheidungskraft und die richtige Strategie, sich von einem müden Arbeitsmonster in wenigen Minuten in eine erfrischend entspannte Naturschönheit zu verwandeln. Wenn man sich auf den tröstenden Effekt einer Schummerbeleuchtung nicht verlassen kann – hier einige Erste-Hilfe-Maßnahmen.

RELAXTE AUGENBLICKE

Zuerst den Geist klären, den Blick wieder öffnen. Wer keine Meditationstechnik beherrscht, kann Folgendes tun – es wirkt wie eine Minimeditation: Hände aneinander reiben, bis sie warm sind, Arme aufstützen, die Augenpartie in die Hände betten. Einige Minuten in sich hineinspüren.

Ähnlich entspannend ist folgende Atemübung: Tief ein- und ausatmen in die Rippenbögen und – superwichtig – in den Bauch, damit sich die Anspannungen des Tages lösen können. Dabei die Zeigefinger auf die geschlossenen Augenlider legen.

FAXEN MACHEN

Fürs Styling wäre es natürlich schlau, in seiner Bürotasche, die gerne mal einem Mastspanferkel und weniger einem anorektischen Designerteil gleicht, eine kleine Abendtasche zu verstecken. Täschchen und schicke Schuhe sind die Schlüsselelemente, die aus einem Büro-Outfit schnell einen passablen Ausgeh-Look mogeln. Knitterfalten im Rock entschärft man mit einem feuchten Tuch. Plissees im Gesicht entfalten sich so: Auf den Boden legen, Beine im 45-Grad-Winkel auf den Arbeitssessel platzieren und mit den Zehen spielen. Ziehen Sie dabei Grimassen! Beispielsweise den „Löwen machen", indem Sie die Zunge weit herausstrecken. Danach die Kiefermuskulatur mit den Fingern kreisförmig massieren.

ESPRESSO FÜR DEN TEINT

Wenn möglich, hören Sie beim Präparieren für den Abend Musik, die die Laune hebt (Salsa, Merengue oder Samba), schon allein, um eine Zäsur zum Business zu setzen.
Wer den Tag im Schweiße seines Angesichts geschuftet hat, sollte dringend auf Deotücher zurückgreifen, die zugleich reinigen und deodorieren (wir schwärmen für die von Nivea). Der Quickie für den Teint: Erfrischungsspray über das Gesicht sprühen, mit Kleenex leicht abtupfen. Flecken mit einem nicht zu hellen Concealer ausgleichen und etwas überpudern.

ROSENFRISCH

Wer etwas mehr Zeit hat, sein Make-up zu erneuern, kann folgenden Frischetrick probieren. Make-up zunächst mit einem Reinigungstuch abnehmen. Dann den Kopf nach unten halten und tief durchatmen. Anschließend Rouge auf die geröteten Bäckchen auftragen – notfalls tut es auch eine Spur Lippenstift. Zum Schluss die Foundation darüber (!) geben. So zaubern Sie einen sehr natürlichen Frische-Look.

Im Sommer funktioniert der War-mal-schnell-in-der-Sonne-Trick: Puder in einem warmen Bronzeton auf Stirn, Nase und Wagenbogen stäuben, so als hätte die Sonne diese Partien geküsst.

DAS FINALE

Labello ist in Notfällen die Allzweckwaffe: Damit werden die Augenbrauen geglättet und die Nägel zum Glänzen gebracht, wenn man keinen 60-Sekunden-Lack zur Hand hat. Außerdem sind glossige Lippen ein Garant für natürliche Schönheit. Zum Finish: Zottelhaare hochstecken oder mit einer Sonnenbrille zurückhalten. Ein Glas Wasser mit Zitronensaft weckt die Lebensgeister!

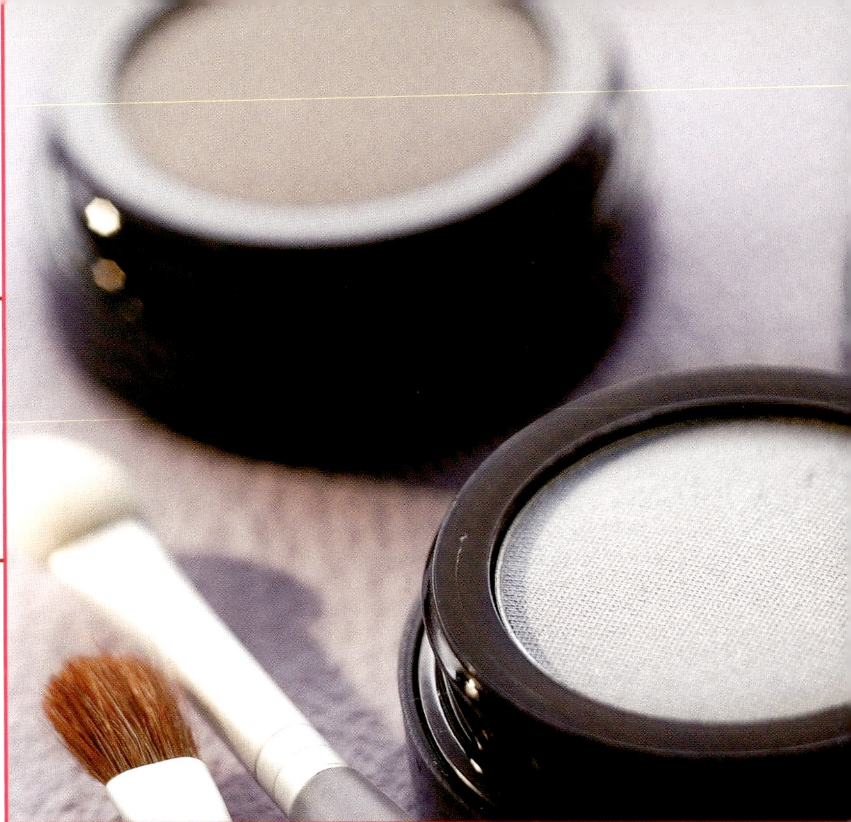

TIPP

Lider-Latein

Bei müden Augen nur den oberen Wimpernkranz tuschen. Das öffnet den Blick. Entspannte Wachheit, die Sie so gerne spüren würden, können Sie vortäuschen, indem Sie einen Concealer oder hellen Lidschatten unter den Brauenbogen geben. Zusätzlich einen Hauch von dem Aufheller in innere und äußere Augenwinkel tupfen – niemand kommt auf die Idee, dass Sie sehnsüchtig nach Ihrem Sofa Ausschau halten. Außerdem funktioniert ein weißer Lidstrich auf dem unteren Lid sowie pinkfarbener, matter Lidschatten, den man auf dunkle Augenringe gibt und sie so kaschiert. Auf keinen Fall Augenringe abpudern – das ist der sichere Tipp, innerhalb von 10 Minuten um 20 Jahre optisch zu altern.

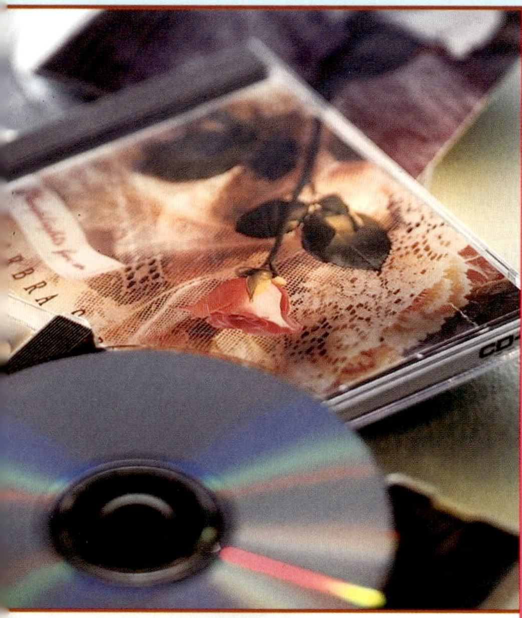

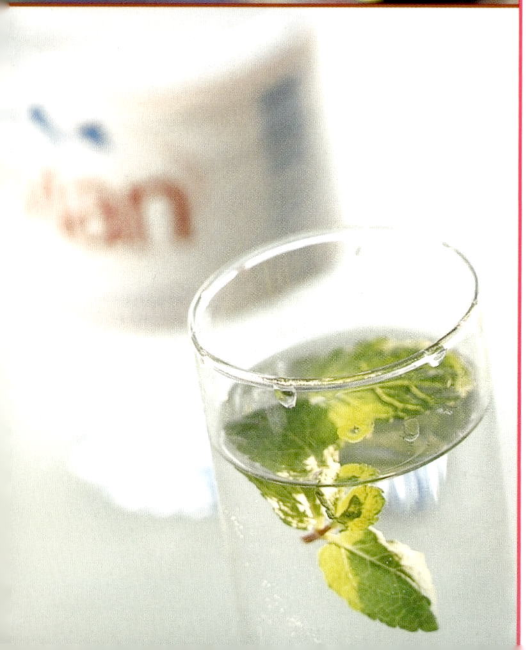

Das Last-Minute-Date

Okay. Das Wichtigste zuerst: Sie sind eine erbarmungslos attraktive Frau. Die Frage ist nicht, ob Sie ihm gefallen. Sondern ob er alles tut, damit er Ihnen gefällt.

GOLDENER HANDSHAKE

Ihre vornehmste Aufgabe besteht darin, heiß auszusehen und dabei cool zu bleiben, obwohl Ihre Hormone Mambo tanzen. Um einen ruhigen Gegenpol aufzubauen, hilft eine Technik in letzter Sekunde: Kurz bevor Sie ihn treffen, einfach kräftig die Hände aus den Handgelenken heraus ausschütteln – wirkt sofort beruhigend!

DIE STIRN BIETEN

Haben Sie nach dem Job und vor dem Rendezvous etwas mehr Zeit, dann brauchen Sie nicht zu einem Energy-Drink zu greifen, um die Augen wieder aufzukriegen. Versuchen Sie es lieber mit einer kurzen Atemmeditation. Legen Sie sich dabei ein Baumwolltuch auf die Stirn, das mit „Green Tea Scent Spray“ (von Bulgari) besprüht ist. Dabei tief ein- und ausatmen.

YOGINI-ENERGIE

Sind Sie so richtig ausgepowert, sollten Sie folgende Yoga-Übungen versuchen: den Pflug oder die Embryohaltung (ganz simpel). Für den Pflug gehen Sie in die Kerze und lassen die Beine nach hinten über den Kopf sinken. Die Übung entlastet das Herz und stimuliert den Hormonhaushalt. Für die Embryohaltung gehen Sie auf die Knie, dann den Po nach hinten auf die Fersen sinken lassen und die Stirn auf den Boden legen; beide Arme sind parallel am Körper angelegt. Die ganze Zeit über atmen und dabei tief innerlich loslassen. Diese Technik gibt sofort frische Energie.

BELLE DU JOUR

Denken Sie daran: In Sachen Renovierungsarbeiten sollten Sie jetzt alles vermeiden, was länger sichtbare Spuren hinterlässt wie

Brauenzupfen oder Pickelquetschen. Auch aggressive Rubbelpeelings oder Thermomasken können für unerwünschte Auftritte als Rotbäckchen sorgen. Besser sind Peelings ohne Schleifpartikel, die die Haut auf sanfte Weise glatt polieren, und Feuchtigkeitsmasken, die Sie sofort frischer erscheinen lassen.

ANTI-HYSTERIE-DRINKS

Wenn Sie schon vor dem Date Alkohol süffeln, um Ihre Nervosität loszuwerden, kommt das unter Umständen nicht so gut an (trotz Zähneputzen). Um ihn zu berauschen, brauchen Sie eigentlich nichts anderes als ein großes Glas Evian mit frischer Minze zu trinken. Macht fröhlich und ausgeglichen: ein Cocktail aus Vitamin C und entspannendem Magnesium.

FINGERZEIG

Wenn man nicht gerade Audrey Hepburn ist, die gerne mal schmutzige Nägel unter Handschühchen verbarg, weil sie für ihr Leben gern gärtnerte, brauchen die Nägel vor einem Date eine gewisse Aufmerksamkeit. Denn Männern, so eine Umfrage, sind gepflegte Damenhände wichtig. 77 Prozent verbinden rissige Nägel, abgesplitterten Lack, spröde Hände mit unsympathischen Menschen. Wenn keine Zeit für eine Maniküre bleibt, lieber unlackierte, kurze Nägel vorzeigen und den Labello-Trick anwenden: Die Pomade einfach eine Minute lang in die Nägel massieren.

DER DUFT DER FRAUEN

Bloß nicht zu viel Parfum auflegen! Nichts ist schlimmer als Menschen, die ihre Duftwolke wie eine Schleppe hinter sich her schleifen. Wie wir wissen, wollen Männer erobern; bei dezentem Duft ist die Chance größer, dass er Sie aus der Nähe „beschnüffeln“ und Sie entdecken möchte. Für den zarten Duftschleier: Sprühen Sie sich etwas von Ihrem Lieblingselixier ins Haar.

INTIME DETAILS

Abtörner Nummer eins sind unrasierte Achseln und Beine. Den Einwegrasierer für unterwegs sollte man immer in der Tasche haben. Finger weg von Enthaarungsschäumen, deren ammoniakartiger Geruch Männer in die Flucht schlägt. Und wenn es zum Äußersten kommen sollte, wünschen wir Ihnen, dass Ihr Bikini-Waxing noch keinen Nachwuchs bekommen hat. Etwas unromantisch und eher aus der Realo-Ecke ist der Tipp unserer englischen Freundinnen: Das Schamhaar mit Haar-Conditioner spülen, damit es soft und seidig wird.

RAFFINIERTER MOVE

Gut zu wissen: Männer fühlen sich offenbar stärker zu Frauen mit weiten Pupillen hingezogen (früher gab es Pupillen erweiternde Augentropfen). Deshalb setzen Sie sich am besten mit dem Rücken zum Licht! Wer direkt in die Lichtquelle starrt, dessen Pupillen verengen sich.

Jetzt können Sie einpacken!

Besonders belastend sind Flugreisen. Da rutscht das Schönheitskonto im Höhenflug schnell mal in die Miesen. Unser Smiles-and-More-Programm:

TROCKENZEIT

In Reiseflughöhen von circa 12 000 Metern beträgt die Luftfeuchtigkeit im Durchschnitt etwa zehn Prozent. Zum Vergleich: Selbst in der Sahara herrschen durchschnittlich 20 Prozent, hierzulande etwa 70 Prozent. Durch die trockene Luft braucht man im Flieger ungefähr dreimal so viel Flüssigkeit wie am Boden. Faustregel: Pro Flugstunde mindestens 1/4 Liter Wasser trinken. Außerdem sollten Sie möglichst auf Alkohol verzichten – an Bord verdoppelt sich seine Wirkung. **Model-Tipp:** Vor dem Flug frische Möhren essen oder Karottensaft trinken, weil man so das Sauerstoffdefizit besser bewältigen kann. Auch „Spirulina“, ein Algen-Superfood, soll sich positiv auf Reisestrapazen auswirken.

HOCHGEFÜHL FÜR DIE HAUT

Der zarte Teint ist auf Flugreisen heftigen Turbulenzen ausgesetzt – nach Langstreckenflügen sieht man schon mal aus wie ein unglücklich gefaltetes Origami. In dieser Notsituation heißt das Zauberwort Feuchtigkeit! Speziell entwickelte Jumbo-Cremes für Vielfliegerinnen (z. B. von Origins) sorgen für einen intensiven Feuchtigkeitsschub. Einen Versuch wert: Erst ein Thermalspray aufs Gesicht sprühen und anschließend mit einer reichhaltigen Creme versiegeln. Auch die Hände sollten Sie immer wieder nachcremen. Wer nicht mit „nacktem“ Teint im Flieger sitzen möchte, braucht ein First-Class-Pflege-Make-up (Models bevorzugen „Benefiance Enriched Revitalizing Foundation“ von Shiseido).

WOLKE SIEBEN FÜRS HAAR

Durch die Trockenheit lädt sich das Haar elektrostatisch auf. Bändigen lässt es sich natürlich mit einem Haarreif, Haargummis und einer Sonnenbrille. Oder Sie schließen sich uns an und verwenden das „Awapuhi Moisture Mist“ (von Paul Mitchell). Dieses Spray mit Ingwertinktur zähmt und pflegt fliegendes Haar.

FLÜGEL FÜR DIE SEELE

Bequeme Kleidung und Schuhe sind obligatorisch, denn durch den niedrigen Luftdruck im Flieger kann das Körpergewebe bis zu 20 Prozent mehr Volumen bekommen – gasförmiger Stickstoff dehnt den Körper aus. Zum Wohlfühlen helfen Düfte, beispielsweise „Sleep Time“ (von Origins), das auf das Dekolleté und auf den Bauch aufgesprüht wird und beruhigend wirkt. Vitalisierende Öle wie z. B. Rosmarin- oder Zitronenaromen, die die Ankunft am Zielort erleichtern, reagieren besonders intensiv, wenn man sie auf ein feuchtes, warmes Tuch träufelt und den Geruch inhaliert. Gegen Druckgefühle und Verspannungen hilft „Peace of Mind“ (von Origins). Dieses

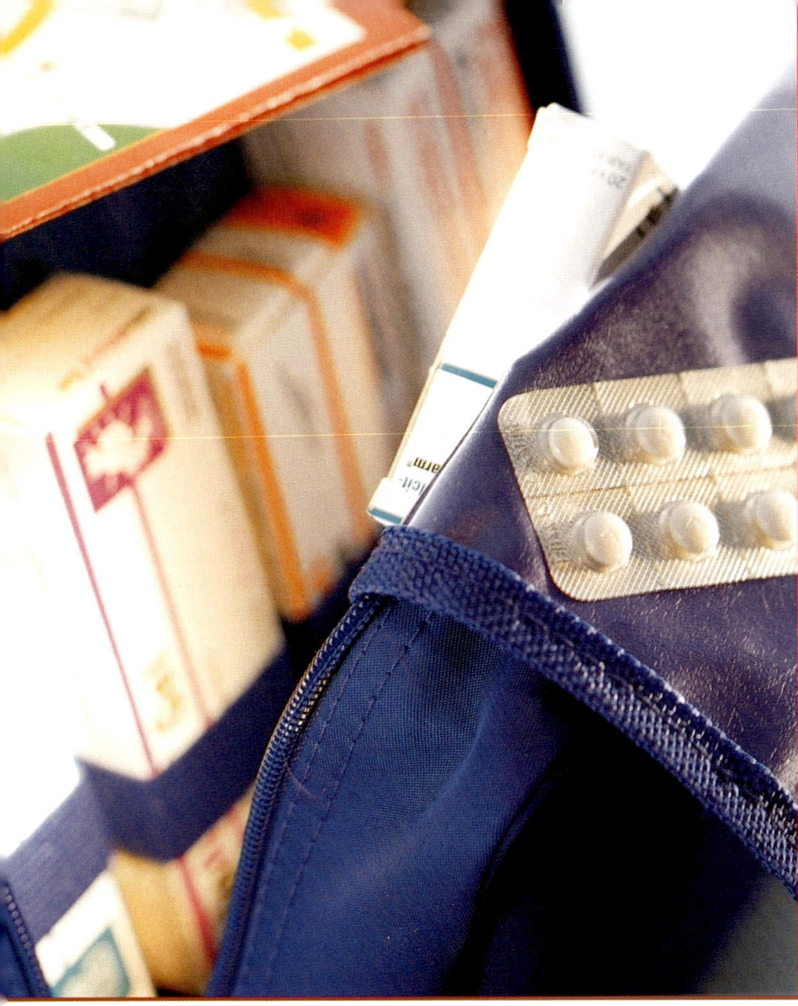

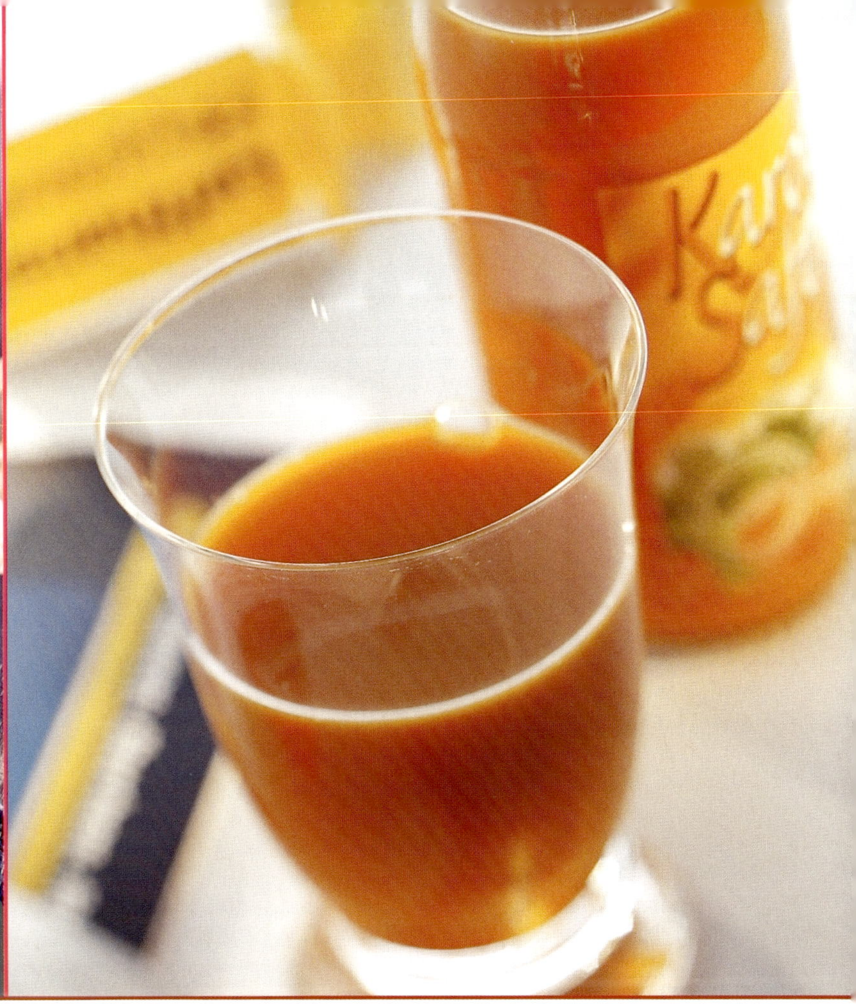

Aromagel wird in Stirn, Ohrläppchen, Schläfen und Nacken einmassiert.

DEN JETLAG LINDERN

Das beste Mittel gegen Jetlag ist Licht! Denn Licht ist der Steuerungsfaktor, der den eigenen inneren Rhythmus auf Ortszeit einstellt. Wenn man also am Nachmittag in New York oder Singapur ankommt, sollte man sofort spazieren gehen, um die Produktion des Schlafhormons Melatonin hinauszuzögern. Bei Vielfliegern aus der Beauty-Szene ist das Präparat „No-Jet-Lag" in. Diese homöopathischen Minipillen aus Neuseeland bekommt man auch in den USA (in Drugstores oder Vitaminshops). Ebenso unentbehrlich sind „Stress Mints", homöopathische Pfefferminzpastillen, die es in amerikanischen Healthfood-Geschäften zu kaufen gibt. Auch die Ernährung spielt bei der Eingrenzung des Jetlags eine wichtige Rolle. Mittags sollte man Eiweiß zu sich nehmen (macht munter), abends dagegen Kohlenhydrate (setzen den Körper auf Entspannung).

DIE VORHER-NACHHER-SHOW

Rechtzeitig vor Reiseantritt daran denken, die Reiseapotheke zusammenzustellen. Vor einem Langstreckenflug können Sie etwas Selbstbräuner in Ihre Feuchtigkeitscreme mischen. So kommen Sie nach den vielen Flugstunden mit erholt aussehendem Teint am Ziel an. Sind Sie in Ihrem Hotel eingetroffen, sollten Sie entweder sofort schwimmen gehen, um die Lymph- und Blutzirkulation wieder auf Trab zu bringen, oder die Beine entlasten. Legen Sie sich dazu 15 Minuten auf den Boden, wobei die Beine an der Wand lehnen; oder Sie gehen eine Runde spazieren.

➤ **Extratipp:** Ihr Augengel muss sofort in die Hotel-Minibar; gekühlt hilft es bei geschwollenen Augen als Folge von Jetlag oder Zugluft durch Klimaanlagen.

Erste Hilfe gegen Desaster!

Das Anti-Depressivum-Programm gegen Pannen, Pleiten, Niederlagen und sonstige Beauty-Killer. Hier die besten Tipps.

BLÜHENDE AUSSICHTEN

Schon lange aus der Pubertät und trotzdem ist ein Pickel sichtbar? Das kann durch verschobene Menstruationszyklen, Stress, veränderte Wasserverhältnisse oder anstrengende Reisen schon mal passieren. Dagegen hilft der Hausfrauentrick: Zahnpasta auf den Pickel auftragen und über Nacht einwirken lassen. Doch seltsamerweise funktioniert diese Weißmalerei nicht immer.

Auf keinen Fall sollten Sie am Pickel herumdrücken, das fördert die Entzündung. Nehmen Sie etwas, das adstringiert – Alkohol, Toner oder Parfum –, und tupfen Sie den Unglücksraben damit ab. Mit einem Concealer abdecken und leicht abpudern. Tipp von Visagist Nicolas Degennes: Fingernägel feuerrot anmalen, Hände häufig ins Gesicht bringen – das lenkt ab.

KALTE DUSCHE

Es gibt Tage, da erbleicht man wie Draculas Braut. Der Teint ist fahl, die Nase blass, überhaupt schaut man ein wenig durchgeistigt aus. Der Notfalltipp: Das Gesicht mit kaltem Wasser abwaschen und anschließend eine Maske auflegen, die die Haut gut durchblutet. In diesem Fall empfiehlt es sich sogar, ausnahmsweise roséfarbenes Rouge unter der Foundation aufzutragen. Immer einen flüssigen Fond de Teint verwenden, niemals Puder auf Ihr käsiges Antlitz auftragen. Oder wollen Sie wie eine Kalkwand daherkommen?

SO MUNDET'S

Spröde Lippen können ein Alptraum sein. Vor allem dann, wenn sich trotz aller Anstrengungen nichts bessert. Da haben Sie schon mit einer weichen Zahnbürste und Sesamöl gerubbelt und den Tesafilm-Trick probiert – allein: Die Lippen fransen weiter aus. Oft sind daran bestimmte paraffinhaltige Lippenpomaden schuld, die einen zur Creme-Sucht treiben: Je mehr man davon schmiert, umso trockener werden die Lippen. Die Lösung ist ein guter Balm mit Teebaumöl. Er macht die Lippen garantiert zart. Bei Herpesbläschen sofort ein Spezialprodukt aus der Apotheke auftragen.

KATER-FUTTER

Der saure Hering ist schon verspeist, ebenso sollten Aspirin und eine Megadosis Vitamin C längst ihre Wirkung getan haben, aber auch die Gelmaske aus dem Kühlschrank lässt die geschwollenen Augen kalt – was kann ich bloß noch tun, um mich nicht mehr wie ferngesteuert zu fühlen? Bei einem Kater braucht man nicht nur viel Wasser, um die Toxide aus dem Körper zu schwemmen, sondern auch was auf die Ohren: Deshalb massieren Sie kräftig die Ohrmuscheln mit Daumen und Zeigefinger. Sie können sicher sein, diese orientalische Technik belebt sofort.

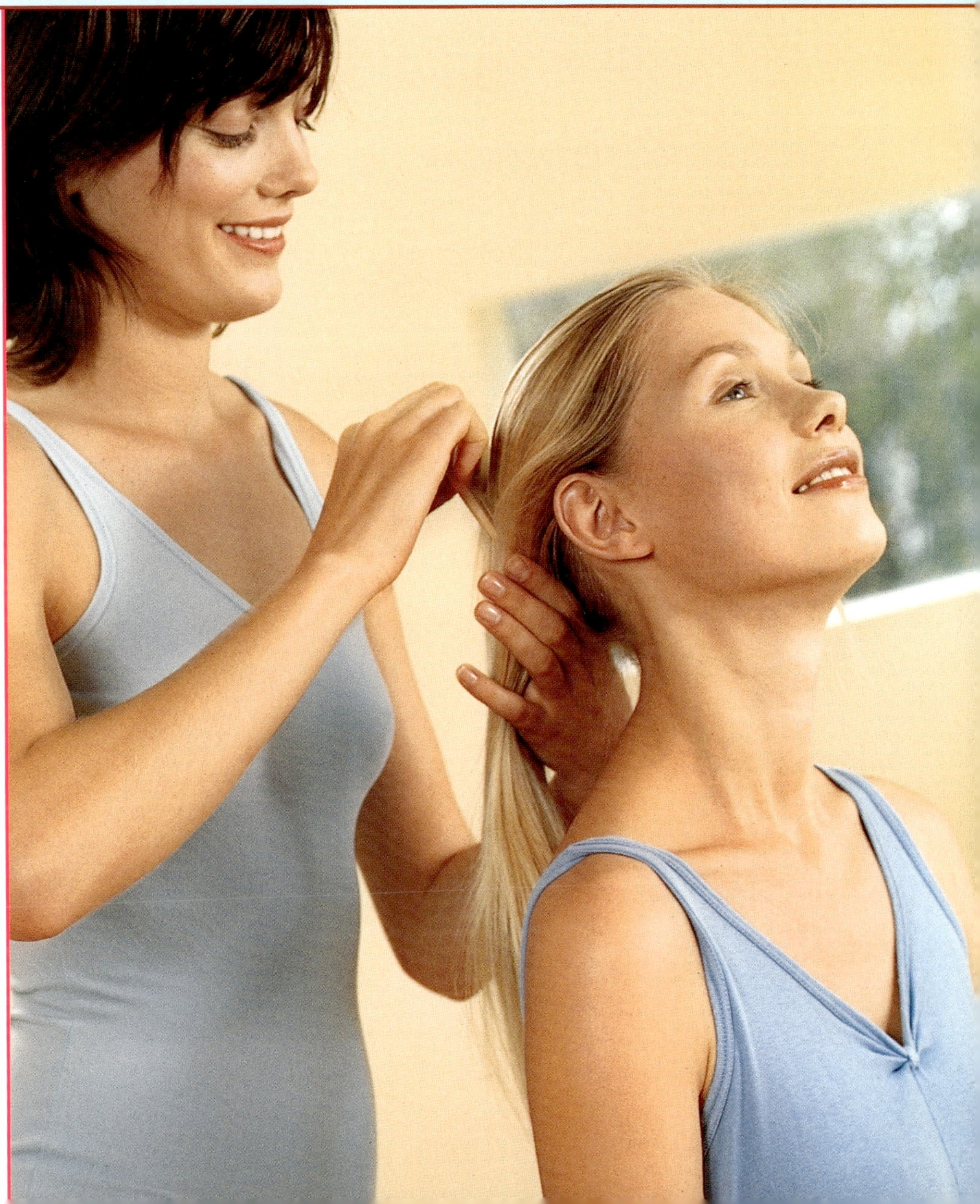

BAD HAIR DAY

Unter den Beauty-Horrorszenarien ein Klassiker: der Bad Hair Day. Man kann tun, was man möchte, das Haar sitzt einfach nicht. Was ist zu tun?

➤ Krauses Haar kräuselt sich noch mehr, wenn es Feuchtigkeit aus der Luft anzieht. Die beste Vorbeugung ist, das Feuchtigkeitslevel grundsätzlich mittels eines reichhaltigen Conditioners hochzuhalten.

➤ Notfalltrick für fliegendes Haar: Handcreme in die Hände einmassieren, dann sanft übers Haar streichen. Oder Sie sprühen Haarspray auf einen Kamm und kämmen damit das Haar durch.

➤ Der aller-allerletzte Ausweg bei fettigem Haar ist ein Trockenshampoo. Irgendwie ist es eine gruselige Erfindung, aber wenn's hilft ... Den Puder auf der Kopfhaut einmassieren und supergründlich ausbürsten.

➤ Wenn das Haar schnell Volumen braucht: Ministrähnen abteilen und am Ansatz zwischen den Fingern reiben.

Scheherazades Zauber

Die meisten Männer sind fasziniert von den Beauty-Ritualen ihrer Liebsten. Und gern bereit, das eine oder andere Experiment mitzumachen. Öffnen Sie Ihr Herz und Ihre Cremetiegel! Denn es ist Zeit für ein erotisches Schönheitswochenende mit IHM. Oder machen Sie eine Mädels-Party mit Ihren besten Freundinnen! Probieren Sie gemeinsam ein bisschen Hexenzauber und ein paar exotische Schönheitsrezepte aus.

Die hohe Schule der schönen Erotik

Entspannung, Sinnlichkeit, Zeit und Hingabe sind die Schlüssel für das Beauty-Tête-à-Tête. Öffnen Sie ihm Ihr Herz und zeigen Sie ihm, worin Sie Meisterin sind.

SEELEN-HONEYMOON

Der Frischekick nach dem gemeinsamen Frühstück im Bett ist eine morgendliche Massage mit Handschuhen aus Rohseide, die sich prickelnd und sexy auf der Haut anfühlen. Danach sind Sie reif für den Höhepunkt des Verwöhnprogramms: das javanesische Lulur. Es besteht aus einer Massage, einem Körperwickel, einem Joghurtpeeling und einem Blütenbad. Seit dem 17. Jahrhundert wird die Behandlung in javanesischen Palästen zelebriert; heute ist sie ein Beauty-Treatment für besondere Gelegenheiten (wie z. B. eine Hochzeit).

Nehmen Sie sich dafür mindestens zwei Stunden Zeit. Zunächst massiert man sich gegenseitig mit einem wohlduftenden Körperöl ein. Ganz langsam kneten, streicheln und umkreisen Sie Ihren Partner von unten nach oben. Auf die Ölmassage folgt die Packung: Dazu mischen Sie aus etwas Wasser, zwei Teelöffeln Tumeric, einem Teelöffel Sandelholzpulver, drei Tropfen Jasminöl und zwei Esslöffeln Reispuder eine Paste an (in Asia-Läden; für zwei Personen die doppelte Menge nehmen). Streichen Sie sich gegenseitig diese Körpermaske auf, hüllen sich beide in Tücher oder Bettlaken ein und lassen die Paste 15 Minuten einwirken.

Danach sollten Sie gemeinsam duschen und dabei den Körper des Partners mit Joghurt einreiben (pro Person etwa ein Pfund) – das bringt Feuchtigkeit und stellt den pH-Wert der Haut wieder her. Jetzt geht es ab in die Wanne. In das warme Wasser Rosenblätter streuen sowie erotisierende Aromen (z. B. Sandelholz, Ylang-Ylang, Rose oder Amber) hinzufügen. Die Liebeswelt ist perfekt mit reifen Früchten, frischen Säften oder einem Glas Champagner. Die Seele swingt nun zum Himmel ...

VERFÜHRUNG UNTER DRUCK

Wer Einfühlungsvermögen und Fingerfertigkeit besitzt, kann versuchen, eine indonesische Massage selbst auszuführen: Mit Aromaöl und mittlerem Druck entlang der Muskelstränge die Hände streichen lassen, abwechselnd die Körperhaut zwischen Daumen und Zeigefinger rollen, um die Nervenenden zu aktivieren. Hinterher mit dem Daumen über den gesamten Körper kreisen; dann Hände und Füße massieren.

Absolut erotisierend wirkt eine Mandara-Massage („Ewige Jugend"), die allerdings von zwei Personen ausgeübt werden muss, am besten von richtigen Profis. In einer Kombination verschiedener Techniken wie hawaiianischem Lomi-Lomi, Shiatsu, schwedischer, balinesischer, Thai- und Aroma-Massage arbeiten die beiden Therapeuten synchron: einer am Unter-, einer am Oberkörper. Werden Sie und Ihr Partner gleichzeitig massiert, sollten Sie später ein kuscheliges Restaurant aufsuchen.

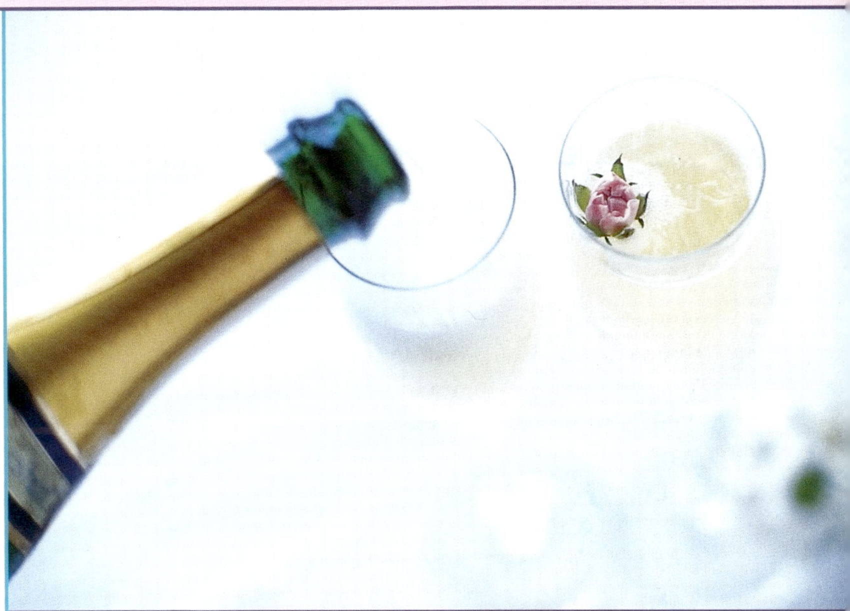

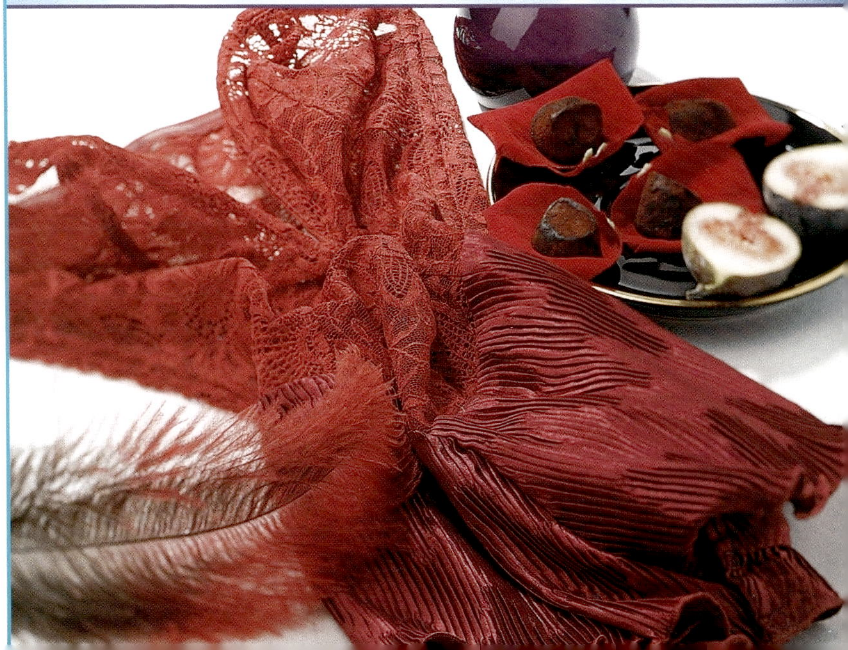

DIE SINNE ÖFFNEN

Ein Beauty-Wochenende muss nicht nur aus Massagen und Badeorgien bestehen. Tun Sie etwas Überraschendes, das die Sinne anregt und Sie inspiriert. Spielen Sie „Wir entdecken unsere Stadt", indem Sie einen Stadtteil erkunden, der ansonsten nie oder nur selten auf Ihrem Weg liegt. Schlendern Sie einfach in unbekannte Läden, suchen Sie einen netten Coffeeshop auf oder verbringen Sie die Happy Hour am Kamin in einem Luxushotel.

POESIE D'AMOUR

Lesen Sie sich für die romantischen Stunden nach der Massage am Abend Liebesgedichte vor. Ein abendfüllender Geheimtipp ist die CD „A Gift of Love" (von Deepak Chopra & Friends), auf der unsere Lieblingsstars aus Hollywood – wie Madonna, Demi Moore und Martin Sheen – die phantastischen Liebesgedichte des Sufi-Dichters Rumi rezitieren.

Girl's fun: Spiritual Beauty

Ob Sie einen lustigen Freitagabend oder einen ganzen Sonntag zusammen verbringen – hier ein kleines, freundinnengeprüftes Programm für schöne Frauen.

DER FILM ZUR HAARKUR

Nichts ist herrlicher, als bei der gemeinsamen Maske oder beim Anmalen der Fingernägel einen Film auf Video anzuschauen. Wir empfehlen als echten Mädelsmovie „Die Frauen". In dieser Komödie aus den 50ern geht es nur um Männer (und die Liebe), wobei kein einziger Mann mitspielt. Die Schauplätze sind bekannt: ein Spa, der Kosmetiksalon, Modenschauen, Lady's Lunch. Weitere Musts: Alle „Ally-Mc-Beal"-, „Absolutely Fabulous"- und „Sex and the City"-Folgen.

KNABBEREIEN ZUR CREME

Ganz klar gibt es jede Menge grünen Tee zu trinken, da er nachweislich einen Anti-Aging-Effekt hat. Besonders leichte Beauty-Snacks sind frische Früchte, asiatische Nudeln, rohe Gemüse mit Dips und Kingcrabs mit frischem Ingwer. Wer bereits zum Frühstück mit dem Programm beginnt, sollte das Asian Golden Müsli probieren: 600 Milliliter Sojamilch, 100 Milliliter Naturjoghurt, 150 Gramm Papaya, 150 Gramm Mango, 100 Gramm Fruchtzucker, Saft von vier Limonen, 100 Gramm Hanf, einen Teelöffel Pandan Essence (heißt im Asialaden auch „Krim bai toey").

SPIRIT-SPIELE

Viele Serviceleistungen kann man sich nach Hause bestellen, beispielsweise einen Masseur (es gibt in vielen Städten einen mobilen Massagedienst), eine Handleserin, eine Mehndi-Malerin, eine Astrologin, eine Kosmetikerin für Maniküre und Pediküre oder eine Yoga-Lehrerin. Nur rechtzeitig buchen! Immer wieder macht es Laune, in Esoterik-Shops nach neuen Zauberspielen Ausschau zu halten. Ob Pendel-Set oder Tarotkarten, Voodoo fürs Büro, I Ging oder Engelskarten – diese magischen Dinge sind so unterhaltsam wie Bleigießen zu Silvester! Auch toll: Web-Adressen für eine Beauty-Party. Unter www.palmreaderonline.com kann man sich gratis aus der Hand lesen lassen (man hat fünf Fragen frei), www.swoon.com sowie www.tarot.de sind auf Horoskope und Tarot spezialisiert. Eine spirituelle Spielwiese von Runensteinen bis Astrologie bietet die Website www.spiritproject.de.

VON INNEN LEUCHTEN

Echte New-Age-Freundinnen mischen sich ein „Oriental Body Glow-Peeling". Diese Paste besteht aus einer Tasse Honig, einer Tasse Sesamsamen und einer Hand voll Kräutern (Lavendel, Minze, Kamille oder Rosmarin). Die Mixtur wird auf den Körper aufgetragen; dann zehn Minuten eingehüllt in ein Bettlaken wirken lassen. Unter der warmen Dusche abrubbeln. Die Glückseligkeit ist nun perfekt.

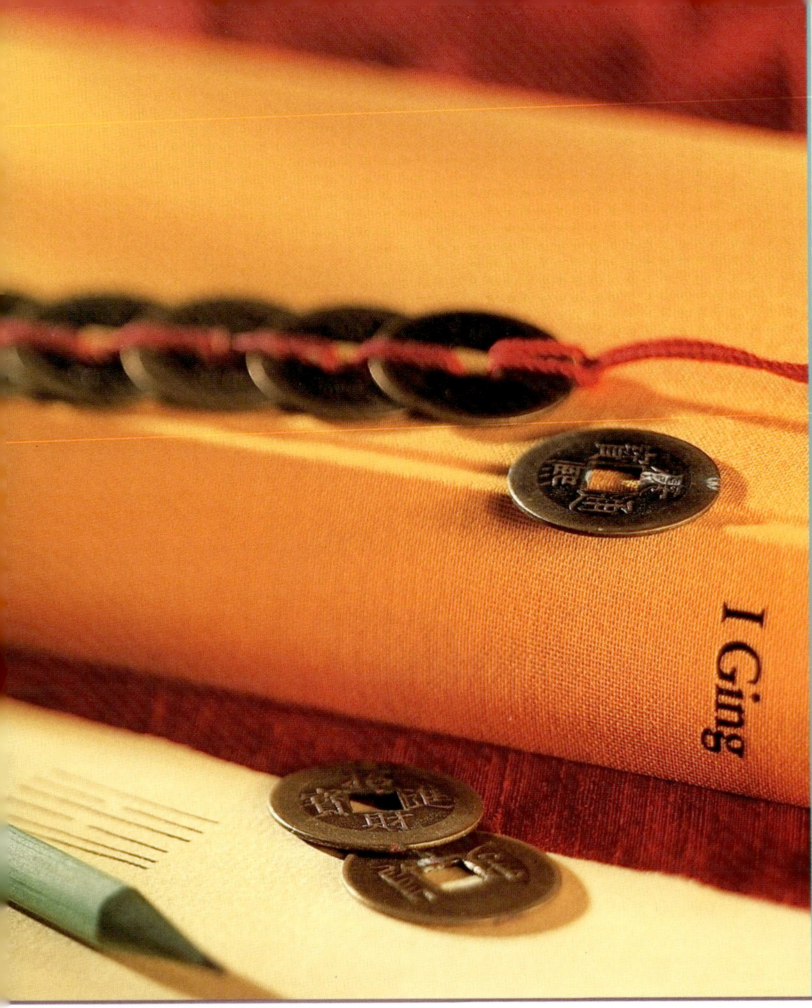

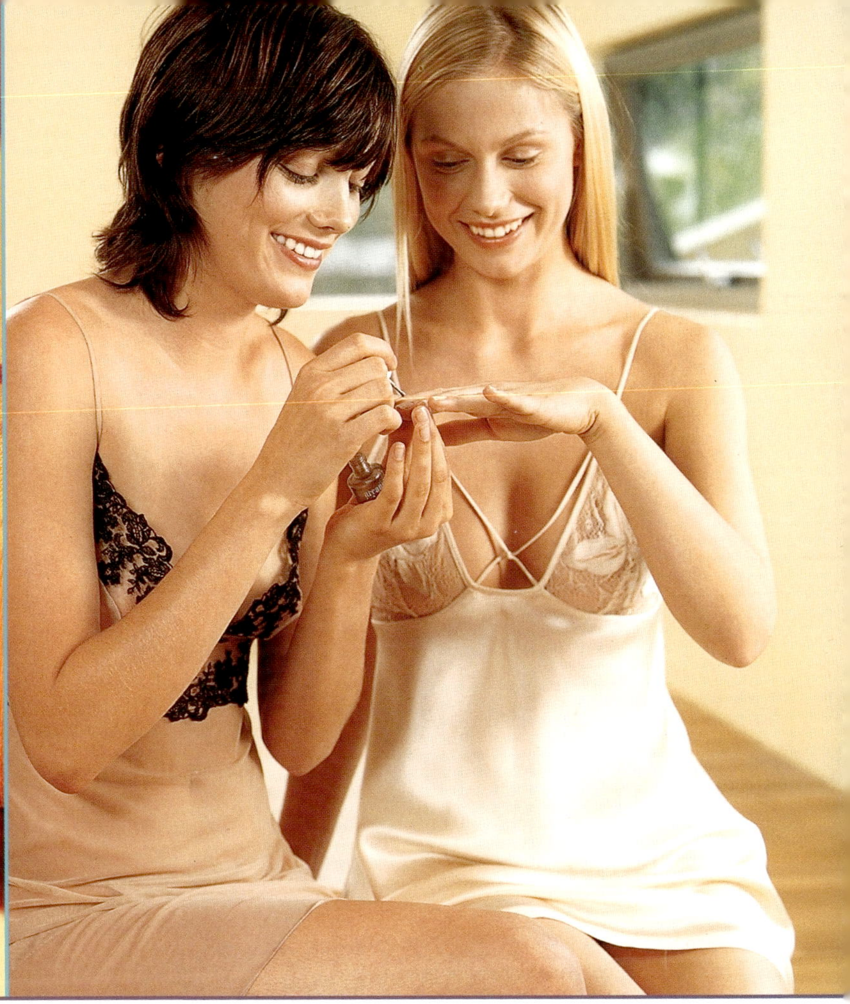

STRAFFENDES AUS JAVA

Er wirkt entgiftend und belebend und gilt als Geheimtipp zum Abnehmen: der „Java Wrap“. Bei asiatischen Frauen hat er eine Tradition als Straffmacher nach der Geburt. Eine Paste aus drei Esslöffeln Massageöl, einem Esslöffel Eukalyptuspulver, einem Esslöffel Korallenpuder, Limonensaft und fünf Betelblättern wird auf Bauch, Po und Oberschenkel aufgetragen, zehn Minuten trocknen lassen. Dann die entsprechenden Partien fest in Baumwollbandagen oder Frischhaltefolie wickeln (von unten nach oben). Nach 20 Minuten abduschen und die Haut eincremen.

EIN MANDI SUSU, BITTE

Zwischen Räucherstäbchen und Duftkerzen (glücklich machen Ingwer-, Rosen- oder Jasminduft), Kuscheldecken und Schmuselicht (apricotfarbene oder rote Glühbirnen einschrauben) ist ein „Mandi Susu“ der Traum schlechthin. Das Geheimnis des Milchbades javanesischer Prinzessinnen besteht darin, dass zwei Liter Schafs-, Ziegen- oder Kuhmilch ins Badewasser kommen. Danach nicht abduschen; nur so erhalten Sie sich die kussweiche Haut. Da die Milch manchmal etwas müffeln kann, sollten Sie etwas von Ihrer Lieblingsduftessenz ins Badewasser träufeln!

NEKTAR FÜR DIE HAUT

Im legendären Oriental-Hotel in Bangkok schwört man auf das Schönheitselixier Papaya, deren Enzyme Energie bringen und eine Samthaut zaubern. Als Körpermaske wird eine reife, pürierte Papaya aufgetragen (20 Minuten in ein Bettlaken wickeln), als Augenmaske spendet das Püree viel Feuchtigkeit, zugleich mindert die Fruchtsäure kleine Fältchen. Sie können auch Aloe Vera verwenden. Das frische Fruchtfleisch pampert müde Haut: Einfach auf Gesicht, Hals, Dekolleté legen und 15 Minuten einwirken lassen. Frischer Aloe-Vera-Saft ist in Hollywood der trendigste Beauty-Cocktail.

Zum Nachschlagen

Wirkstoff-ABC

ÄTHERISCHE ÖLE
Werden durch Auspressen oder Wasserdampfdestillation aus verschiedenen Pflanzenteilen gewonnen. Die Gemische mehrerer chemischer Substanzen sind rein und hoch konzentriert.

ALGEN
Enthalten wertvolle Vitamine und Mineralien, stärken und glätten die Haut, spenden viel Feuchtigkeit. Algenextrakte – beispielsweise von Braunalgen (Arame und Hijiki) – haben zudem eine abschwellende und weich machende Wirkung und verhelfen besonders trockener Haut zu mehr Geschmeidigkeit und Elastizität.

ALPHA-HYDROXY-ACIDS
Alpha-Hydroxy-Säuren (unter dem Kürzel AHAs besser bekannt) sind Fruchtsäuren, die z. B. in Äpfeln, Zitronen, Trauben, Oliven, Papayas und Zuckerrohr vorkommen; sie können aber auch synthetisch hergestellt werden. Die Säuren beschleunigen den Abschälungsprozess der Haut und wirken – verpackt in Cremes – wie ein sanftes Peeling. Achtung: Für empfindliche Haut sind sie ungeeignet.

ARNIKA
Der Blütenextrakt der Bergwiesenpflanze enthält Gerbstoffe, Flavonoide und Kieselsäure. Er wirkt durchblutungsfördernd und entzündungshemmend. Doch Achtung: Es besteht ein erhöhtes Allergierisiko!

AUXINE
Gehören zu den so genannten Phytohormonen. Die Naturstoffe werden aus der Sonnenblume oder dem Sequoia-Baum gewonnen.

BETA-HYDROXY-ACIDS
Zu den fettlöslichen Alkoholsäuren (kurz BHAs genannt) gehört z. B. die Salicylsäure; sie sind mit den AHAs eng verwandt. Integriert in Cremes lösen sie die abgestorbenen Hautzellen, wodurch die Haut klarer und weicher erscheint.

CERAMIDE
Sind hauteigene Fettbausteine (Lipide), die das Zellgefüge der obersten Hautschichten fest zusammenhalten und für ein intaktes Schutzsystem sorgen. Ist die Barriere mit der Kittsubstanz defekt, kann Feuchtigkeit aus der Haut entweichen, ebenso vermögen Schadstoffe einzudringen. Eine Creme mit Ceramiden dichtet die schadhafte Schutzschicht von außen wieder ab, zudem bewahrt sie die Haut vor dem Austrocknen und reguliert den Fetthaushalt.

DHA
Dihydroxyaceton (DHA) wird in Selbstbräunern eingesetzt. Der körpereigene Stoff wird beim Abbau von Glukose als Zwischenprodukt gebildet. Eine in der Oberhaut vorhandene Eiweißsubstanz und freie Carboxyl-Gruppen verbinden sich mit DHA, wodurch die gewünschte Bräunung eintritt.

D-PANTHENOL
Das Provitamin B_5 wird wegen seiner beruhigenden und entzündungshemmenden Eigenschaften eingesetzt. In Cremes verbessert es besonders den Feuchtigkeitsgehalt der Haut. Einen besseren Hautbalsam gibt es kaum.

ENZYME
Sie sind die Motoren für alle Stoffwechselvorgänge. Jedes Enzym im Körper hat eine spezielle Funktion; einige sind für die Bildung von Kollagenfasern, andere für die Reparatur von Hautschäden zuständig.

FLAVONOIDE
Pflanzenextrakte, die die Wirkung der aggressiven freien Radikale vermindern. Da es auch hautzerstörende Enzyme gibt, die die Kollagene, die Elastinfasern und die Hyaluronsäure angreifen, können Flavonoide die schädlichen Substanzen neutralisieren oder zumindest bremsen (als so genannte Enzymhemmer).

GRÜNER TEE
Enthält Gerbstoffe, die als Radikalfänger wirken und schädliche Umwelteinflüsse neutralisieren. Als Extrakt in Cremes erhöht er die Widerstandskraft der Haut und verbessert die Blutzirkulation; zudem enthält er östrogenähnliche Phytohormone und wirkt somit als natürlicher Anti-Ager.

HOPFEN
Enthält Flavonoide, Gerbstoffe, ätherische Öle und Phytohormone. Der Bierzusatz regene-

riert, erhöht die Sauerstoffaufnahme durch die Haut und regt die Talgdrüsenproduktion an. Als Cremeextrakt bekämpft er die typischen Anzeichen reifer Haut wie Trockenheit und Fältchenbildung.

HYALURONSÄURE

Eine feuchtigkeitsbindende Substanz, die auch in unserem Bindegewebe vorkommt; für die Cremeproduktion wird sie gentechnisch hergestellt. Sie füllt die Räume zwischen den Kollagenfasern aus, macht die Haut glatt und geschmeidig.

JOJOBAÖL

Gewonnen wird es aus den Samen eines immergrünen Wüstenstrauchs; es ist ein natürlich vorkommendes, flüssiges Wachs, das Vitamin A und E und Carotinoide enthält. Jojobaöl bindet Feuchtigkeit, glättet und strafft. Weil dieses Wachs dem Hautfett sehr ähnlich ist, zieht es besonders gut und rückstandslos in die Haut ein.

KOFFEIN

Dieser Wirkstoff regt die Durchblutung an, schwemmt Wasser aus dem Körper, bringt einen erlahmten Lymphfluss in Gang und kurbelt den Zell- und Fettstoffwechsel wieder an. Einsatz in Anti-Cellulite-Präparaten.

KOLLAGEN

Ein Gerüsteiweiß und Strukturelement des Bindegewebes, das aus Aminosäuren gebildet wird und für die Elastizität der Haut verantwortlich ist. Kollagenfasern sind eigentlich im Gewebe gerade angelegt, werden aber oft von freien Radikalen geschädigt. Dann kommt es zu Verschlingungen und Verflechtungen in ihrer Struktur. Die Haut reagiert mit Faltenbildung auf diese „Unordnung". Früher wurde Kollagen für Cremes aus Rindern gewonnen, heute gibt es auch pflanzliche Kollagene.

LANOLIN

Wird aus dem Wachs der Schafwolle gewonnen. Das Wollwachs ist ein hautfreundlicher und natürlicher Stoff.

LINOLSÄURE

Eine lebenswichtige Fettsäure, die in der obersten Hautschicht als „Zellkitt" fungiert und die Haut nach außen abschottet. Ihre Zufuhr über die Haut ist wenig sinnvoll; besser ist es, den Eigenbedarf über die Ernährung zu decken, etwa über Pflanzenöle und Margarine.

LIPOSOME

Die mikroskopisch kleinen Hohlkügelchen mit einer fettähnlichen Außenhülle und einer wässrigen Phase im Innern werden aus Lecithin gewonnen. Sie können mit Wirkstoffen beladen werden und fungieren als Transportmittel, um diese in die Hornhaut zu schleusen. Sie verbessern das Feuchthaltevermögen der Haut und sorgen für deren Glättung.

MEERSALZ

Enthält viele Mineralien wie Natrium, Kalium, Chlorid, Bromid, Sulfat, Bikarbonat, Magnesium, Kalium, Kalzium und Jod. In Cremes verhindern die kleinen Kristalle das Austrocknen der Haut. Bei Körperpeelings mit grobem Salz wird die Haut schön glatt.

PHYTOHORMONE

Sie sind die Zukunft in den Cremetöpfen: Zytokine, Auxine und Gibberelline sind sekundäre Pflanzenstoffe, die wie unsere körpereigenen Botenstoffe agieren oder hormonähnliche Wirkungen erzeugen. Die Anti-Aging-Wirkstoffe speichern Feuchtigkeit, straffen das Bindegewebe, verbessern die Durchblutung. Soja z. B. enthält diese natürlichen Anti-Aging-Stoffe.

PROTEINE

Die natürlichen Eiweißbausteine einer jeden Körper- und Haarzelle.

PROVITAMIN D

Körpereigene Vitaminvorstufe, die durch Photosynthese in Vitamin D umgewandelt wird. Fördert die Melanogenese und damit die gleichmäßige Bräunung der Haut. Gilt als Anti-Aging-Wirkstoff.

RIBOFLAVIN

Das Vitamin B_2 ist Bestandteil vieler Enzyme. Es ist wichtig für den Fett- und Eiweißstoffwechsel, die Zellatmung sowie für eine gesunde Haut.

ROSSKASTANIE

Wächst in Asien und in Nordamerika. Der in Kosmetikprodukten verwendete Extrakt wird aus den stärkereichen Samen gewonnen. Mit seiner venenstärkenden Wirkung kommt Rosskastanie häufig in Bein- und Anti-Cellulite-Cremes vor.

SALICYLSÄURE

Die Säure und ihre Salze haben ihr natürliches Vorkommen in der Weidenrinde, werden aber für Cremes meist synthetisch hergestellt. Die zulässige Höchstkonzentration in Cremes ist 0,5 Prozent, beim Dermatologen darf Salicylsäure – z. B. bei einer Aknebehandlung – in höheren Prozenten eingesetzt werden. Ihre Wirkung ist antiseptisch, ebenso hautabschälend; bei empfindlicher Haut ist Vorsicht geboten (siehe auch Beta-Hydroxy-Acids).

SHEABUTTER

Das pflegende und schützende Öl mit hohem Wasserbindungsvermögen wird aus den Fruchtkernen des afrikanischen Karité-Baumes gewonnen. Besonders geeignet bei trockener und sonnengeschädigter Haut.

SHIITAKE-PILZ

Asiatischer Pilz, dessen Extrakt reich an Lipiden, Proteinen, Vitaminen und Spurenelementen ist. Zudem enthält er östrogenähnliche Hormone, die die Hauterneuerung unterstützen und die Hautzellen vitalisieren.

SILIKONE

Silikone sind ungemein vielseitig und können geradezu universell konstruiert werden. Die voll synthetischen Substanzen, die aus Silizium und Sauerstoff gebaut werden, können fast unbegrenzt in anderen chemischen Ketten agieren. Somit werden sie in Hautschutzcremes, als Fixateur für Duftstoffe und in Haarstylingprodukten eingesetzt. Sie sind häufig Inhaltsstoffe in Make-ups und Deos. Silikonwachse hingegen kommen in Lippenstiften und anderen dekorativen Schönmachern vor. Ob ein Silikonöl hautpflegend wirkt, hängt von der Qualität der Synthese ab.

SOJA

Als Extrakt enthält die eiweißhaltige Sojabohne ein Phytohormon, das Genistein, mit östrogenähnlicher Wirkung. Das Genistein wirkt der Hautalterung entgegen.

UREA

Natürlicher oder künstlicher Wirkstoff, bekannt auch als Harnstoff; verbessert signifikant die Wasserbindung und die Durchfeuchtung der Haut.

VITAMIN A

Auch Retinol oder Beta-Carotin genannt. Das Vitamin ist ein Jungbrunnen und wird im Körper aus einer Vorstufe, dem Provitamin A, gebildet. Es spielt eine wichtige Rolle bei der Zellteilung und -erneuerung, indem es die Aktivitäten der Enzyme steigert. Müde Hautzellen bekommen einen Anstoß, sich regelmäßig zu teilen. Dadurch wachsen schneller junge Zellen nach, die die Haut widerstandsfähiger und vitaler machen. Ebenso hat es eine antioxidative Wirkung und ist damit ein Fänger von freien Radikalen. Auch schützt das Vitamin die Haut bei einem äußerlichen Auftrag vor Umweltbelastungen. Beta-Carotin ist zudem der beste von innen wirkende Hautschutz gegen Sonnenlicht.

VITAMIN B

Bildet eine Gruppe von Vitaminen, die oft in Kombination zum Einsatz kommen: Vitamin B_1 (Thiamin), Vitamin B_2 (Riboflavin), B_5 (Panthenol und Pantothensäure) und B_6 (Pyridoxin). Als Gesamtkomplex eignet sich Vitamin B zur Behandlung von trockener und schuppender Haut.

VITAMIN C

Hat eine antioxidative Wirkung und gilt als Radikalfänger. Es fördert die Produktion von Kollagen und schützt vor vorzeitiger Faltenbildung.

VITAMIN D

Kann als einziges Vitamin von der Haut selbst unter Lichteinfluss aus einer Vorstufe, dem Provitamin D (7-Dehydrocholesterol), gebildet werden. Gilt als Anti-Aging-Wirkstoff, da es die Zellerneuerung beschleunigt.

VITAMIN E

Wird auch Tocopherol genannt. Das Vitamin ist ein natürliches Antioxidans; es sorgt für Jugendlichkeit der Zellen und wirkt gegen freie Radikale. Als hautschützender Substanz kommt Vitamin E deshalb eine ausgesprochen große Bedeutung zu.

Bücher, die weiterhelfen

Silke Amthor: **Young! Einfach jünger aussehen.** Gräfe und Unzer Verlag, München

Dr. Ulrich Bauhofer: **Aufbruch zur Stille.** Lübbe Verlag, Bergisch-Gladbach

Birgit Frohn: **Anti-Aging.** Länger jung – länger schön. Gräfe und Unzer Verlag, München

Prof. Dr. Armin Heufelder, Dr. Wilfried P. Bieger: **Das Angi-Aging-Konzept.** Erfolgreiche Strategien zum Jungbleiben. Gräfe und Unzer Verlag, München

Prof. Dr. Dr. Johannes Huber: **Länger leben, später Altern.** Verlag Maudrich, Wien

Prof. Dr. Dr. Johannes Huber: **Frau sein ein Leben lang.** Verlag Maudrich, Wien

Dr. Michael Klentze: **Für immer jung durch Anti-Aging.** Ehrenwirth Verlag, München

Christin Kuhnert: **Superbody mit Pilates.** Gräfe und Unzer Verlag, München

Ernst-Albert Meyer: **Mineralstoff- und Vitaminpräparate.** Gräfe und Unzer Verlag, München

Margit Rüdiger: **Bauch, Beine, Po.** Bodystyling BBP – kleiner Aufwand, große Wirkung. Gräfe und Unzer Verlag, München

Karin Schutt: **Ayurveda.** Sich jung fühlen ein Leben lang. Gräfe und Unzer Verlag, München

Karin Schutt: **Massagen.** Wohltat für Körper und Seele. Gräfe und Unzer Verlag, München

Dr. Ulrich Strunz: **Forever Young – Das Erfolgsprogramm.** Gräfe und Unzer Verlag, München

Anna Trökes: **Das große Yogabuch.** Das moderne Standardwerk zum Hatha-Yoga. Gräfe und Unzer Verlag, München

Adressen, die weiterhelfen

Ärzte und Therapeuten

Deutsche Dermatologische Lasergesellschaft
www.ddl.de

Vereinigung der Deutschen Plastischen Chirurgen
Bleibtreustraße 12a
10623 Berlin

Day Spas, Massagen und Wellness-Hotels

Amrita Spa im Hotel Vierjahreszeiten
Neuer Jungfernstieg 9–14
20249 Hamburg
Sauerstoffbehandlung, Antioxidanzbehandlung, Aromatherapie

Aveda Lifestylestore & Institute
Kurfürstendamm 29
10719 Berlin

Binshof Resort & Sisley Beautyfarm
Binshof 1
67346 Speyer

Dorint Vital Royal Resort & Spa Seefeld, Tirol
www.dorint.de
Medical Center mit chinesischer und westlicher Medizin

Parkschlösschen Bad Wildstein
Wildbadstraße 201
56841 Traben-Trarbach/Mosel
Ayurveda, Panchakarma-Kur

Entgiftung

Informationen über die Nosoden-Therapie:
Bengt Thomson
Tel. 0 40 / 42 91 06 49

Kliniken und Institute

Klentze Institut, Anti-Aging-Medizin
Dr. Michael Klentze
Am Kosttor 1/Ecke Maximilianstraße 18
80331 München
Klentze@t-online.de
www.anti-aging-med.de

Klinik ABC-Bogen
Dr. Bernhard Brinkmann
Mund-, Kiefer-, Gesichtschirurgie, Implantologie, Ästhetische Chirurgie
ABC-Straße 19
20354 Hamburg
b.brinkmann@klinik-abc-bogen.de
www.klinik-abc-bogen.de

Rosenparkklinik
Fachklinik für ästhetisch-operative Dermatologie
Dr. Gerhard Sattler
Heidelberger Landstraße 20
64297 Darmstadt
www.rosenparkklinik.de

Schlossklinik Abtsee
Abteilung Endokrinologie
Prof. Dr. Dr. Johannes Huber
Abtsee 31
83410 Laufen
info.schlossklinik@t-online.de
www.schlossklinik-abtsee.de

Make-up-Service – Beratung und kostenloses Schminken

Beauty-Workshops z. B. von Nivea Beauté in vielen Städten Deutschlands, Infos über: www.nivea.de

Shiseido Beauty Galery
Bleibtreustraße 32
10623 Berlin
Tel. 0 30 / 88 67 98 40
Nur Make-up- und Pflegeberatungen, Produkte werden nicht verkauft; Voranmeldung erwünscht.

Naturkosmetik

Bundesverband Deutscher Industrie- und Handelsunternehmen für Arzneimittel, Reformwaren, Nahrungsergänzungsmittel und Körperpflege e. V. (BDIH)
Tel. 06 21 / 1 29 43 30
www.kontrollierte-naturkosmetik.de

Pilates-Training

Healthland Prinz, München
Tel. 0 89 / 4 70 90 41

Studio für Körpertraining, Hamburg
Tel. 0 40 / 45 21 93

Studio für Pilates-Körpertraining, Berlin
Tel. 0 30 / 8 23 11 24

Produkte

„Calli"-Tee und „Fortune Delight" von Sunrider über:
Rotraut Mohr
Am Reisenbrook 8c
22359 Hamburg

T. LeClerc Puder, Sundari-Kosmetik, Dr. Erno-Lazslo-Kosmetik und andere internationale Beauty-Produkte im:
Departmentstore im Quartier 206
Friedrichstraße 71
10117 Berlin
www.quartier206.com

Wrinkies und Frownies in Deutschland bei:
Kosmetik Ute Braak
Fehlandstraße 40
20354 Hamburg
oder über: www.frownies.com

Wasser

Förderverein Wasser und Salz e.V. i. Gr.
Postfach 13 30
82209 Herrsching

Verband Deutscher Heilbrunnen
Tel. 02 28 / 37 61 63
www.mineralwasser.com

Yoga

Berufsverband Deutscher Yogalehrer
Tel. 0 93 64 / 47 97

Institut für Yoga und Gesundheit
www.yoga-koeln.de

Register

Uschka Pittroff und **Silvia Wolf** hegen eine Leidenschaft für Schönheitsrituale und Beauty-Produkte. Und einen natürlichen Widerwillen gegen Kosmetikverkäuferinnen, die gerne mal Sätze von sich geben wie: „Also, so schlimm wie Ihre Augenringe sind, da müssen Sie unbedingt was tun." Als Chefreporterin bei *Cosmopolitan* interviewte Uschka Pittroff u. a. Hollywoodstars, denen sie auch viele Beauty-Geheimnisse entlockte. Die Autorin und Medienberaterin entwickelte und arbeitete für Mode- und Lifestyle-Magazine und überstand dank der wertvollen Hollywood-Tipps ihre Zeit als Chefredakteurin von „Amica", die sie auch gründete, faltenlos. Silvia Wolf ist Marketing-Expertin und Agenturchefin („Art for Industry"). Sie berät und betreut nationale wie internationale Firmen aus dem Lifestyle-, Kunst- und Luxusgüterbereich.

Regina Carstensen lektorierte *Beauty!*. Nach vielen Jahren als Beauty-Redakteurin bei *Cosmopolitan* hat sie sich vor kurzem selbstständig gemacht. Ihr größter Wunsch: einen Mädelstag mit den Autorinnen dieses Buches, um niemals das Lachen zu verlernen.

Christin Losta – Meisterin der Beauty-Fotografie – suchte mit unermüdlichem Engagement die schönsten Mädchen für das Shooting und setzte sie mit hohem ästhetischen Anspruch in Bild und Szene. Unterstützt wurde sie von Stylistin **Rita Amthor,** langjährige *Cosmopolitan*-Mode-Redakteurin, und Visagistin **Elke Pflips.**

Manfred Jahreiß fotografierte die Stills für dieses Buch. Mit Unterstützung von Fotoassistentin **Eva Wunderlich** lässt er uns immer wieder staunen, wie schön selbst Alltagsgegenstände sein können.

Uschka und Silvia danken:

Prof. Dr. Dr. Johannes Huber ist einer unserer „Heroes" im Bereich der Endokrinologie. Wenn man gerade kein Buch schreibt, dann kann man sich aufs Beste in der Abtseeklinik in Laufen, wo er auch Chefarzt ist, von ihm „pampern" lassen.

Dr. med. Ulrich Bauhofer gilt als herausragender Ayurveda-Arzt in Deutschland. Als einer der ersten hat er stressmüde Manager, zu bepuschelnde Film- und Fernsehstars und Normalos wie uns mit Ayurveda vertraut und uns zu ewigen Fans gemacht.

Dr. Bernhard Brinkmann muss noch ein wenig warten, bis er an uns herumschnippeln darf. Obwohl wir ihn besten Gewissens als exzellenten Facharzt für Kiefer- und plastische Gesichtschirurgie empfehlen können. Bis dahin freuen wir uns, dass ihm seine Arbeit so viel Schönes bringt.

Horst Rechelbacher ist einer unserer Lieblings-Philanthropen, -Visionäre, -Kämpfer (u. a. für den Umweltschutz); ein „mover & shaker", wie man in Amerika sagen würde, wo er lebt. Der österreichische Entrepreneur gründete das Beauty-Haus Aveda. Sein neuestes Projekt, die Firma „Intelligent Nutrients", beschäftigt sich mit schlauen Nahrungsergänzungsmitteln und mit der Erforschung des Wechselspiels von Mensch/Natur, Schönheit/Gesundheit und Körper/Geist/Seele.

Dr. Michael Klentze gebührt unsere Verehrung. Nicht nur, weil er mit uns einige der besten Beauty-Geheimnisse geteilt hat und außerordentlich intuitiv auf unsere nicht gerade jünger werdenden Seelen eingegangen ist. Als herausragender Anti-Aging-Spezialist in Europa gilt das Interesse des kosmopolitischenVisionärs einem ganzheitlichen medizinischen Ansatz.

Ute Braak verwöhnt als Fachkosmetikerin u. a. Hamburger Promis aus der Mode- und Journalistenszene. Sie ist keine, die einem Wimperndauerwellen verpassen will, nur weil es eben gerade chic ist, sondern eine, die – ganz hanseatisch – „Butter bei die Fische" tut. Ihr Markenzeichen: umfassendes Know-how, zenbuddhistischer Gleichmut und ein magisches Händchen (diese Massagen!).

Ein Küsschen für **Nicolas Degennes!** Der Voodoo-Zauberer unter den weltberühmten Make-up-Artisten schminkt seit zehn Jahren beim Filmfestival in Cannes alle internationalen Superstars für ihre Auftritte. Dem großartigen Pariser Art-Director von Givenchy möchten wir stellvertretend danken für die generöse Unterstützung, die wir von vielen genießen durften: von all den Kosmetikkundigen aus Industrie, Journalismus, Model- (spezial thanks to Sanne!) und Mode-Branche, von Fotografen, Stylisten, Hair- und Make-up-Artisten.

Dedicated to Florian und Miguel –
von Sylvie und Uschka

GU WELLNESS

Bücher für alles, was gut tut

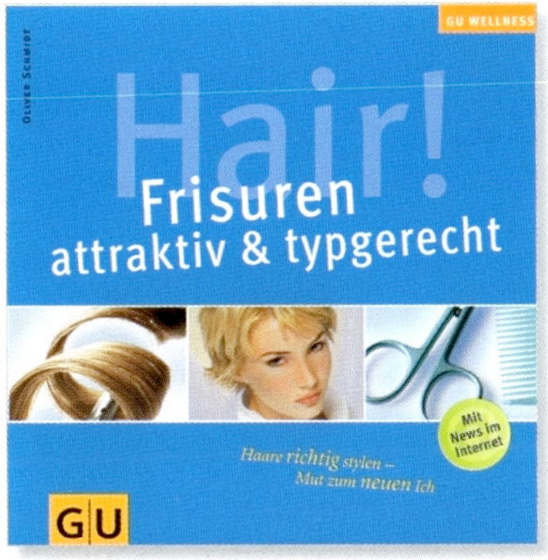

ISBN 3-7742-3232-6
96 Seiten | € 12,90 [D]

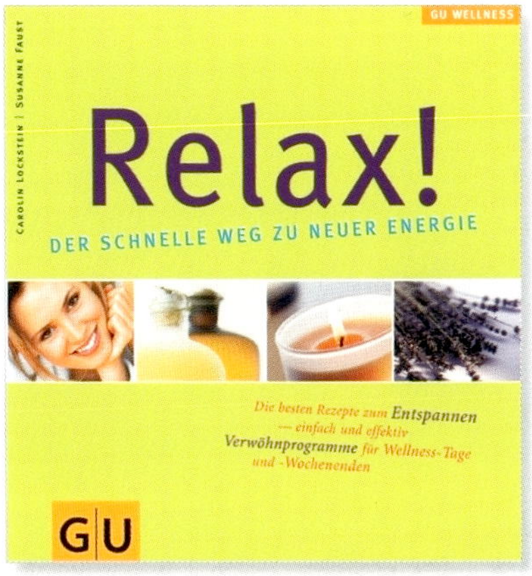

ISBN 3-7742-2223-1
168 Seiten | € 15,90 [D]

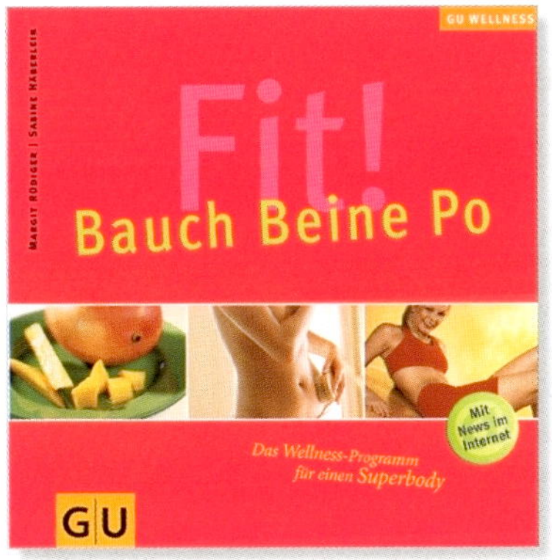

ISBN 3-7742-6189-X
96 Seiten | € 12,90 [D]

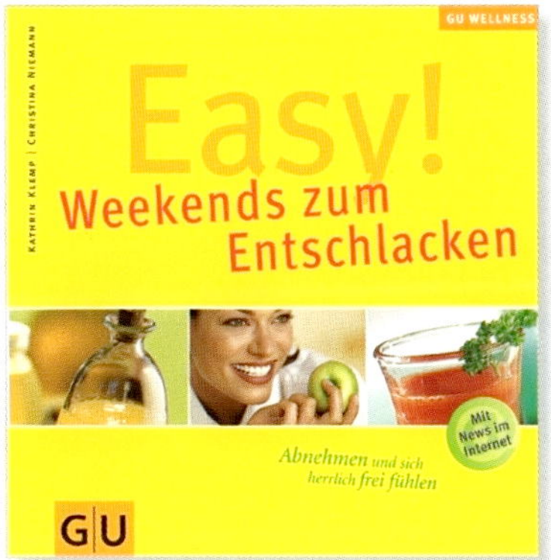

ISBN 3-7742-6213-6
96 Seiten | € 12,90 [D]

Gut aussehen, fit sein, sich richtig wohl fühlen: Diese Ratgeber greifen aktuelle Themen auf, die zu einem rundum guten Lebensgefühl beitragen und Spaß machen. Bücher in frischer und sympathischer Gestaltung, übersichtlich und praxisnah.

WEITERE LIEFERBARE TITEL:

- Young! Einfach jünger aussehen
- Fit! Bodyforming

G|U

Gutgemacht. Gutgelaunt.

Änderungen und Irrtum vorbehalten

Impressum

© 2002 Gräfe und Unzer Verlag GmbH, München.
Alle Rechte vorbehalten. Nachdruck, auch auszugsweise, sowie Verbreitung durch Bild, Funk, Fernsehen und Internet, durch fotomechanische Wiedergabe, Tonträger und Datenverarbeitungssysteme jeglicher Art nur mit schriftlicher Genehmigung des Verlages.

Redaktionsleitung: Doris Birk
Redaktion: Monika Rolle
Lektorat: Regina Carstensen
Gestaltung und Layout: independent Medien-Design
Herstellung: Susanne Mühldorfer
Satz: Bernd Walser Buchproduktion, München
Repro: Repro Ludwig, Zell am See
Druck und Bindung: Druckhaus Kaufmann, Lahr

ISBN 3-7742-4784-6

Auflage:	4.	3.	2.	1.
	2005	2004	2003	2002

Fotoproduktion
Manfred Jahreiß (Stills)
Christin Losta (People)
Styling (People): Rita Amthor
Make-up: Elke Pflips

Für die Unterstützung der Fotoproduktion ein Dankeschön an:
- Ruffo Research
- Hanro über Sabine Baar – Barenfels
- Grazia 'LLiani über Agentur Klemann
- Dancin'
- Culti
- Kokon
- Japanalia

Weitere Fotos
Fotex: Seite 136 Mitte; 136 unten re. (Fred Hold). **Getty Images:** Seite 29 li. (Klaus Lahnstein); 137 Mitte li. (Scott Morgan). **GU:** Seite 135 unten (Ingolf Hatz); Klappe vorne Mitte li., Klappe hinten/Stills, 18, 23 Mitte li., 43, 60–61/Stills, 67 Mitte, 71 Mitte, 74 Mitte, 76 re., 77 li., 77 Mitte re., 79 oben, 90–91/Stills, 95, 99, 131 unten, 139 (alle Manfred Jahreiß); Klappe vorne li., 90 Mitte li. (beide Reiner Kaltenbach); Umschlag vorne li. und Mitte re., 20 oben re., 58 (alle Michael Leis); Klappe vorne re. (Nicolas Olonetzky); 93 oben (Anna Peisl); 57 re., 92 unten re., 102 oben, 147 unten (alle Tom Roch); 13, 33 li., 35 unten, 73 unten, 76 li., 121 unten, 131 oben (alle Reiner Schmitz); 35 oben (Christophe Schneider); 77 Mitte li., 149 li. (beide Kai Stiepel/Studio Schmitz). **IFA-Bilderteam:** Seite 26 (IT/tpl); 104 Mitte li. (M. P. Manheim); 105 Mitte li. (I. P. S.). **Image Bank:** Seite 104 re. (Tom Mareschal); 105 Mitte re. (White/Packert); Umschlag hinten Mitte li. (Anthony Johnson). **Jahreszeiten-Verlag:** Seite 92 oben re. (B. Leinders). **Jump:** Seite 15 re., 17, 29 re., 113 Mitte, 116/Stills, 125, 132, 135 oben (alle Annette Falck); 65 oben (Kristiane Vey). **Mauritius:** Seite 93 unten. **Photonica:** Seite 31, 122 unten, 147 oben (alle Neo Vision); 92 unten li. (Jane Yeomans); 137 unten (Noerv Takizawa).

Wichtiger Hinweis
Dieser Ratgeber gibt Anregungen dafür, was Sie sowohl von innen als auch von außen tun können, um schön zu sein, sich schön zu fühlen und sich ein junges Aussehen möglichst lange zu erhalten. Alle dazu vorgestellten Informationen, Tipps, Anwendungen, Behandlungen etc. wurden sorgfältig recherchiert. Deren Erfolg ist allerdings stets abhängig vom individuellen Zustand der Haut sowie vom allgemeinen Gesundheitszustand und kann entsprechend weder vom Verlag noch von den Autorinnen garantiert werden. Ebenfalls ausgehend von der individuellen Situation ist jede Leserin/jeder Leser aufgefordert, in eigener Verantwortung zu entscheiden, ob und inwieweit sie/er die Vorschläge anwenden kann und möchte.
Was die genannten ästhetisch-medizinischen Methoden angeht, sollten Sie sich vor einer Behandlung unbedingt selbst über etwaige Nebenwirkungen und Risiken informieren, denn auch diese können abhängig von der individuellen Situation verschieden sein.

Das Original mit Garantie

Ihre Meinung ist uns wichtig:
Deshalb möchten wir Ihre Kritik, gerne aber auch Ihr Lob erfahren. Um als führender Ratgeberverlag für Sie noch besser zu werden. Darum: Schreiben Sie uns! Wir freuen uns auf Ihre Post und wünschen Ihnen viel Spaß mit Ihrem GU-Ratgeber.

Unsere Garantie:

Sollte ein GU-Ratgeber einmal einen Fehler enthalten, schicken Sie uns das Buch mit einem kleinen Hinweis und der Quittung innerhalb von sechs Monaten nach dem Kauf zurück. Wir tauschen Ihnen den GU-Ratgeber gegen einen anderen zum gleichen oder ähnlichen Thema um.

Ihr Gräfe und Unzer Verlag
Redaktion Gesundheit
Postfach 86 03 25
81630 München
Fax: 0 89 / 4 19 81-1 13
E-Mail:
leserservice@graefe-und-unzer.de

Umwelthinweis
Dieses Buch wurde auf chlorfrei gebleichtem Papier gedruckt. Um Rohstoffe zu sparen, haben wir auf Folienverpackung verzichtet.

Die **GU-Homepage** finden Sie im Internet unter **www.gu-online.de**